Richard Barrett

Evolutionäres Coaching:

Wie Sie mit Werten Ihr menschliches Potential entfalten

Impressum:

Barrett, Richard
Evolutionäres Coaching: Wie Sie mit Werten Ihr menschliches Potential entfalten

Übersetzung: Christina Arras, Andrea Maria Bokler, Manuela Feyder, Eric Hermann, Jürgen Schmidt-Hillebrand, Thilo Keller, Christoph Keufen, Jens Koenen, Birgit Mallow, Monika Nussbaum, Elsa Pieper, Klaus Rüth, Roland Schneider
Koordination: Dr. Andrea Maria Bokler
Lektorat: Birgit Mallow, Marén Firch
Umschlaggestaltung: Heike Heeg

1. Auflage 2021

in der Mediengruppe Westarp
Kirchstr. 5 - 39326 Hohenwarsleben
www.westarp.de, www.westarp-bs.de, www.book-on-demand.de

ISBN: 978-3-96004-112-2

Druck und Bindung: Kühne & Partner Druck GmbH, Helmstedt
www.druckerei-kuehne.de, www.unidruck7-24.de

Printed in Germany.

Bücher von Richard Barrett in Deutsch:
Alles, was ich über Werte gelernt habe (2019)
Übersetzung der englischen Ausgabe: Everything I have learned about values (2017)

Werteorientierte Unternehmensführung. SpringerGabler Berlin Heidelberg 2016
Übersetzung der englischen Ausgabe: The Values-DrivenOrganisation: Unleashing Human Potential for Performance and Profit (2013)

Für Informationen über Richard Barrett gehen Sie zu:https://www.barrettacademy.com/

Inhalt

Abbildungen und Tabellen

Abbildungen

Tabellen

Geleitwort

Wenn Sie sind wie ich, wollen Sie zuerst wissen, worum es geht, wenn Sie im Begriff sind, ein Buch zu kaufen. Also fangen wir damit an. In diesem Buch geht es um die Praxis des Evolutionären Coachings: Was müssen Coaches und andere Fachleute wissen, um die Erwachsenen, mit denen sie arbeiten, in ihrem gesundem psychischen Wachstum und ihrer Entwicklung zu unterstützen, und insbesondere wie setzen die Klienten ihre „Arbeit" dazu in Beziehung. Dieses Buch handelt auch vom Erwachen des Menschlichen, was zuweilen auch als Selbstverwirklichung bezeichnet wird.

TEIL I untersucht die Theorie der Menschwerdung und beschreibt detailliert die sieben Phasen der psychischen Entwicklung, die Entwicklung kultureller Weltbilder, die sich entwickelnde Struktur und Funktionsweise des menschlichen Verstandes/Gehirns und die sechs evolutionären Phasen der menschlichen Entscheidungsfindung.

TEIL II beinhaltet Übungen, die erforderlich sind, um Evolutionäres Coaching möglich zu machen: das Bestimmen der primären und sekundären Motivationen Ihrer Klienten und das Bestimmen des Grades, in dem die Kulturen, in die Ihre Klienten eingebettet sind, ihre menschliche Entwicklung unterstützen oder behindern.

TEIL III beschreibt die Fähigkeiten und Techniken, die im Evolutionären Coaching eingesetzt werden: wie Sie Ihren Klienten helfen können, ihre Ängste zu meistern; wie Sie sie dabei unterstützen können, ein werte- und sinnorientiertes Leben zu führen; wie Sie sie dabei unterstützen können, einen Unterschied in ihrer Welt zu bewirken; und wie Sie ihnen helfen können, ihr Potential zu entfalten, indem Sie ein Leben des selbstlosen Dienens zum Wohle der Menschheit und des Planeten führen.

Bevor wir tiefer graben, halten wir einen Moment inne, um über die Bedeutung dieser vier Worte nachzudenken: ***Wachstum***, ***Entwicklung, Emergenz*** und ***Selbstverwirklichung*** im menschlichen Kontext.

- ***Wachstum*** deutet auf eine Entwicklung hin: insbesondere auf die anhaltende Fähigkeit, immer höhere Reifegrade zu erreichen.

- ***Entwicklung*** bedeutet Lernen: insbesondere das stufenweise Lernen, bei dem jede neue Stufe das in früheren Phasen Gelernte erweitert und einen Mehrwert bringt.

- ***Emergenz*** beinhaltet Durchbrüche: insbesondere die Fähigkeit, auf Erkenntnisse zuzugreifen, die zu neuen Denkweisen führen, die Wachstum und Entwicklung unterstützen.

- ***Selbstverwirklichung*** schlägt vor, das was Sie sind auf der tiefsten Ebene Ihres Seins vollständig auszudrücken.

Wenn ich ein Wort wählen sollte, das die Bedeutung der vier Wörter Wachstum, Entwicklung, Emergenz und Selbstverwirklichung zusammenfasst, dann wäre es das Wort ***Evolution***. Darum geht es in diesem Buch – ***menschliche Evolution*** – nicht die Evolution unserer Spezies oder unserer kollektiven Kultur, obwohl das ein integraler Bestandteil des Evolutionären Coachings ist, sondern die ***individuelle psychische Evolution***, die in dem Moment beginnt, in dem wir geboren werden und bis zu dem Moment andauert, in dem wir sterben.

Es ist wichtig gleich zu Beginn darauf hinzuweisen, dass ich das Wort ***Psychologie*** und seine Ableitungen nicht so sehr in seinem modernen Sinne verwende – die Wissenschaft des Geistes – sondern in seinem ursprünglichen und wörtlichen Sinne – das ***Studium der Seele***.

Wie weit Sie mit ihrer psychischen Evolution (dem Erwachen ihrer Seele) vor ihrem Tod vorankommen, hängt von vielen Faktoren ab, wobei der wichtigste Faktor ist, inwieweit Ihr psychisches Wachstum durch die Programmierung aus dem Elternhaus und die kulturelle Konditionierung, die Sie in Ihren prägenden Jahren erhalten haben, unterstützt oder behindert wird.

> *Konditionierung ist ein automatischer Überlebens- und Lernmechanismus, der fast sofort nach der Geburt beginnt, lange bevor wir sprechen können. Der Zweck dieser automatischen Reaktion ist es, Bedrohungen für unser Überleben zu bewerten und eine Reaktion auszulösen, die uns am Leben hält.* [1]

Wer einen Coach engagiert, der den Prozess der Menschwerdung versteht – die Entwicklung des Egos, die Vermischung des Egos mit der Seele und die Entstehung der Seele – hat einen bedeutenden Vorteil im Leben. Ohne Zugang zu diesem Wissen stolpern wir durch das Leben und tun unser Bestes, um Entscheidungen zu treffen, die es uns möglich machen, alle Bedürfnisse zu erfüllen, die wir zu einem bestimmten Zeitpunkt zu haben glauben. Wir haben keine Ahnung von den Stufen der menschlichen Entwicklung oder wie wir in unserem Leben Erfüllung finden können.

Unser Bewusstsein ist auf zwei Dinge ausgerichtet. Erstens, welche potentiellen ***Bedrohungen*** gibt es in unserer Umgebung, die uns daran hindern könnten, unsere Bedürfnisse zu befriedigen oder die uns Dinge wegnehmen könnten, die wir bereits erworben oder gesammelt haben; zweitens, welche potentiellen ***Möglichkeiten*** gibt es in unserer Umgebung, unsere unerfüllten Bedürfnisse zu befriedigen – und mehr von dem zu bekommen, was wir wollen.

Motivation

Im Mittelpunkt der Theorie der psychischen Evolution des Menschen stehen zwei Ideen: Erstens wachsen und entwickeln wir uns in Phasen, und zweitens hat jede Phase ihre eigenen spezifischen Bedürfnisse. Was uns motiviert, ist die Befriedigung der Bedürfnisse in der jeweiligen Phase unserer psychischen Entwicklung – unsere primäre Motivation – sowie die Befriedigung der unerfüllten Bedürfnisse aller bereits durchlaufenen Phasen unserer psychischen Entwicklung – unsere sekundäre Motivation. Warum auch immer und über welchen Zeitraum auch immer dominieren unsere sekundären Bedürfnisse über unsere primären Bedürfnisse, und wir bleiben in unserer evolutionären Entwicklung verhaftet. Da also unser bewusstes Bewusstsein auf die Befriedigung unserer sekundären Bedürfnisse ausgerichtet ist, können wir uns nicht auf unsere primären Bedürfnisse konzentrieren.

Wenn wir in der Lage sind, unsere Bedürfnisse zu befriedigen, erleben wir ein Gefühl der inneren Stabilität und des äußeren Gleichgewichts. Wir fühlen uns ausgerichtet und wohl in uns selbst, und wir fühlen uns ausgerichtet und wohl mit den Menschen um uns herum und mit unserer Umwelt. Wenn wir nicht in der Lage sind, unsere Bedürfnisse zu befriedigen, erleben wir entweder innere Instabilität oder äußeres Ungleichgewicht. Wir fühlen Nicht-Übereinstimmung mit uns selbst oder wir fühlen Nicht-Übereinstimmung mit den Menschen in unserer Umgebung oder unserer Umwelt.

Welche Bedürfnisse wir auch immer haben, die wir nicht befriedigen konnten, oder welche Bedürfnisse wir brauchen, um uns mit uns selbst und den Menschen um uns herum wohl zu fühlen, das ist es, was wir wertschätzen. So sind unsere Werte immer ein Spiegel unserer Bedürfnisse. Unsere Werte sind Ausdruck dessen, was in unserem Leben fehlt und was wir in unserem Leben brauchen, um in einem Zustand der inneren Stabilität und des äußeren Gleichgewichts bleiben zu können.

Roberto Assagioli, ein italienischer Psychiater und Pionier auf dem Gebiet der humanistischen und transpersonalen Psychologie, machte folgende Beobachtung über den Zusammenhang zwischen Werten und Entwicklungsstufen (Ebenen des Seins):

Das Vorhandensein verschiedener Ebenen des Seins mit unterschiedlichen Werten ist eine offensichtliche und unbestreitbare Manifestation des großen Gesetzes der Evolution, was sich ausgehend von einfachen und groben Stufen hin zu feinen und hoch komplexen Ebenen entwickelt. [2]

Die meisten Menschen haben keine Vorstellung davon, woher ihre Motivation kommt, in welchem Stadium der psychischen Entwicklung sie sich befinden, welche Phasen sie durchlaufen haben oder welche Phasen sie noch meistern müssen, um in ihrem Leben Erfüllung zu finden. Einziges Kriterium für Entscheidungen: Was macht mich im Moment glücklich, oder was gibt meinem Leben ein Gefühl von Sinn und Erfüllung?

Glück, Sinn und Erfüllung sind nicht gleichbedeutend. Was uns glücklich macht, ist die Befriedigung der Bedürfnisse unseres Egos, und was unserem Leben Sinn und Erfüllung gibt, ist die Befriedigung der Bedürfnisse unserer Seele. Oft finden Menschen einen Sinn, wenn sie mit Situationen zu tun haben, die an sich traurig, ungerecht oder unfair, körperlich oder emotional herausfordernd sind. Armut zu lindern, Ungerechtigkeiten zu beseitigen und sich um Kranke, Ältere oder Sterbende zu kümmern, sind nicht immer „glückliche" Erfahrungen: Was diese Erfahrungen sinnvoll macht, ist unser

Talent, etwas zu bewirken. Wenn wir in der Lage sind, unser Leben solchen Aktivitäten zu widmen oder anderen Aktivitäten, die einen Unterschied machen, finden wir Erfüllung.

An einem bestimmten Punkt im Leben und unter bestimmten Umständen kann Sinnhaftigkeit für unser psychisches Überleben genauso wichtig sein wie Sauerstoff und Wasser für unser physisches Überleben. Das Finden der Sinnhaftigkeit kann auch als Quelle von Resilienz dienen.

Auf der Suche nach der Sinnhaftigkeit **bemerkte** Viktor Frankl ***als Gefangener in einem NS-Konzentrationslager, dass diejenigen, die den Sinn des Lebens sahen oder ihm Sinnhaftigkeit gaben, ein überraschendes Maß an Stärke und Widerstand zeigten. Diese Sinnhaftigkeit zu finden, erwies sich als entscheidender Überlebenswert***. [3]

Glück, Bedeutung und Erfüllung zu finden ist nicht immer einfach. Es geht manchmal darum, schwierige Entscheidungen zu treffen; Entscheidungen, die man noch nie zuvor treffen musste. Oft sind die Entscheidungen, mit denen wir konfrontiert sind, herausfordernd, wenn wir beispielsweise zwischen konkurrierenden Bedürfnissen wählen müssen - unserem Bedarf nach Wachstum und unserem Bedarf nach Sicherheit.

Wenn Sie als Ressource jemanden haben, dem Sie vertrauen können, der ein tiefes Verständnis für die Stadien der psychischen Entwicklung hat, weil er selbst durch den Prozess der Entstehung des Menschlichen gegangen ist, dann sind Sie in der guten Position die richtigen Entscheidungen treffen zu können - Entscheidungen, die Ihr Glück steigern, Ihrem Leben Sinn geben und Ihnen ein Gefühl von Erfüllung vermitteln. Mit anderen Worten, wenn Sie einen ***Evolutionären Coach*** haben (jemand, der versteht, was Sie durchmachen), sind Sie in einer guten Position, die Entscheidungen zu treffen, die Ihnen helfen, Ihre Evolution zu beschleunigen.

„Das klingt gut". kann ich Sie sagen hören, „aber warum kann ich mich nicht auf meine Eltern oder meinen Priester oder auch auf die neuesten wissenschaftlichen Erkenntnisse verlassen, um mich auf meinem Weg durchs Leben begleiten zu lassen?" Natürlich können Sie das versuchen. Das Problem ist, dass unsere Eltern, unsere Priester, unsere Wissenschaftler und sogar unsere Psychologen und Psychiater so tief in ihren eigenen – kulturellen, religiösen, wissenschaftlichen und psychischen Kosmos – eingebunden sind, dass ihre Antworten größtenteils unvollständig sein werden. Es gibt keine Kultur, Religion oder ein wissenschaftliches Paradigma, das das Ganze umfasst. Jedes dieser Glaubenssysteme beschäftigt sich mit verschiedenen Aspekten unserer Realität und jedes hat sein eigenes Vokabular. Insofern sind die folgenden Worte, die Peter D. Ouspensky zu Beginn des 20. Jahrhunderts geschrieben hat, heute noch so bedeutsam wie damals:

> ***Wir verstehen vieles nicht, weil wir uns zu unbedarft und zu rigoros auf Philosophie, Religion, Psychologie, Naturwissenschaften, Soziologie usw. spezialisiert haben. Jeder hat seine eigene spezielle Literatur. Es gibt nichts, was das Ganze in seiner Gesamtheit umfasst.*** [4]

Hier kommt Ihre nächste Frage: „Wollen Sie damit sagen, dass dieses Buch das Ganze umfasst?" „Ist das nicht ein bisschen arrogant?" Nun, ja, es mag so aussehen. (Obwohl ich vorschlage, dass Sie das, was Sie auf diesen Seiten finden, nur als Annäherung an das große Ganze verstehen). Alles, worum ich Sie, liebe Leser, bitten möchte, ist Ihr Urteil in dieser Angelegenheit zurückzuhalten, bis Sie sich in das Material auf diesen Seiten eingearbeitet haben. Sobald Sie die evolutionären Komplexitäten, die hinter Ihrer Existenz stehen, aufgedeckt haben, werden Sie verstehen und schätzen lernen, warum nur wenige Menschen und fast keine der wissenschaftlichen, sozialen, religiösen oder psychologischen Disziplinen in der Lage waren, das Ganze zu erfassen.

In diesem Zusammenhang möchte ich einen Mann nennen, der meiner Meinung nach eine große Wertschätzung für die mit der Entstehung des Menschlichen verbundenen Fragen hatte, Abraham Maslow: Er nannte es Selbstfindung. Ein weiterer war Clare Graves: Er nannte es die Emergent Cyclical Levels of Existence Theory. Während sich Maslow meiner Meinung nach auf die **persönliche** menschliche Entwicklung konzentrierte – die Entwicklung eines gesunden individuellen Bewusstseins, konzentrierte sich Graves mehr auf den **kulturellen** Aspekt der menschlichen Entwicklung – die Entwicklung unserer kollektiven Welbilder. Ich werde später zeigen, wie sich diese beiden Ansätze überschneiden. Für den Moment sollten wir uns auf Maslow konzentrieren.

Ich finde viel Weisheit in Maslows Schriften. Eine besondere Weisheit, die ich gleich zu Beginn aufgreifen möchte, ist Maslows Konzeptualisierung des Wachstums (psychische Evolution) und insbesondere seine Antwort auf die Frage: Wie findet Wachstum statt? Dazu sagt er:

> *Die Antwort ist einfach, nämlich.... Wachstum findet statt, wenn der nächste Schritt nach vorne subjektiv reizvoller, fröhlicher und intrinsisch befriedigender ist als die vorherige Belohnung, die uns vertraut war und uns sogar gelangweilt hat; dass wir nur dann wissen können, was für uns richtig ist, wenn es sich subjektiv besser anfühlt als jede andere Alternative. Die neue Erfahrung bestätigt sich selbst und nicht durch ein externes Kriterium. Es ist selbstgerecht, selbstvalidierend. .... Auf diese Weise entdecken wir die Antwort auf die ultimativen Fragen Wer bin ich? und Was bin ich?* [5]
> *Wachstum im reinsten Sinne ist weder ein Ziel vor Augen, noch Selbstfindung, noch die Entdeckung des Selbst. Bei einem Kind ist es keine spezifische Absicht, es passiert einfach. Ein Kind sucht nicht so sehr, wie es findet.* [6]

Was Maslow mit dieser Aussage sagt, ist das, worauf ich bereits hingewiesen habe: Bis wir die höheren Stufen unserer psychischen Entwicklung erreichen, wissen wir nicht, dass wir uns auf einer evolutionären Reise befinden. Wir wissen nur, was uns geschieht, was sich außerhalb von uns verändert und was sich in uns verändert, welche Bedürfnisse wir haben, die derzeit erfüllt sind, und welche Bedürfnisse wir haben, die unerfüllt sind.

Sie haben keine Möglichkeit zu erkennen, dass Ihre primären Bedürfnisse mit dem Entwicklungsstadium verbunden sind, in dem Sie sich befinden, und dass Sie irgendwann in der Zukunft, wenn Sie die Befriedigung dieser Bedürfnisse gemeistert haben, in die nächste Stufe Ihrer Entwicklung eintreten werden, in der Sie danach suchen, ein anderes Set von Bedürfnissen zu befriedigen. Sie haben keine Ahnung, dass diese Veränderung Ihre Werte und Motivationen beeinflussen wird.

Für einen durchschnittlichen Menschen bedeutet das einfach, dass das Leben ein kontinuierlicher Strom von Entscheidungen ist, in dem wir in der ersten Hälfte unseres Lebens versuchen, unseren Wunsch nach Glück zu maximieren, und in der zweiten Hälfte, wenn wir uns weiter entwickeln, versuchen, unseren Wunsch nach Sinn und Erfüllung zu maximieren.

Was verhindert Wachstum?

Nachdem wir festgestellt haben, dass Wachstum etwas ist, das uns zumindest in der ersten Hälfte unseres Lebens einfach passiert, und erst später zu etwas wird, das wir aktiv suchen, ist es wichtig zu fragen: „Was verhindert Wachstum?

Noch einmal möchte ich auf die Weisheit von Maslow zurückgreifen:

> *Warum ist es für manche Menschen so schwer und so schmerzhaft zu wachsen....? Hier müssen wir uns über die fixierende und rückwärts gerichtete Kraft der unbefriedigten Mangelbedürfnisse, der Anziehungskraft von Sicherheit und Geborgenheit, der Verteidigungs- und Schutzfunktionen gegen Schmerz, Angst, Verlust und Bedrohung, der Notwendigkeit von Mut zum Wachstum bewusst werden.....*
>
> *Jeder Mensch hat zwei Kräfte-Sets in sich. Die einen bewirken, dass wir uns aus Angst heraus an Sicherheit und Abwehr klammern, das wir dazu neigen, rückwärts zu gehen, an Vergangenem zu hängen, Angst haben zu wachsen.... Angst, Risiken einzugehen, Angst, das zu gefährden, was wir haben, Angst vor Unabhängigkeit, Freiheit, Trennung (Ego). Die anderen Kräfte spornen uns an, zu Ganzheit und Einzigartigkeit unseres Selbst zu gelangen, zur vollständigen Ausbildung all unserer Fähigkeiten, zu Vertrauen angesichts der äußeren Welt, während wir gleichzeitig unser tiefstes wirkliches, unbewusstes Selbst (Seele) akzeptieren.*
>
> *Dieses grundlegende Dilemma oder der Konflikt zwischen Abwehrmechanismen und Wachstumstendenzen, den ich für existentiell halte, ist eingepflanzt in die Natur des Menschen, jetzt und für immer in der Zukunft. Schematisch dargestellt (siehe unten), können wir die verschiedenen Mechanismen für Wachstum sehr einfach und unkompliziert einordnen.* [7]

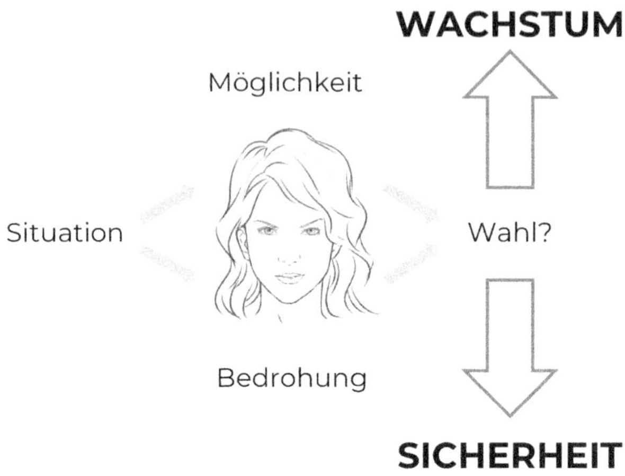

Abbildung P.1 Der Konflikt zwischen Sicherheit und Wachstum

Wann immer wir in eine neue Situation geraten, müssen wir zuerst entscheiden, ob sie eine potenzielle Bedrohung oder eine potenzielle Gelegenheit zur Befriedigung unserer Bedürfnisse darstellt.

Wenn wir die Situation als potenzielle Bedrohung betrachten, müssen wir entscheiden, ob wir vorwärts gehen und die Bedrohung überwinden, oder ob wir nichts tun, uns zurückziehen und in Sicherheit begeben. Wir werden nur dann vorankommen, wenn wir Vertrauen in unsere Fähigkeiten haben, mit den Schwierigkeiten, die die Situation mit sich bringt, umzugehen, und den Mut haben, uns der Angst zu stellen, die wir empfinden: Das ist Wachstum. Wir ziehen uns zurück, wenn das Ausmaß der Angst, die wir empfinden, größer ist als unser Glaube an unsere Fähigkeit zur Bewältigung: Das bringt uns Sicherheit.

Wenn wir die Situation als potenzielle Chance betrachten, versuchen wir, sie zu nutzen, wenn wir der Meinung sind, dass wir erfolgreich sein können ohne zu viel Energie aufzuwenden. Und wir halten uns zurück, wenn wir zu dem Schluss kommen, dass die Menge an Energie, die wir aufwenden müssten, größer ist als der potenzielle Wert, den die Chance unserer Meinung nach bietet. Mit anderen Worten, wenn unser Verstand die Attraktivität erhöht und die Gefahren einer Situation minimiert, werden wir uns ihr nähern. Wenn unser Verstand die Gefahren erhöht und die Attraktivität einer Situation minimiert, werden wir uns von ihr zurückziehen.

> *Daher können wir den Prozess gesunden Wachstums als eine unendliche Abfolge von Situationen mit freien Wahlmöglichkeiten betrachten, mit denen jeder Einzelne an jedem Punkt seines (oder ihres) Lebens konfrontiert wird, in denen er (oder sie) zwischen Sicherheit und Wachstum, Abhängigkeit und Unabhängigkeit, Regression oder Progression, Unreife und Reife wählen muss.*[8]

Daraus können wir schließen, dass Wachstum eine Option ist: Wir wachsen, wenn wir bereit sind, die Veränderungen, die um uns herum geschehen, anzunehmen, auch wenn sie Angst hervorrufen, und wir werden regressiv, wenn wir uns den Veränderungen, die um uns herum geschehen, widersetzen und unserer Angst nachgeben. Die Angst, der wir nachgeben, ist entweder die Angst, nicht bestehen zu können – nicht über die Stärke, die Fähigkeiten, die Talente oder die Ressourcen zu verfügen, die wir für notwendig halten, um ein erfolgreiches Ergebnis zu garantieren – oder die Angst vor Unsicherheit, nicht bereit zu sein, das Unbekannte zu akzeptieren.

Maslow erklärt:

> *...wenn die freie Wahl wirklich frei ist und wenn der Wählende nicht zu krank oder zu verängstigt ist, um zu wählen, wird er [sie] in einer gesunden und wachstumsorientierten Richtung eher eine weise Wahl treffen.*[9]

> *....Vorwärts gerichtetes Wachstum wird möglich durch ein Gefühl der Sicherheit, von einem sicheren Heimathafen das Unbekannte zu erforschen, sich zu trauen, weil ein Rückzug möglich ist. .... Garantierte Sicherheit lässt höhere Bedürfnisse zu und gibt den Anstoß für das Entstehen und Wachsen in Richtung Meisterschaft. Diese Sicherheit zu gefährden, führt zu Rückzug auf grundlegendere Ebenen. Das bedeutet, dass bei der Wahl, ob man die Sicherheit oder das Wachstum aufgibt, die Sicherheit normalerweise gewinnt. Sicherheitsbedürfnisse stehen vor Wachstumsbedürfnissen.... nur ein Kind, das sich sicher fühlt, traut sich auf gesunde Weise weiter zu wachsen. .... Je mehr Sicherheitsbedürfnisse befriedigt sind, desto weniger Wertigkeit haben sie für das Kind....*[10]

Maslow bezieht sich auf das Kind, denn unter normalen Umständen beginnen sich die ersten drei Phasen der psychischen Entwicklung – Überleben, Anpassung und Differenzierung – zu entfalten bevor wir unsere Teenager-Jahre erreichen. Wer wir als Erwachsener auf der Ego-Ebene sind und wie zuversichtlich wir sind, unsere Bedürfnisse zu erfüllen, wird maßgeblich von den Erfahrungen in unseren prägenden Jahren beeinflusst.

> *Das einzigartig holistische Prinzip, das die Vielzahl menschlicher Motive miteinander verbindet, gibt die Richtung vor zur Entstehung eines neuen, höheren Bedürfnisses, wohingegen sich ein niedrigeres Bedürfnis durch eine ausreichende Befriedigung erfüllt zeigt. Das Kind, das das Glück hat, auf normale Weise gesund zu wachsen, wird irgendwann der Freuden, die es ausreichend genossen hat, überdrüssig und gelangweilt sein, und mit Eifer... weitergehen zu höheren, komplexeren Freuden, wenn sie ihm ohne Gefahr und Bedrohung zugänglich sind. .... Es will weitermachen, sich bewegen, wachsen. Nur wenn Frustration, Misserfolg, Missbilligung, Lächerlichkeit als nächster Schritt kommen, wird er[sie] stehenbleiben oder zurückweichen, und wir stehen dann vor Komplikationen resultierend aus der pathologischen Dynamik neurotischer Kompromisse, bei denen die Impulse lebendig, aber unerfüllt bleiben, bis hin zum völligen Verlust von Impuls und Leistungsfähigkeit.* [11]

Sobald wir erwachsen sind, ändert sich das Spiel: Die Entwicklungsstufen werden uns nicht mehr durch die sich ändernden Anforderungen unserer Ego-Entwicklung und unseres körperlichen Wachstums aufgedrängt, sondern wir spüren eine innere Anziehungskraft, die uns unsere höhere Natur erforschen lässt und die Bereitschaft, dem nachzugehen, wer wir außerhalb unserer elterlichen Programmierung und kulturellen Konditionierung sein könnten.

Diese Entwicklungsstufe ist die Individuation. Wir individualisieren, wenn wir uns selbstbewusst genug fühlen, um Unabhängigkeit statt Abhängigkeit zu wählen – wenn wir bereit sind, uns von der Sicherheit des elterlichen und kulturellen Milieus, in dem wir aufgewachsen sind, zu lösen, sodass wir mit Freude eintauchen können in die Erforschung unserer wahren Natur und Antworten auf die Frage „Wer bin ich?" finden.

Wenn wir unsere Unabhängigkeit etabliert haben und volle Verantwortung für uns und unser Leben übernehmen, werden wir in unserer Entwicklung vorangetrieben, nicht wegen des Bedürfnisses des Egos nach Glück, sondern durch das Bedürfnis der Seele nach Sinn und Erfüllung

Erstens spüren wir den Sog zur Selbstfindung – das Bedürfnis der Seele, eine werte- und sinnorientierte Existenz zu führen. Als nächstes spüren wir die Anziehungskraft der Integration – das Bedürfnis der Seele, in der Welt etwas zu bewirken, indem wir mit anderen zusammenarbeiten, die die gleichen Werte und Ziele teilen. Schließlich spüren wir den Sog zum Dienst – wir beginnen zu erkennen, dass der eigentliche Zweck unserer Existenz darin besteht, ein Vehikel für unsere Seele zu sein, um die Gaben zu geben, die sie zu geben kam.

Es gibt sieben Stufen der psychischen Entwicklung: Überleben, Anpassung, Differenzierung, Individualisierung, Selbstfindung, Integration und Dienen. Das sind die Entwicklungsstufen, die wir durchlaufen, wenn wir beständig Wachstum über Sicherheit stellen. Wenn wir Sicherheit über Wachstum stellen, oder wenn wir zulassen, dass unsere sekundären Motivationen Vorrang vor unserer primären Motivation haben, hören wir auf zu wachsen und bleiben dem Stadium der Entwicklung, das wir erreicht haben, verhaftet.

Die Aufgabe des Evolutionären Coaches besteht darin, Wege zu finden, um sicherzustellen, dass keines dieser beiden Dinge passiert, und wenn dies doch einmal der Fall ist, sollte der Coach seinen Klienten dabei unterstützen, wieder auf den richtigen Weg zurück zu kommen: Wachstum statt Sicherheit wählen: das Vertrauen des Klienten in seine Fähigkeit zur Problembewältigung zu stärken und Wege zu finden, die ihm helfen, seine unerfüllten Bedürfnisse zu erfüllen, zu überwinden oder zu bewältigen.

Ein Evolutionärer Coach braucht fünf Eigenschaften, um seinen Klienten auf dem Weg zur vollen Selbstverwirklichung zu helfen – Anpassungsfähigkeit, kontinuierliches Lernen, Bindungsfähigkeit, Kooperationsfähigkeit und die Fähigkeit, Komplexität zu managen. [12] Diese Eigenschaften sind die grundlegenden Voraussetzungen für Evolution. Ohne diese Eigenschaften wäre Evolution nie möglich gewesen.

Anpassungsfähigkeit: Die Fähigkeit, die Dinge in den Griff zu bekommen – die innere Stabilität und das äußere Gleichgewicht zu halten, wenn sich Ihre innere und äußere Umgebung verändert. Dies bedeutet, dass Sie in der Lage sind, Ihre Emotionen zu managen und sich in Ihrem Rahmen um Ihren Körper zu kümmern, damit Sie fit und gesund bleiben können.

Kontinuierliches Lernen: Die Fähigkeit, durch Ausprobieren zu lernen, wie man sich Veränderungen in seiner inneren und äußeren Umgebung anpasst, damit man seine innere Stabilität und sein äußeres Gleichgewicht aufrechterhalten kann. Dies impliziert ein beständiges Konzentrieren auf das Lernen zum Zwecke der persönlichen und beruflichen Weiterentwicklung und die Fähigkeit, aus Fehlern zu lernen.

Bindungsfähigkeit: Die Fähigkeit zur Bindung impliziert: (a) Zunahme der inneren Stabilität durch Ausrichtung der Bedürfnisse des Egos auf die Bedürfnisse der Seele; und (b) Zunahme der äußeren Balance durch Verbindung mit anderen Menschen in festen Gruppen oder Teams.

Kooperationsfähigkeit: Bei der Fähigkeit zur Kooperation geht es um die Verbesserung Ihres äußeren Gleichgewichts durch die Zusammenarbeit mit anderen Menschen, Gruppen oder Teams, die Ihre Werte und Ziele teilen. Dadurch kann sich Ihre individuelle und kollektive Resilienz erhöhen.

Fähigkeit, Komplexität zu managen: Die Fähigkeit mit Komplexität umzugehen bringt die Aktivierung Ihrer Intuition und Inspiration mit sich, damit die zugrunde liegenden Ursachen und Muster, die einer Situation innewohnen, aufgedeckt und verstanden werden, und Sie geeignete Maßnahmen ergreifen können, um Ihre innere Stabilität und Ihr äußeres Gleichgewicht zu halten oder zu verbessern. Das heißt auch angesichts von Gefahr ruhig zu bleiben, inmitten von Widrigkeiten engagiert zu bleiben und sich mit Unsicherheit zu arrangieren, auch wenn man nicht weiß, was man tun soll.

Anmerkungen

1. Alan Watkins, ***Coherence: The Secret Science of Brilliant Leadership*** (London: Kogan Page), 2014, S. 95.
2. Roberto Assagioli, ***The Act of Will*** (New York: Penguin Books), 1973, S. 98.
3. Viktor Frankl, Man's Search for Meaning (Boston: Beacon Press), 1946.
4. P. D. Ouspensky, ***Tertium Organum: A Key to the Mysteries of the World*** (New York: Vintage Books), 1982, S. 262-263.
5. Abraham Maslow, ***Towards a Psychology of Being*** (New York: Van Nostrand), 1968, S. 45.
6. Ebd. S. 44.
7. Ebd. S. 46.
8. Ebd. S. 47.
9. Ebd. S. 48.
10. Ebd. S. 48.
11. Ebd. S. 56-57.
12. Richard Barrett, ***The New Leadership Paradigm*** (Bath: Fulfilling Books), 2010, S. 75-76.

Vorwort

Egal welcher Typ Coach Sie sind, wenn Sie sich mit dem gesunden psychischen Wachstum Ihrer Klienten beschäftigen, dies ist ein Buch, das Sie lesen sollten. Es geht nicht um Coaching **an sich**, es geht um das Bezugssystem menschlicher Entwicklung, das Coaches kennen müssen, um ihre Klienten dabei zu unterstützen ihr volles Potential zu entfalten; es geht nicht nur darum, Menschen bei der Verbesserung ihrer Fähigkeiten zu helfen, sondern sie dabei zu unterstützen, sich in ihre eigene Evolution, in die Evolution ihrer Organisationen, in die Evolution unserer globalen Gesellschaft und unserer Spezies einzubringen.

Wenn Sie Menschen auf eine Reise an einen Ort mitnehmen wollen, an dem sie noch nie zuvor waren, ist es wichtig, dass Sie vor Ihrer Abreise so viel wie möglich über das Gebiet in Erfahrung bringen. Es hilft sehr, wenn Sie das Gebiet bereits selbst erkundet haben. Sie müssen gründlich in Ihrer Erkundung sein, denn jeder, den Sie auf diese Reise schicken, wird von einem anderen Ort aus starten.

Einige werden mit Gepäck überladen sein: Sie werden ihnen helfen müssen, ihre Last zu verringern. Andere werden denken, dass sie bereits wissen, wohin sie gehen, nur um festzustellen, dass wenn sie dort ankommen, es nicht das Paradies ist, das sie dachten anzutreffen: Dann müssen Sie deren Energien neu ausrichten, damit sie vorankommen.

Einige werden mutig daran gehen, die Hindernisse auf ihrem Weg zu überwinden, andere werden ängstlich sein: Sie werden ihnen beibringen müssen, wie sie ihre Ängste überwinden und Meister ihres Schicksals werden.

Sie können sich dieses Buch wie einen Reiseführer vorstellen, es stellt eine detaillierte Landkarte zur Verfügung. Es beschreibt jede Etappe der Reise, es sagt Ihnen, was Sie auf Ihrer Reise mitnehmen müssen, und wie Sie Hindernisse vermeiden oder überwinden, auf die Sie unterwegs treffen könnten.

Sie müssen dieses Buch nicht von Anfang an lesen. Wenn Sie sich mit der Praxis des Evolutionären Coachings befassen möchten, können Sie dieses Vorwort und Kapitel 1 lesen und dann direkt zu Teil II – den Übungen –

springen. Bei Bedarf können Sie auf Teil I zurückgreifen. Wenn Coaching für Sie relativ neu ist, beginnen Sie am besten am Anfang des Buches und lesen bis zum Ende.

Individuelle psychische Entwicklung

Mit welcher Art von Coaching auch immer Sie arbeiten, es ist wichtig zu erkennen, dass sich jeder, mit dem Sie zusammenarbeiten, auf einem evolutionären Weg befindet – einem natürlichen Weg der psychischen Entwicklung, der allen Menschen gemeinsam ist. Jedes Ziel, das Ihre Kunden zu erreichen versuchen, jede Herausforderung, vor der sie stehen, und jede Entscheidung, die sie treffen müssen, wird in irgendeiner Weise mit den Bedürfnissen auf der Stufe der psychischen Entwicklung, die sie erreicht haben[1], oder mit den Bedürfnissen der psychischen Entwicklungsstufen, die sie durchlaufen und noch nicht gemeistert haben, in Verbindung gebracht – dort wo noch unerfüllte Bedürfnisse bestehen[2]. Wenn Sie verstehen, wo sich Ihre Klienten auf ihrer Reise befinden, verschafft Ihnen das wertvolle Einblicke, wie Sie ihnen helfen können, ihre Ziele zu erreichen und ihr Potential zu entfalten.

Auch Sie, als Coach, sind auf dem gleichen Weg. Wo Sie sich befinden – die Stufe der psychischen Entwicklung, die Sie erreicht haben, und das Niveau der Meisterschaft, das Sie auf den bereits durchlaufenen psychischen Entwicklungsstufen erlangt haben – wird Ihre Fähigkeit, Ihre Klienten auf ***ihrem*** Weg zu begleiten, erheblich beeinflussen. Zu verstehen, wo ***Sie*** sich befinden, ist genauso wichtig wie zu verstehen, wo Ihre Klienten stehen. Wenn Sie wissen, wo Sie sind, dann werden Sie wissen, wie weit Sie Ihre Klienten bringen können, bevor Sie selbst Neuland betreten.

Sobald Ihre Klienten das gleiche Entwicklungsstadium erreicht haben, das Sie erreicht haben, werden Sie beide Neuland betreten. In diesem Fall müssen Sie Ihren Klienten entweder an jemanden übergeben, der sich in einem höheren Entwicklungsstadium befindet als Sie oder die Unterstützung dieser Person als Mentor suchen. Es ist wichtig, in dieser Angelegenheit ehrlich zu Ihrem Klienten zu sein. Es wäre ratsam zu Beginn Ihrer Klientenbeziehung die vollständige „Landkarte" der Entwicklungsstufen auszubreiten, ihnen zu helfen zu verstehen, wo sie gerade sind, ihnen zu erklären, wo Sie sind, und was mit der Coaching-Beziehung passieren wird, wenn Sie an die Grenzen Ihrer eigenen Erfahrung stoßen.

Kultureller Kontext

Neben der Erkenntnis, dass sich alle Ihre Klienten auf einer evolutionären Reise befinden, ist es wichtig zu verstehen, dass sich alle Kulturen, in die Ihre Klienten eingebettet sind, auch auf einer evolutionären Reise befinden. Jeder Klient, den Sie haben, ist in mehrere kulturelle Kontexte eingebettet: einen familiären, einen gemeinschaftlichen, einen organisatorischen, vielleicht einen religiösen und ganz sicher einen gesellschaftlichen Kontext. Um Durchbrüche bei Ihren Klienten zu erleichtern, müssen Sie verstehen, auf welcher Entwicklungsebene sich diese Kulturen befinden. Dies ist aus zwei Gründen wichtig.

Erstens, wenn die Kulturen, in die Ihre Klienten eingebettet sind, in ihrer Entwicklung weniger fortgeschritten sind als Ihre Klienten, kann es für sie schwierig werden, ihr volles Potential zu entfalten. Zweitens, wenn die Kulturen, in die sie eingebettet sind, in ihrer Entwicklung weiter fortgeschritten sind als Ihre Klienten, werden sich Ihre Klienten bei der Erforschung ihrer Entwicklung unterstützt fühlen, zumindest bis zu dem Entwicklungsstand, den diese Kulturen erreicht haben oder zu tolerieren bereit sind.

Wenn man versucht, über das Entwicklungsstadium der Kulturen hinauszugehen, in die man eingebettet ist, kann man sich festgefahren, blockiert, frustriert oder deprimiert fühlen. Möglicherweise fühlen Sie sich nicht verbunden mit Ihrer Familie, Ihrer Gemeinschaft, Gesellschaft und Ihren Arbeitskollegen oder auch mit denen, die Ihren religiösen Glauben teilen. Ihre „weiterentwickelte" Sichtweise wird von anderen Mitgliedern dieser Kulturen vielleicht nicht geschätzt. Womöglich werden Sie sich zunehmend isoliert fühlen.

Letztlich müssen Sie entscheiden, was Sie tun sollen – akzeptieren Sie die Situation (Kompromisse zu schließen mit Ihren Werten und Überzeugungen) mit all den Anomalien und Unzulänglichkeiten, die dies mit sich bringen kann, oder suchen Sie ein neues Arbeitsumfeld, eine neue Gemeinschaft oder sogar eine neue Gesellschaft oder Religion, in der Sie sich in Ihrem Wachstum und Ihrer Entwicklung unterstützt fühlen. Das einzige was Sie nicht machen können, ist eine neue Familie zu suchen.

Das Gefühl der Unvereinbarkeit mit Ihren Eltern, Geschwistern, Großeltern und anderen Familienmitgliedern ist eines der schwierigsten Themen, mit denen Sie auf Ihrer evolutionären Reise konfrontiert sein können. In diesem Bereich Ihres Lebens müssen Sie sehr vorsichtig sein und die bestmögliche Unterbringung für sich schaffen. Dies kann dazu führen, dass Sie weniger Zeit mit Ihrer Familie verbringen, Familiendiskussionen aus dem Weg gehen oder Ihre Meinung zurückhalten oder sich von der Gemeinschaft distanzieren, in die Ihre Familie eingebettet ist. Die Familienmitglieder, zu denen Sie sich hingezogen fühlen, werden diejenigen sein, die sich im gleichen Stadium der psychischen Entwicklung befinden wie Sie selbst. Die, von denen Sie sich distanzieren, werden diejenigen sein, die sich in einem niedrigeren Entwicklungsstadium aufhalten.

In einigen Kulturen, in denen eine Religionszugehörigkeit stark mit der Gemeinschaft oder der gesellschaftlichen Kultur verbunden ist, kann ein Religionswechsel nicht nur zur Isolation führen, sondern zu einer Gefahr werden. Die Angst, die Sie in einer solchen Situation empfinden, kann ein großes Hindernis für die persönliche Entwicklung sein. Religiöse Intoleranz ist eines der Markenzeichen der frühen Phasen von gesellschaftlicher Entwicklung. Mit der Entwicklung der Gesellschaften werden sie integrativer und legen weniger Wert auf die religiöse Seite des Lebens und mehr Wert auf die weltliche Seite des Lebens. Es ist viel leichter, sich in einer liberal-demokratischen Kultur zu entwickeln und zu wachsen als in einem autoritären oder religiösen Regime.

Diese Diskrepanz in der evolutionären Entwicklung zwischen dem Individuum und den Kulturen, in die die Person eingebettet ist, ist einer der Gründe, warum Menschen sich entscheiden, die Unternehmenswelt zu verlassen. Indem sie auf ihrer evolutionären Reise weiter voranschreiten, erreichen sie ein Stadium ihrer Entwicklung, in dem sie sich nicht mehr mit den Werten und Überzeugungen der Organisation, für die sie arbeiten, verbunden fühlen. Sie werden allmählich gestresster und fühlen sich ausgebrannt, entweder weil ihre Bedürfnisse – die Möglichkeiten, die sie benötigen, um ihre Entwicklung voranzutreiben – von der Kultur, in der sie arbeiten, nicht erfüllt werden können, oder weil sie kein Gefühl der Übereinstimmung mit den Werten der Organisation mehr haben.

Viele Menschen ertragen solche Situationen viel zu lange. Aufgrund ihrer Loyalität zur Organisation oder ihres Engagements für ihre Arbeit bleiben sie länger als sie sollten. Sie rechtfertigen ihr Handeln, indem sie den Traum unterhalten, dass sich die Kultur irgendwie magisch verändern wird. Andere bleiben, weil sie glauben, dass sie nicht in der Lage sein werden, woanders das gleiche Einkommen zu erzielen oder die Vorteile zu haben, die sie jetzt genießen.

Sie sperren sich selbst in ein kulturelles Umfeld ein, in dem sie das Gefühl haben, ihre Werte bei jedem Betreten ihres Arbeitsplatzes an der Tür abgeben zu müssen. Längere Zeiträume in einem solchen Zustand der Fehlausrichtung zu verbringen, führt zur Erkrankung der Seele. Irgendwann kommen die meisten Menschen an den Punkt, an dem sie es nicht mehr aushalten. Sie fühlen sich so unglücklich, dass sie nach einer alternativen Beschäftigung suchen und akzeptieren vielleicht einen schlechter bezahlten Job, einen mit weniger Vorteilen oder eine Teilzeitbeschäftigung. Sie sind bereit, überall hin zu gehen, um der giftigen Umgebung ihres jetzigen Arbeitsplatzes zu entkommen. Die Begabteren und Mutigeren unter ihnen werden ihr eigenes Unternehmen gründen.

Bewältigung und Loslassen

Wenn Sie sich im mittleren Stadium Ihrer psychischen Entwicklung befinden, werden es solche Fragen sein, die Sie im Zusammenhang mit Möglichkeiten zur beruflichen Weiterentwicklung beschäftigen: „Verfüge ich über die notwendigen Kenntnisse und Kompetenzen, um in der neuen Rolle oder Position erfolgreich zu sein?“. „Kann ich die gestiegene Verantwortung bewältigen und werde ich die neuen Komplexitätsstufen meistern können, mit denen ich mich auseinandersetzen muss?“. „Bin ich gut genug?“. Hinter diesen Ängsten stehen noch mehr Ängste – die Angst vor dem Scheitern und dahinter die Angst vor Scham oder Schuld, die Sie fühlen könnten, wenn Sie in Ihrer neuen Position nicht erfolgreich wären.

Der Schritt ins Unbekannte, um Ihr Potential zu erforschen, erfordert nicht nur Selbstvertrauen, sondern auch Mut. Oftmals ist es an diesem Punkt, dass Menschen die Dienste eines Coaches oder Mentors in Anspruch nehmen.

Für Menschen in der Anfangsphase ihrer Entwicklung besteht ihre Hauptsorge angesichts einer beruflichen Aufstiegschance nicht so sehr darin, über das Wissen und die Kompetenzen zu verfügen, die sie für den Job benötigen, obwohl dies immer noch relevante Faktoren sind, sondern aus der Angst, die sorgfältig gewobenen Arbeitsbeziehungen zu verlieren, die sie bis zu diesem Punkt erhalten und genährt haben. Wenn sie diese neue Gelegenheit annehmen, befürchten sie, dass sie von ihren alten Freunden geächtet werden und keine neuen Freunde finden können. Es könnte noch schlimmer werden, wenn sie ihre ehemaligen Freunde und Kollegen anleiten oder führen müssten. Sie fragen sich, wie sie damit umgehen sollen, wenn sie sich nicht mehr auf das sorgfältig organisierte Unterstützungssystem verlassen können, in das sie bis zu diesem Zeitpunkt ihres Lebens eingebunden waren. Sie machen sich Sorgen darüber sich selbst zu isolieren.

Diese Bedenken, in einer komplexeren Umgebung zurechtzukommen oder Ihr Netzwerk von Freunden hinter sich zu lassen, treten fast jedes Mal auf, wenn Sie eine signifikante Veränderung in Ihrem Leben vornehmen. Ich erinnere mich an die Angst, die ich empfand, als ich das erste Mal in die Grundschule ging, als ich das erste Mal auf die High School ging, und später, als ich auf die Universität ging. Jede dieser Wachstumschancen bedeutete auch, das aufzugeben, was mir vertraut war, Freundschaften loszulassen und das Unbekannte zu erforschen.

Die gleichen Ängste kamen wieder auf, als ich meinen ersten Job bekam, als ich meine erste intime Beziehung hatte, als ich heiratete, als ich der Weltbank beitrat, und vor etwa siebzehn Jahren, als ich die Weltbank verließ, um meiner jetzigen Berufung zu folgen. Jede Entscheidung erforderte Vertrauen und Mut: den Mut, sich dem Unbekannten zu stellen und mein Potential zu erforschen und das Vertrauen, sich den Herausforderungen einer komplexeren Welt zu stellen, die mir nicht bekannt war. Solche Herausforderungen anzunehmen, loszulassen und ins Unbekannte zu springen, ist die Art und Weise, wie wir psychisch wachsen und uns entwickeln. Wir müssen ständig Wachstum über Sicherheit stellen, wenn wir unsere volle Selbstverwirklichung finden wollen.

Nun da ich mich der Siebzig nähere, erkenne ich, dass ich immer noch auf diesem Weg bin, aber ich befinde mich definitiv in einem anderen Stadium als vor zwanzig Jahren. Ich weiß das, weil sich meine primäre Motivation geändert hat. Dennoch gibt es bei all der persönlichen Meisterarbeit, die ich geleistet habe, und all der Weisheit, die ich gesammelt habe, immer noch Momente, in denen mich die unerfüllten Bedürfnisse aus den frühen Phasen meiner Entwicklung aus dem Gleichgewicht bringen. Bestimmte Situationen lösen unbewusste Ängste aus, die emotionale Aufregung und Reaktionen hervorrufen. Aufgrund meiner Bereitschaft, für diese Reaktionen und Aufregungen die Verantwortung zu übernehmen, sind diese auslösenden Momente mit der Zeit immer seltener geworden, und sie halten nicht mehr so lange an wie früher, weil ich Selbstbeherrschung gelernt habe. Emotionale Selbstbeherrschung hilft Ihnen, schneller in einen Zustand der Ruhe zurückzukehren, weil sie Ihnen beibringt, wie Sie mit Ihren Gedanken umgehen können.

Selbst wenn Sie die höheren Stufen der Entwicklung erreicht haben, können Sie von Zeit zu Zeit immer noch auf Situationen stoßen, die ein unerfülltes Bedürfnis aus den frühen Phasen Ihrer Entwicklung auslösen – ein Bedürfnis, das Sie glaubten gemeistert zu haben. Weil Sie schmerzhafte Erinnerungen daran haben, als Sie jung waren und versuchten diese Bedürfnisse zu erfüllen, hat Ihr Ego sie in den dunklen Ecken Ihres Unbewusstseins versteckt. Sie wurden so tief verankert, dass man nicht weiß, dass man sie hat. Oftmals haben diese unerfüllten Bedürfnisse mit Gefühlen von Verlassenheit, Vernachlässigung, sexuellem Missbrauch, Unterlegenheit oder mangelndem Selbstwertgefühl zu tun.

Dies sind keine trivialen, unerfüllten Bedürfnisse. Sie wurden aus gutem Grund versteckt – als Sie jung waren, stellten sie eine so große Bedrohung für Ihre innere Stabilität oder Ihr äußeres Gleichgewicht dar, dass Ihr Verstand nicht damit umgehen konnte. Ihr Ego verbarg sie zu Ihrem eigenen Schutz, weil sie zu schmerzhaft waren, als Sie sie zum ersten Mal erlebten.

Erst wenn Sie die höheren Entwicklungsstufen erreicht haben, wenn Sie sich im Hafen Ihrer Seele sicher fühlen, wird Ihr Ego bereit sein, die Schlüssel zum Kerker zu übergeben, wo Ihre dunkelsten Ängste und unerfüllten Bedürfnisse eingeschlossen sind. Seien Sie sich darüber bewusst, dass Sie ihnen raten müssen, die professionelle Hilfe eines Psychologen oder Psychiaters in Anspruch zu nehmen, wenn so tief vergrabenes Material aufsteigt und Traumata in den Köpfen Ihrer Klienten verursacht. Einige Leitlinien zu diesem Thema sind in Anhang 5 enthalten.

Resonanz

Eines der schwierigsten Themen, mit denen wir uns beschäftigen müssen, wenn wir uns auf den Weg der evolutionären Entwicklung begeben, ist das Zurücklassen von Menschen. Jedes Mal, wenn Sie in eine neue Phase psychischer Entwicklung wechseln, wird die Resonanz mit den Menschen abnehmen, mit denen Sie Ihr Leben in der alten Phase der psychischen Entwicklung geteilt haben.

Resonanz ist ein in der Wissenschaft verwendeter Begriff, der die Tendenz eines Systems bezeichnet, bei bestimmten Schwingungsfrequenzen mit größeren Amplituden zu schwingen. Wenn ein System mit seiner Resonanzfrequenz arbeitet, werden erhebliche Energiemengen freigesetzt. Deshalb fühlen Sie sich hingezogen zu Menschen, die sich auf der gleichen Ebene der psychischen Entwicklung befinden wie Sie selbst. Wenn sie zusammenkommen, spüren sie Resonanz, und die Energie fließt zwischen ihnen. Sie kommen mit diesen Menschen aus, Sie haben ähnliche Interessen und Bedürfnisse, Sie teilen ähnliche Erfahrungen und vor allem haben Sie ähnliche Werte. Wenn Sie nicht mehr mit jemandem oder einer bestimmten Gruppe von Menschen resonieren, haben Sie sich wenig zu sagen. Gespräche verkümmern; was für die anderen zählt, ist nicht mehr das, was für Sie wichtig ist, und Sie können es kaum erwarten, sich aus ihrer Gesellschaft zurückzuziehen. Es gibt keinen gegenseitigen Energieaustausch, wenn Sie miteinander interagieren. Das liegt daran, dass Sie mit anderen energetischen Frequenzen arbeiten: Es gibt keine Resonanz mehr.

Der Übergang zu einer neuen Phase psychischer Entwicklung kann sich auf alle Ihre Beziehungen auswirken – Ihre Beziehung zu Ihrem Ehepartner, Ihren Eltern, Ihren Mitarbeitern, Ihrer Gemeinschaft und sogar auf die Beziehung, die Sie zur Gesellschaft haben.

Jedes Mal, wenn Sie in ein neues Entwicklungsstadium eintreten, werden Sie einen Sog oder eine Anziehungskraft zu denjenigen spüren, die sich auf der

Entwicklungsstufe befinden, die Sie betreten. Dies sind die Menschen, mit denen Sie jetzt Ihre Zeit verbringen möchten, weil Sie ein Gefühl der Resonanz mit ihnen haben – Sie werden ähnliche Werte, ähnliche Interessen und eine ähnliche Lebenseinstellung haben. Diejenigen, die Sie zurücklassen, werden nicht verstehen, was passiert. Wenn Sie nicht Vorsicht walten lassen um diesen Übergang zu bewältigen, werden sich Ihre Freunde verlassen fühlen.

Wenn ich auf mein Leben zurückblicke, sehe ich, dass ich viele Gruppen von Freunden hinter mir gelassen habe: gute Menschen, Menschen, mit denen ich tolle Zeiten hatte, Menschen, die mich gefördert und unterstützt haben, aber Menschen, mit denen ich nicht mehr die gleiche Resonanz hatte. Sie hörten entweder auf sich zu entwickeln oder befanden sich auf einer langsameren evolutionären Bahn. Diese Aussage ist mit keinem Urteil verbunden: Sie ist das, was es ist. Auch wenn wir alle auf der gleichen Reise sind, gehen wir doch unterschiedliche Wege. Wir alle versuchen das zu finden, was uns glücklich macht oder was unserem Leben einen Sinn gibt, und während wir uns von einer Entwicklungsphase zur nächsten bewegen, ändern sich auch unsere Motivationen – was wir brauchen, um uns glücklich zu machen.

Wenn Sie sich auf die evolutionäre Reise einlassen, ich meine, wirklich einlassen, müssen Sie begreifen, dass je weiter Sie gehen, umso isolierter und einsamer sich fühlen könnten. Nicht in einem sozialen Sinne, es sei denn, man spaltet sich von der Welt ab, sondern im Sinne eines echten Gesehen und Verstanden werden durch andere. Sie werden sich zurückhalten – nicht sagen, was Sie wirklich denken und glauben – denn was Sie zu sagen haben, kann für die Menschen um Sie herum zu herausfordernd oder bedrohlich sein um zuzuhören. Sie riskieren, geächtet zu werden oder als Spinner bezeichnet zu werden. Nicht, dass Sie das kümmern würde, aber um Ihrer Familie und Ihrer Freunden willen möchten Sie vielleicht solche Situationen vermeiden.

Die andere Seite dieser Medaille ist die, dass Sie im Wachsen und sich Entwickeln immer tiefer mit Ihrem einzigartigen Selbst verbunden sein werden. Sie finden mehr Freude in Ihrem Leben, indem Sie Ihre angeborenen Talente erforschen und Ihre Berufung finden. Während Sie dies tun, entwickeln Sie tiefere und sinnvollere Beziehungen zu den Menschen, die Ihnen begegnen und die Ihre Leidenschaft und Berufung teilen.

Was ist Deine Geschichte?

Wir alle haben eine Geschichte darüber, wie die Welt funktioniert. Wir brauchen unsere Geschichten, um die Herausforderungen des Lebens zu meistern. Ohne eine Geschichte wird das Leben bedeutungslos. Unsere Geschichten haben zwei Hauptfunktionen: Sie helfen uns, uns im Großen und Ganzen zu positionieren - zu erklären, wer wir sind, warum wir hier sind und welchen Sinn unser Leben hat. Sie helfen uns auch, Entscheidungen zu treffen, damit wir leichter durch unsere Erfahrungen navigieren können, sie stellen uns ein Gerüst aus Regeln, Überzeugungen und Werten zur Verfügung, um unsere Entscheidungen zu leiten, von denen wir glauben, dass sie uns helfen werden, unser Glück und unsere Zufriedenheit zu maximieren und unsere Schmerzen und Leiden zu minimieren.

Wenn Sie sich psychisch weiterentwickeln, wird das Ausmaß, der Umfang und die Tiefe Ihrer Geschichte größer und umfassender. Um mit einer anderen Person in Resonanz zu treten, müssen sich Ihre Geschichten in Größe und Umfang ähnlich sein, aber nicht unbedingt in der Tiefe. Tiefe ist eine sehr persönliche Dimension, die von Ihrem ganz eigenen Lebensweg abhängt. Während sich Menschen gegenseitig helfen können, das Ausmaß und den Umfang ihrer Geschichten durch die Vermittlung von Ideen zu erweitern, ist es deutlich schwieriger, Menschen zu helfen, die Tiefe ihrer Geschichten zu erhöhen: Die zunehmende Tiefe erfordert Erfahrungen.

Um die zunehmende Einsamkeit auszugleichen, die sie im Laufe Ihrer Reise spüren, suchen viele Menschen, aber nicht alle, nach einer spirituellen Bedeutung für ihr Leben. Sie beginnen sich sowohl nach innen als auch nach außen zu verbinden. Sie wollen sich nicht nur mit Menschen verbinden, die die gleichen Werte und Absichten teilen, sondern sie wollen sich auch mit dem universellen Geist verbinden - der Quelle allen Seins - was auch immer sie für das Göttliche halten. Oft ist es das, was Menschen auf den höheren Entwicklungsstufen trägt. Sie beginnen mehr Zeit mit Kontemplation und Meditation zu verbringen, weil sie so die Verbindung finden, die sie suchen. Wir alle brauchen ein Gefühl der Verbindung, um unserem Leben einen Sinn zu geben.

Programmierung und Konditionierung

Man braucht nicht lange nachzudenken um darauf zu kommen, dass wir alle unterschiedlich auf die Welt gekommen sind. Wir kommen mit eingebauten Präferenzen, Eigenschaften und Talenten ins Leben. Man braucht nur zu beobachten, wie unterschiedlich Geschwister sein können, um zu wissen, dass dies wahr ist. Unterschiede zwischen den Geschwistern sind schon in jungen Jahren erkennbar. Es gibt keine wissenschaftliche Erklärung dafür. Alles was wir wissen ist, dass wir alle unterschiedlich sind und mit unseren eingebauten Präferenzen und eigenen einzigartigen Gaben und Talenten in diese Welt kommen.

Es spielt keine Rolle, welche Erklärung Sie haben, warum wir alle unterschiedlich sind oder ob Sie überhaupt eine Erklärung haben. Entscheidend ist, dass wir alle die Möglichkeit haben, voll und ganz auszudrücken, wer wir sind, alles zu werden, was wir werden können, und dass wir die Möglichkeiten haben, unsere einzigartigen Gaben und Talente zum Wohle derjenigen die uns wichtig sind und der Menschheit im Allgemeinen zu offenbaren.

Der Grad, den wir dabei erreichen ist abhängig vom Niveau der elterlichen Programmierung[3] und der kulturellen Konditionierung[4], der wir in unseren prägenden Jahren ausgesetzt sind.

Wenn wir junge Erwachsene werden, ist das, was wir sind, eine komplexe Mischung aus unserem eigenen einzigartigen Charakter, überlagert von Schichten der elterlichen Programmierung und kulturellen Konditionierung. Sie lernen in Ihrer Kindheit schnell, dass der beste Weg, Freude zu erleben und Schmerzen zu vermeiden – körperlich und emotional – darin besteht, den Wünschen Ihrer Eltern zu folgen und die Regeln der Kultur zu befolgen, in der Sie aufgewachsen sind. Unsere Programmierung und Konditionierung kann uns entweder daran hindern oder uns unterstützen, die Phasen der Individuation und der Selbstfindung in unserer psychischen Entwicklung zu erreichen.

Den meisten von uns geht es so, dass unser wahres Selbst – die Person, als die wir geboren wurden – in den Hintergrund gedrängt wird. Aus diesem Grund beginnen die meisten Menschen erst dann zu erforschen, wer sie wirklich sind, nachdem sie ihr Elternhaus verlassen haben oder in irgendeiner Form Zugang zu höherer Bildung und Reisen um die Welt bekommen haben.

In manchen Fällen können die elterliche Programmierung und die kulturelle Konditionierung, die wir bekommen, dazu führen, dass wir unsere Fähigkeiten in Frage stellen. Es kann sogar dazu führen, dass wir uns unwürdig und nicht liebenswert fühlen. Wenn dies geschieht, wachsen wir auf ohne wirklich zu verstehen, wer wir sind, ohne unser Potential zu kennen und ohne Vertrauen in uns selbst. Unsere tiefsten Wünsche werden auf die Ebene unseres Unbewussten geschoben, und wir werden von der Meinung anderer abhängig, wie wir über uns selbst denken. In dieser Hinsicht sind wir, ob wir uns dessen bewusst sind oder nicht, und die meisten von uns sind es nicht, Gefangene unserer elterlichen Programmierung und kulturellen Konditionierung wenn wir unsere physische Reife erreicht haben.

Die Person, die wir der Welt zeigen, ist nicht unser wahres Selbst, sondern unser falsches Selbst: ein Selbst mit einem sozialisierten Geist. Wenn die Kluft zwischen unserem falschen Selbst und unserem wahren Selbst groß ist, fühlen wir uns unwohl – ein Gefühl des Unbehagens darüber, wer wir sind und was wir mit unserem Leben anfangen sollen. Wir fühlen uns massiv missverstanden.

Dr. Marc Gafni beschreibt das wahre Selbst wie folgt:

> ***Dein Wahres Selbst war, ist oder wird niemals sein und drückt sich in deiner einzigartigen Perspektive aus, die deine Wahre Erkenntnis nährt, die wiederum dein Wahres Geschenk zur Welt bringt, das der Wahre Zweck und die Freude deines Lebens ist.*** [5]

Ihre Aufgabe als Evolutionärer Coach ist es Ihren Klienten zu helfen, die Gitterstäbe des Gefängnisses, das sie sich selbst gebaut haben, zu durchbrechen, damit sie ihr falsches Selbst entlarven, entdecken können, wer sie wirklich sind, und die Gaben und Talente ihres wahren Selbst entwickeln können. Auf diese Weise helfen Sie Ihren Klienten, sich auf den Weg zur vollständigen menschlichen Entwicklung zu machen.

Die Bedeutung von Individuation und Selbstfindung

Der Prozess des Abbaus von Gefängnismauern, die Sie für sich selbst errichtet haben, wird Individuation genannt. Der Prozess des Neuaufbaus Ihres Lebens, um Ihr wahres Selbst zu reflektieren, wird als Selbstfindung bezeichnet. Die vollständige Verankerung Ihres wahren Selbst, in dem Sie Ihr volles Potential erreichen, nennt man Selbstverwirklichung.

Individuation bedeutet, die Überzeugungen loszulassen, die Sie als Teil Ihrer elterlichen Programmierung und kulturellen Konditionierung assimiliert haben und mit denen Sie nicht mehr resonieren; Selbstfindung bedeutet, die Werte und den Zweck Ihrer Seele anzunehmen.

Die Selbstfindung stellt eine wichtige Etappe in unserer psychischen Evolution dar, denn erst wenn wir diese Etappe erreicht haben, beginnen wir die Bedeutung der Erfahrungen zu verstehen, die wir auf dem Weg durch die früheren Phasen unserer Entwicklung gemacht haben. Wenn Sie das Stadium der Selbstfindung erreichen, beginnen Sie zu erkennen, dass es einen Sinn in Ihrem Leben gibt. Wenn Sie zurückblicken und einzelne Punkte miteinander verknüpfen, werden Sie deutliche Muster wahrnehmen.

In der Selbstverwirklichung ist es diese Perspektive, die Ihnen die Fähigkeit gibt, ***auf*** Ihr Leben zu schauen und nicht ***durch*** es. Vor dieser Phase haben Sie nicht nur diese Fähigkeit nicht, Sie sind sich nicht einmal bewusst, dass sie existiert. Sie sind so sehr damit beschäftigt, sich auf die Bedürfnisse der frühen Entwicklungsphasen zu konzentrieren, dass Sie nicht in der Lage sind Ihre Erfahrungen zu sehen. Daraus folgt: nur wenn Sie in die Individuation und die Selbstfindung kommen – Sie also zulassen, dass sich Ihr Ego mit Ihrer Seele vermischt – beginnen Sie zu verstehen, wer Sie sind und was Ihr Sinn im Leben ist.

Lassen Sie es mich anders formulieren. Eine Raupe hat keine Ahnung, was sie werden kann. Sie ist einzig auf die Befriedigung ihrer Grundbedürfnisse ausgerichtet. Sie futtert, bis sie nicht mehr futtern kann. Dann geht sie in eine Übergangs- und Umbauphase über. Erst wenn der Schmetterling aus dem Kokon erwacht, kann der Schmetterling den Prozess, der zu seiner Entstehung geführt hat, schätzen, falls er sich an seine Raupentage erinnert: Hätte die Raupe einen Evolutionären Coach gehabt, hätte sie über ihren eigenen Untergang hinaus sehen können. Sie hätte sich eine Zukunft über die Befriedigung ihrer Grundbedürfnisse hinaus vorstellen können. Das ist die Rolle, die Sie als Evolutionärer Coach spielen können. Mit den Informationen in diesem Buch können Sie der Katalysator werden, der Ihrem Klienten hilft, über den Entwicklungsstand hinaus in seine Zukunft zu blicken, die zu seiner vollen Selbstverwirklichung führen könnte.

Hierin liegt der Hauptunterschied zwischen Performance-Coaching und Evolutionärem Coaching: Performance-Coaching ist die Unterstützung von Menschen bei der Erreichung ihrer Ziele auf der Ebene der psychischen Entwicklung, die sie erreicht haben. Dies ist die Domäne des Business Coaches, des Sport Coaches, des Stimm Coach und jeder anderen Art von Coach, der sich auf Performance (kleingeschrieben) konzentriert. Als Performance-Coach muss man nur gut darin sein, Menschen zu helfen, das zu tun, was sie tun. Es spielt keine Rolle, ob Sie, der Coach, sich selbst verwirklicht haben oder nicht. Wenn Sie sich selbst verwirklicht haben und Coaching Ihre Leidenschaft ist, wird Sie dies natürlich dabei unterstützen, ein exzellenter Performance-Coach zu werden.

Beim Evolutionären Coaching geht es auch um Performance/Leistung, aber großgeschrieben. Hierbei geht es um das Erwachen des Menschlichen; nicht nur darum, Menschen zu helfen, kompetenter in dem zu werden, was sie tun, sondern auch darum, ihnen zu helfen, an ihrer eigenen Entwicklung teilzunehmen und sowohl im ***Sein*** als auch im ***Tun*** besser zu werden. Dies ist die Domäne des Leadership Coaches, des Executive Coaches und des Life Coaches.

Erst wenn Sie durch Ihren eigenen Entwicklungsprozess gegangen sind – Ihre Individuation und Ihre Selbstfindung vollendet haben – können Sie weise den Prozess begleiten, durch den Ihre Klienten gehen müssen.

Zum Schluss möchte ich Ihnen sagen, was mich zu diesem Buch inspiriert hat. Als ich ***The Values-Driven Organisation*** im Frühjahr 2013 beendet hatte, war mir mehr als klar, wie wichtig Führung für die Erschaffung einer leistungsfähigen

Kultur ist. Obwohl ich Teil III von ***The Values-Driven Organisation*** und ***The New Leadership Paradigm (2010)*** komplett diesem Thema gewidmet hatte, wurde mir bewusst, dass etwas fehlte. Ich musste die Ideen, die in diesen beiden Büchern enthalten waren, in die Coaching-Profession einbringen, weil so viele Führungskräfte heute Coaches einsetzen, die ihnen helfen sollen sich persönlich und beruflich zu entwickeln. Also beschloss ich, einen Begleitband zu diesen beiden Büchern speziell für Coaches zu schreiben.

Als ich ***Evolutionäres Coaching*** abschloss, wurde mir auch bewusst, dass jeder, der mit dem in diesem Buch skizzierten Ansatz in Einklang ist, noch tiefer einsteigen kann, indem er sich inhaltlich auseinandersetzt mit ***What My Soul Told Me***, das ich 2012 veröffentlicht habe.

Richard Barrett
London
7. März 2014

Anmerkungen

1. Die Befriedigung dieser Bedürfnisse ist ihre primäre Motivation.
2. Die Befriedigung dieser Bedürfnisse stellt ihre sekundäre Motivation dar.
3. Elterliche Programmierung: Wir alle erhalten von unseren Eltern in den ersten Jahren unseres Lebens bewusste und unbewusste Botschaften über unsere Stärken und Schwächen und wie wir uns verhalten sollten, um in das familiäre Umfeld zu passen. Die Überzeugungen, die wir in unserem familiären Umfeld erlernen, ist das was ich als elterliche Programmierung bezeichne.
4. Kulturelle Konditionierung: Zusätzlich zu den Überzeugungen darüber, wer wir sind und wie wir in unser Familienumfeld passen, erlernen wir auch Überzeugungen darüber, wer wir sind und wie wir in die Kultur passen, in die unsere Familie eingebettet ist. Die Überzeugungen, die wir in diesem größeren Umfeld erlernen, bezeichne ich als kulturelle Konditionierung.
5. Marc Gafni, ***Your Unique Self*** (Tucson: Integral Publishers), 2012.

TEIL I: DIE THEORIE DES EVOLUTIONÄREN COACHINGS

Teil I dieses Buches dient dazu, dem Leser einen Überblick über das Rahmenwerk des menschlichen Erwachens zu geben, das im Evolutionären Coaching verwendet wird. Es ist nicht das einzige Framework zu diesem Thema. Es gibt viele andere, und sie sind alle sehr ähnlich. Die Hauptvorteile des wertebasierten Frameworks sind: (a) Es ist einfach zu verstehen und in Beziehung zu setzen, und (b) es bietet eine Grundlage für eine einheitliche Messung.

Im Anschluss an die Einleitung, in der beschrieben wird, warum das Interesse am Coaching rasant wächst und wie sich Evolutionäres Coaching vom normalen Coaching unterscheidet, folgen sechs Kapitel, die sich mit den unterschiedlichen Blickwinkeln der Rahmenbedingungen für das menschliche Erwachen befassen.

Kapitel 2 beschreibt das Gesamtbild – die drei universellen Stufen der Evolution und wie das menschliche Erwachen in diesen Rahmen passt. Kapitel 3 erklärt die Zusammenhänge zwischen den drei universellen Stufen der Evolution und den sieben Stufen der menschlichen psychischen Entwicklung. Kapitel 4 beschreibt die Zusammenhänge zwischen den sieben Stufen der menschlichen psychischen Entwicklung und den sieben Ebenen des persönlichen Bewusstseins. Kapitel 5 erklärt, wie die Evolution des menschlichen Geistes/Hirns die Art und Weise beeinflusst, wie unser Bewusstsein funktioniert. Kapitel 6 beschreibt die Entwicklung des menschlichen Weltbildes und wie sie mit den Phasen der psychischen Entwicklung zusammenhängen. Kapitel 7 legt dar, wie die Evolution des menschlichen Geistes/Hirns und die Evolution des menschlichen Bewusstseins die Art und Weise beeinflussen, wie wir Entscheidungen treffen.

Kapitel 1: Einführung

Ein weiteres Buch über Coaching! Ist der Markt nicht bereits voll von Büchern darüber, wie man Menschen bei der Erreichung ihrer Ziele unterstützen kann? Ich stimme zu: Das ist es. Als ich bei amazon.com nach Büchern über Executive Coaching, Personal Coaching und Life Coaching suchte, fand ich mehr als 4.000 Titel. Ich fand sogar Titel wie: Life Coaching für Dummies, Coaching & Mentoring für Dummies und Performance Coaching für Dummies. Die Implikation ist, dass du, auch wenn du ein „Dummy“ bist, immer noch lernen kannst, wie man coacht.

Ich befürchte, dass auf diese Art das Konzept des Coachings immer weniger mit einer Profession zu tun hat und immer mehr zu einer Möglichkeit für Menschen wird, mit einer angemessenen Portion Intelligenz ihren Lebensunterhalt zu verdienen. Das ist die schlechte Seite. Die Verharmlosung von Coaching senkt potenziell die Messlatte des Berufs und lädt zur Mittelmäßigkeit ein. Meiner Meinung nach kann ein Coach Menschen nicht auf eine Reise durch ein Terrain führen, welches er selbst nicht kennt. Um ein effektiver Leiter zu sein, muss man nicht nur sein Thema kennen, man muss es gelebt haben. Wenn Sie ein Business Coach sind, müssen Sie über Business Bescheid wissen; wenn Sie ein Sport Coach sind, müssen Sie sich in Ihrem Sport auskennen; wenn Sie ein Leadership Coach, Executive Coach oder Life Coach sind, müssen Sie über die menschliche Entwicklung Bescheid wissen.

Die gute Seite der erhöhten Sichtbarkeit von Coaching ist, dass es legitim geworden ist, um Hilfe bei der Bewältigung unserer beruflichen und privaten Herausforderungen zu bitten: Es ist heute ok, nicht zu wissen, und es ist ok, Ihre Wahrheit zu sagen. Zu sagen, dass Sie es nicht wissen, dass Sie Hilfe brauchen; zu fragen: „Was kann ich tun?“

Vor zehn bis fünfzehn Jahren gab es nur wenige Bücher über Coaching, insbesondere nicht über Executive, Business oder Life Coaching. Das Coaching beschränkte sich in erster Linie auf Sport, Theater und Gesang (Stimmbildung). Nun scheint es, dass alle auf den Zug aufspringen. Warum ist das so? Warum wächst das Interesse an Coaching rasant? Was ist die Ursache? Vor allem wenn Sie dieses Buch gegriffen haben, fragen Sie sich vielleicht: Worum geht es beim ***Evolutionären*** Coaching? Inwiefern unterscheidet sich ***Evolutionäres*** Coaching vom normalen Coaching? Welches Problem versucht ***Evolutionäres*** Coaching zu lösen, das nicht durch normales Coaching gelöst werden kann? Lassen Sie mich versuchen, diese Fragen zu beantworten.

Warum wächst das Interesse an Coaching rasant?

Die Profession des Coachings wächst weltweit rasant, insbesondere in Asien, Südamerika und dem Mittleren Osten. Die in den letzten zwei Jahrzehnten vollzogene Globalisierung der Wirtschaft und das damit einhergehende Wirtschaftswachstum in den Entwicklungsländern hat neue Märkte und neue Geschäftsfelder eröffnet, insbesondere in den BRIC-Staaten. Dies hat zu einer stark gestiegenen Nachfrage nach kompetenten Mitarbeitern auf allen Führungsebenen geführt. Die Eigentümer dieser schnell wachsenden Unternehmen in Schwellenländern benötigen dringend effektiv arbeitende Führungskräfte und Manager, um ihre Unternehmen zu leiten. Folglich sind sie bereit, alles Notwendige dafür zu unternehmen, um ihren Mitarbeitern zu wachsen helfen und deren Management- und Führungsqualitäten zu entwickeln. Sie sehen Coaching als einen effektiven Weg nach vorne: einen Weg um zu wachsen und die Fähigkeiten weiter zu entwickeln, die ihre Organisation ausmachen.

In der westlichen Welt wächst das Coaching als Profession, nicht wegen der gestiegenen Nachfrage, sondern weil immer mehr Menschen auf allen Ebenen des Managements nach Wegen suchen, ihre Karriere zu beschleunigen. Gibt es einen besseren Weg, dies zu tun, als einen Coach zu haben, dem man vertrauen kann, der einen dabei unterstützt, eine gute Wahl und weise Entscheidungen zu treffen? Im Vergleich zu den potenziellen langfristigen Vorteilen sind die Kosten für eine solche Unterstützung vernachlässigbar.

Früher war es ein Zeichen von Misserfolg oder schwacher Leistung: Sie bekamen einen Coach, der Ihre Fehlfunktionen behebt. Auch wenn dies immer noch geschieht, stellt die Mehrheit der Menschen einen Coach ein um voranzukommen. Heutzutage wird ein Coach als Zeichen von Engagement für die Verbesserung der eigenen Leistung angesehen; er ist eine Möglichkeit, befördert und immer erfolgreicher zu werden. Das Stigma, das mit einem Coach verbunden war, gibt es nicht mehr.

Der Ridler Report 2013 [2], der Trends im Executive Coaching erforscht, untersuchte die Eigenschaften, die Klienten von ihrem Coach erwarten. Der Bericht basiert auf dem Feedback von 145 Organisationen, die Executive Coaches beschäftigen. Die beiden wichtigsten Eigenschaften, nach denen Organisationen bei den eingesetzten Coaches suchten, waren: die Fähigkeit des Coaches, das Bewusstsein des Coachees für seine tief verwurzelten Verhaltensmuster zu schärfen (83% der Antworten), und die Fähigkeit des Coaches, dem Coachee in anspruchsvoller Weise Feedback zu geben (82% der Antworten).

Verankerte Verhaltensmuster sind in der Regel auf vorprogrammierte Reaktionen (gut oder schlecht) zurückzuführen, die es jemandem ermöglichen, seine unerfüllten Bedürfnisse zu erfüllen. Sobald das Bewusstsein eines Coachees für ein tief verwurzeltes Muster geschärft ist, kann er sich Gedanken darüber machen, welche Auswirkungen das mit diesen Mustern verbundene Verhalten auf andere hat und ob diese Verhaltensweisen einschränkend oder fördernd wirken.

Um herauszufinden, durch was das tief verwurzelte Muster eines Coachees gefüttert wird, muss der Coach „unter die Oberfläche gehen". 83% der Unternehmen betrachteten die Fähigkeit, unter die Oberfläche zu gehen als einen wesentlichen Bestandteil des Erfolgs einer Coaching-Erfahrung. Das ist es, was Evolutionäres Coaching tut. Es sondiert tief unter der Oberfläche, um herauszufinden, was den Coachee motiviert – welche Bedürfnisse er in dem Stadium der Entwicklung zu befriedigen versucht, das er erreicht hat, und welche unerfüllten Bedürfnisse er in den Entwicklungsstadien hat, die er bereits durchlaufen und noch nicht bewältigt hat.

Inwiefern ist Evolutionäres Coaching anders?

Der Hauptunterschied zwischen Evolutionärem Coaching und normalem Coaching liegt nicht in den Kompetenzen und Methoden, sondern im Ansatz und im Ziel. Die Kompetenzen und Methoden, die für das Evolutionäre

Coaching benötigt werden, sind die gleichen wie bei allen anderen Formen des Coachings: eine Beziehung aufbauen, Zuhören, Erwartungen und Ziele klären, Bewertungen vermeiden, Gefühle und Überzeugungen erkennen, etc. Was den Unterschied ausmacht, ist das Verständnis für das Einbringen der psychischen Entwicklung in den Coaching-Prozess. Ohne dieses Framework wären wir nicht in der Lage, die zugrunde liegenden tiefen Bedürfnisse unserer Klienten zu verstehen.

Evolutionäres Coaching hilft Menschen zu erkennen, welches Stadium der psychischen Entwicklung sie erreicht haben, wie gut sie die von ihnen durchlaufenen Entwicklungsstufen gemeistert haben und welche Entwicklungsstufen noch zu bewältigen sind.

Das Stadium der psychischen Entwicklung, in dem Sie sich befinden, beeinflusst jeden Aspekt Ihres Lebens. Es wirkt sich auf Ihre Bedürfnisse, Ihre Werte und die Beziehungen aus, die Sie zu Ihrer Familie, Ihre Mitarbeitenden und zu allen haben, mit denen Sie sich tagtäglich austauschen. Wenn Sie verstehen, wo Sie sich in Ihrer Entwicklung befinden und welche Phase als nächstes bevorsteht, können Sie Entscheidungen treffen, die zukünftige Herausforderungen antizipieren und dadurch das Tempo Ihrer Entwicklung beschleunigen.

Wenn Sie wissen, dass sich Ihre Bedürfnisse und Werte ändern werden, während Sie wachsen und sich entwickeln, hilft es Ihnen, Ihr Leben anders zu sehen; es gibt Ihnen eine evolutionäre Perspektive. Wenn Sie wissen, dass sich Ihre Bedürfnisse in der Zukunft von denen unterscheiden werden, die Sie jetzt haben, können Sie nach Möglichkeiten suchen, die nicht nur Ihre unmittelbaren Bedürfnisse zu befriedigen, sondern auch Ihre zukünftigen.

Mit anderen Worten, anstatt nur eine einzige Brille zu haben, um die Welt zu betrachten – das Stadium der psychischen Entwicklung, das Sie erreicht haben -, können Sie einen Blick darauf werfen, wie Ihr Leben aussehen könnte, wenn Sie durch die Brille Ihrer nächsten Stufe und der nachfolgenden Entwicklungsstufen schauen.

Das Framework der psychischen Entwicklung hilft Ihnen auch zu verstehen, welche Entwicklungsstufen die Organisation, die Gemeinschaft und die

Gesellschaft, in die Sie eingebettet sind, haben. Die Entwicklungsstadien, in denen Sie sich befinden, wirken sich nicht nur auf Ihre Werte aus, sondern auch auf die Beziehungen, die Sie zu Ihren Interessengruppen (Stakeholder) unterhalten, und vor allem auf Ihre Fähigkeit, Ihre Bedürfnisse in der Entwicklungsphase, die Sie erreicht haben, zu erfüllen.

Es ist für Sie als Coach von entscheidender Bedeutung, mit den von Ihnen betreuten Personen zu erforschen, inwieweit die Kultur der Organisation, der Gemeinschaft und der Gesellschaft, in die sie eingebettet sind, sie fördert oder daran hindert, ihre Bedürfnisse zu befriedigen.

Wenn die Kulturen, in die sie eingebettet sind, sie auf ihrem Entwicklungsweg behindern, müssen Sie Ihren Klienten möglicherweise helfen, eine Exit-Strategie zu entwickeln: ihnen helfen, eine Organisation, Gemeinschaft oder Gesellschaft zu finden, die sie besser in ihrer menschlichen Entwicklung unterstützen kann.

Wenn andererseits die Kulturen, in die sie eingebettet sind, sie auf ihrem Entwicklungsweg fördern, dann sollten Sie ihnen zeigen, dass ihre beste Strategie für den Erfolg darin besteht, sich nicht auf die Befriedigung ihrer ***eigenen*** Bedürfnisse zu konzentrieren, sondern auf die Befriedigung der Bedürfnisse von Organisationen, Gemeinschaften oder der Gesellschaft, in die sie eingebettet sind. Dies erfordert eine Verschiebung des persönlichen Fokus von der Sorge um die Bedürfnisse des „Ich" hin zur Sorge um die Bedürfnisse des „Wir".

Dies scheint offensichtlich zu sein, wenn man die westliche Ehebeziehung betrachtet. Wenn Sie sich nur auf Ihre eigenen Bedürfnisse konzentrieren, werden Sie nicht sehr lange verheiratet sein. Der Fokuswechsel vom „Ich" zum „Wir" in einer Ehe ist ebenso wichtig wie der Fokuswechsel vom „Ich" zum „Wir" in einer Organisation, Gemeinschaft oder Gesellschaft.[3] Letztendlich sind die Chancen auf persönlichen Erfolg deutlich höher, wenn die Gruppe, Organisation, Gemeinschaft oder Gesellschaft, in die Sie eingebettet sind, erfolgreich ist. Die meisten Organisationen, Gemeinschaften und Gesellschaften scheitern, weil die einzelnen „Ich" ihr Wohlbefinden für wichtiger halten als das Wohl des kollektiven „Wir". Dieses Versäumnis, die Bedürfnisse des „Wir" zu berücksichtigen, ist der Hauptgrund, warum wir eine Führungskrise erleben.[4]

Mit anderen Worten, für jeden, der in einer Organisation oder einer Form von Partnerschaft arbeitet, wird das Niveau seines Erfolges maßgeblich vom Erfolg der Organisation oder Partnerschaft abhängen. Das Gleiche gilt für Familien, Gemeinschaften und Gesellschaften. Wir alle sind kulturell auf die eine oder andere Weise miteinander verbunden. Nur wenn wir uns auf das größere allgemeine Wohl konzentrieren, können wir die Voraussetzungen dafür schaffen, unseren größten persönlichen Erfolg zu erreichen.

Das Problem bei den meisten Coaching-Ansätzen ist, dass sie diese Perspektive nicht berücksichtigen. Es gibt wenig oder gar keinen Fokus auf den kulturellen Kontext, in den die Klienten eingebettet sind. Die meisten Ansätze konzentrieren sich auf die Präsentation von Themen, da sie sich auf das Eigeninteresse der gecoachten Personen beziehen. Es wird nicht viel Zeit oder Energie darauf verwendet, herauszufinden, wie Ihre Kunden den Kulturen, in die sie eingebettet sind, helfen können, erfolgreicher zu werden. Indem Sie diese Botschaft nicht vermitteln, lassen Sie Ihre Kunden im Stich, weil Sie nicht in ihrem besten Interesse handeln.

Das ist es, was ich meinte, als ich zu Beginn dieses Abschnitts sagte, dass der Hauptunterschied zwischen Evolutionärem Coaching und normalem Coaching nicht in den Kompetenzen und Methoden, sondern im Ansatz und Ziel liegt. Der Ansatz ist ***evolutionär*** und ***ganzheitlich***; das Ziel ist die ***Selbstverwirklichung*** und das ***menschliche Erwachen***. Evolutionäres Coaching bietet nicht nur einen Rahmen für die individuelle menschliche Entwicklung, es bietet auch einen Rahmen für unsere kollektive menschliche Entwicklung.

Eine Führungskrise

In ***True North***[5] sagt Bill George, Professor für Management-Praxis an der Harvard Business School und ehemaliger Geschäftsführer von Medtronic, einem weltweit führenden Medizintechnikunternehmen:

> *Wir haben heutzutage einen immensen luftleeren Raum in der Führungsetage - in Wirtschaft, Politik, Regierung, Bildung, Religion und gemeinnützigen Organisationen. Doch es mangelt nicht an Menschen mit Führungsqualitäten. Das Problem ist, dass wir eine falsche Vorstellung davon haben, was einen Leader ausmacht, angetrieben von einer Führungsbesessenheit an der Spitze.*

Diese fehlgeleitete Haltung führt oft dazu, dass die falschen Leute kritische Führungsrollen übernehmen. Als bei Enron, WorldCom, Arthur Andersen, Tyco und Dutzenden anderen Unternehmen Probleme auftauchten, trat die Schwere der Führungskrise schmerzhaft zu Tage und führte zu einem weit verbreiteten Vertrauensverlust in das Top-Management von Unternehmen.

In den letzten fünfzig Jahren haben Leadership-Forscher mehr als tausend Studien durchgeführt, um die maßgeblichen Führungsstile, Eigenschaften oder Persönlichkeitsmerkmale bedeutender Manager zu bestimmen. Keine dieser Studien hat ein klares Profil des idealen Leaders ergeben. Gott sei Dank! Wenn die Forscher einen Führungsstil im Sinne eines Plätzchen-Ausstechers entwickelt hätten, würden die Menschen immer versuchen, diesen nachzuahmen.

Die Realität ist, dass niemand authentisch sein kann, indem er versucht, wie jemand anderes zu sein. Die Menschen vertrauen dir, wenn du echt und authentisch bist, nicht eine Nachahmung von jemandem.... Du musst sein, wer du bist, nicht versuchen, jemand anderen nachzuahmen... Führungskräfte definieren sich über ihre einzigartigen Lebensgeschichten und über die Art und Weise, wie sie ihre Geschichte gestalten, um ihre Leidenschaft für und den Sinn von Führung zu entdecken.

George führt weiter aus:

Was mich beunruhigt, sind die vielen mächtigen Wirtschaftsführer, die sich dem Druck der Aktienmärkte als Dank für persönlichen Gewinn gebeugt haben. Sie haben ihren Leitstern aus den Augen verloren und ihr Unternehmen in Gefahr gebracht, indem sie sich auf Äußerlichkeiten und Beutestücke konzentrierten, anstatt ihre Organisationen langfristig aufzubauen.... Das Ergebnis war ein Vertrauensbruch bei Mitarbeitern, Kunden und Aktionären.... Im Geschäftsleben ist Vertrauen alles.

George endet mit den Worten:

Jeder erfolgreiche Unternehmer muss den Wechsel vom „Ich" zum „Wir" vollziehen.

Ich glaube, hier kommt das Evolutionäre Coaching ins Spiel. Im Evolutionären Coaching werden die Bedürfnisse und Herausforderungen des Einzelnen nicht isoliert von den Bedürfnissen des Kollektivs gesehen. Sie werden ***in Relation zu*** den Bedürfnissen und Herausforderungen der menschlichen Gruppenstrukturen behandelt, in die der Einzelne eingebettet ist. Das Evolutionäre Coaching konzentriert sich darauf, wie Einzelpersonen ihre Ziele erreichen können und unterstützt gleichzeitig die Organisation, die Gemeinschaft und die Gesellschaft, in die sie eingebettet sind, um ihre gemeinsamen Bedürfnisse und Ziele zu erfüllen. Mit anderen Worten, der Evolutionäre Coaching-Ansatz konzentriert sich nicht nur auf die psychische Evolution des Einzelnen, sondern auch darauf, inwieweit er zur psychischen Evolution der Kulturen beitragen kann, in die er eingebettet ist.

Ein neues Führungsparadigma

Ich glaube, um im 21. Jahrhundert überleben und wachsen zu können, müssen die Wirtschaft im Allgemeinen und die Unternehmen im Besonderen ein neues Führungsparadigma finden, das eher das globale Gemeinwohl als das individuelle Eigeninteresse im Blick hat. Dieses Paradigma sollte auf einer werte- und sinnorientierten Führung basieren, die nicht nur auf den Erfolg der Organisation, sondern auch auf das Wohlergehen aller Beteiligten, einschließlich Mitarbeitern, Kunden, Investoren, Partnern, Gesellschaft und Umwelt abzielt: nicht weniger als die komplette Bandbreite an Nachhaltigkeit.[6]

Im Laufe des letzten Jahrhunderts hat sich die Wirtschaft zur mächtigsten Institution der Welt entwickelt. Sie ist bei weitem einflussreicher als die Vereinten Nationen (UNO), die Weltbank und der Internationale Währungsfonds (IWF) zusammengenommen. Um zu überleben und zu wachsen, ist es wichtig anzuerkennen, dass – egal in welcher Gesellschaft – die dominante Institution die Verantwortung für das Ganze übernimmt.

Das eigentliche Problem mit den Führungskräften ist nicht ihr kurzsichtiger Fokus auf Gewinne: Das eigentliche Problem ist, womit sie sich identifizieren. Sie sehen sich und ihr Unternehmen als irgendwie magisch vom Rest der Gesellschaft getrennt. Sie sehen sich selbst oder ihre Unternehmen nicht als Teil des globalen Kollektivs, das wir Menschheit nennen. Sie sehen die Erde als eine unendliche Ressource, die nach Belieben geplündert werden kann. Für sie ist der Planet nur ein wirtschaftlicher externer Effekt, kein Lebenserhaltungssystem.

Sie denken, dass sie nur eine Verantwortung gegenüber ihren Aktionären haben. Sie sehen ihre Aktionäre auch als irgendwie magisch von der Gesellschaft getrennt. Es ist, als ob unsere Führungskräfte nicht mit der Realität vertraut wären. Sie führen eine schizophrene Existenz.

Wenn sie zu Hause sind, sind sie besorgt über ihre lokale Umgebung: Sie wollen in einer schönen, sauberen Umgebung leben. Sie sind besorgt über die Zukunft ihrer Enkelkinder: Sie wollen, dass sie in einer besseren Welt leben. Sie sind besorgt um die ökologische Vielfalt: Sie wollen in die Wildnis oder in Naturschutzgebiete fahren. Sie sind sogar in der Lage Anliegen zu unterstützen, in denen es um soziale Ungerechtigkeiten geht, die in Ländern auf der ganzen Welt existieren.

Wenn sie zur Arbeit gehen, ist es, als ob sie einen ganz anderen Planeten betreten. Sie scheinen zu leugnen, dass es diese Probleme gibt, oder sie sehen sie als Hindernisse für ihren Erfolg. Sie sehen im Glücksspiel-Casino der Börse ihren Weg zum Selbstwertgefühl. Der Aktienkurs ihres Unternehmens und der von ihnen angesammelte Reichtum werden zu Ersatzgrößen ihres Selbstwertes. Sie werden vollständig von ihrem persönlichen Eigeninteresse getrieben – sie werden süchtig nach dem Bedürfnis ihres Egos nach Erfolg.

In ***Befreiung der Corporate Soul***[7] und in **Values-Driven Organisation**[8] habe ich argumentiert, dass aufgeklärte Führungskräfte wissen, dass sie nur dann starke positive Ergebnisse erzielen können, wenn sie sich um das Gemeinwohl kümmern. Aufgeklärte Führungskräfte haben gelernt, dass es gut für das Ergebnis ist, sich um Mitarbeiter, Kunden und die lokale Gemeinschaft zu kümmern. Sie haben auch in den letzten Jahrzehnten des 20. Jahrhunderts gelernt, dass es auf eigenes Risiko und eigene Gefahr geht, wenn sie die höhere soziale Verantwortung ihres Unternehmens etwa für Umweltschutz, soziale Gerechtigkeit und ökologische Vielfalt ignorieren. Leider ist diese Botschaft in der Wirtschaft noch lange nicht überall angekommen und in unseren Business Schools kaum verbreitet.

Aufgeklärte Geschäftsleute erkennen, dass Ethik und Werte gut für die Wirtschaft sind. Wer Sie sind und wofür Sie stehen, ist genauso wichtig geworden wie die Qualität der Waren und Dienstleistungen, die Sie verkaufen Unternehmen, die wissentlich verunreinigte oder gefährliche Produkte zulassen, leiden weitaus mehr als solche, die sofortige Abhilfe schaffen. In den letzten zwei Jahrzehnten hat das Unvermögen, eine werteorientierte oder ethische Führung zu übernehmen, zum Niedergang vieler Großunternehmen und zu sinkenden Aktionärsrenditen geführt. Die Ereignisse bei Enron, WorldCom, Parmalat, Siemens, Bear Sterns, RBS, Northern Rock und Lehman Brothers belegen diese Tatsache.

In all diesen Fällen wurden Milliarden von Dollar an Shareholder Value und Pensionsplänen über Nacht durch das Handeln von Führungskräften vernichtet, die nicht über ihr persönliches Eigeninteresse hinausschauen konnten. Die Leiter dieser Organisationen wurden so sehr vom Glamour des persönlichen Erfolgs verführt oder von dem Bedürfnis ihres Egos nach Erfolg verzehrt, dass es ihr Urteilsvermögen für das, was gute Geschäfte ausmacht, ernsthaft beeinträchtigte. Sie konnten nicht erkennen, dass ihre Strategien für den Geschäftserfolg auf Strategien ethischen und moralischen Scheiterns basierten. Diese Manager operierten unter dem alten Führungsparadigma, bei dem ihre persönlichen kurzfristigen Eigeninteressen Vorrang haben durften vor den langfristigen Interessen des Gemeinwohls.

Viele von ihnen unterschätzten die Fähigkeit der Zivilgesellschaft, die öffentliche Meinung zu mobilisieren und damit ihren Ruf und ihr Unternehmen zu zerstören. Die mit dem Internet verbundene Welt macht das Geschehen auf allen Ebenen der Gesellschaft immer transparenter. Es gibt keinen Ort mehr, an dem man sich verstecken kann. Die Gesellschaft wird hoch wachsam gegenüber ihrem Führungspersonal. Die Massen fordern, dass ihre Leader verantwortlicher werden und mit mehr Selbstregulierung arbeiten. In Zukunft werden nur noch Führungskräfte, die ein Höchstmaß an ethischem Verhalten anstreben, als Hüter von Aktionärsbeteiligungen oder als Träger politischer Macht angesehen.

In ***Aufbau einer wertegetriebenen Organisation***[9], habe ich gezeigt, wie kulturelles Kapital zur neuen Grenze des Wettbewerbsvorteils geworden ist und dass die Kultur einer Organisation ein Spiegel der Werte (Bewusstseinsebenen) der Führungskräfte ist. Wenn man diese beiden Fakten gegenüberstellt, wird deutlich, dass die Werte der Führungskräfte für den Erfolg eines Unternehmens von größter Bedeutung sind.

Die Werte der Führungskräfte bestimmen die Kultur des Unternehmens, und die Kultur des Unternehmens bestimmt seinen Wettbewerbsvorteil. In ***The Values-driven Organisation***[10] habe ich gezeigt, dass werte- und sinnorientierte Organisationen die erfolgreichsten Organisationen auf der Welt sind, weil sie nicht nur die Bedürfnisse ihrer externen Interessengruppen, sondern auch die Bedürfnisse ihrer Mitarbeiter auf allen Ebenen der psychischen Entwicklung berücksichtigen.

In Zukunft werden werteorientierte Führungskräfte, die sich für die Ziele der Gesellschaft einsetzen, auf ganz natürliche Art an die Spitze kommen, einfach weil sie die erfolgreichsten Führungskräfte sein werden. Das sind die Führungskräfte, die wir entwickeln müssen. Evolutionäres Coaching in Kombination mit Programmen zur Führungskräfteentwicklung auf der Grundlage des neuen Führungsparadigmas[11] ist der Weg, wie wir dies erreichen können.

Ich glaube, dass ein evolutionärer Mechanismus in Gang gekommen ist, der wertegetriebene, ethische Führung fördert und unterstützt und Ego-getriebene, ichbezogene Führung abstraft. Dieser Mechanismus wird angetrieben durch die sich entfaltenden Werte der Gesellschaft und die immer größere Transparenz des Internets. Ich werde im folgenden Kapitel zeigen, dass dieser Evolutionsmechanismus, der das Gemeinwohl fördert und Eigeninteresse bestraft, während der gesamten Evolution, seit Anbeginn der Welt, präsent war.

Zusammenfassung

Hauptpunkte dieses Kapitels:

1. In den letzten zwei Jahrzehnten kam es zu einem explosionsartigen Anstieg im Coaching-Sektor.
2. Der Hauptunterschied zwischen Evolutionärem Coaching und normalem Coaching liegt in seinem Ansatz und Ziel.

3. Der Ansatz ist evolutionär und ganzheitlich; das Ziel ist die Selbstverwirklichung und das menschliche Erwachen.
4. Um im 21. Jahrhundert zu überleben und zu wachsen, brauchen wir ein neues Führungsparadigma.
5. Es gibt einen evolutionären Mechanismus, der werteorientierte, ethische Führung fördert und unterstützt und Ego-getriebene, ichbezogene Führung abstraft.

Im nächsten Kapitel werde ich die drei universellen Stufen der Evolution beschreiben und erklären, wie sie uns beim Aufbau einer nachhaltigen Zukunft für die Menschheit leiten können.

Notizen

1. BRIC ist ein Akronym für die Länder Brasilien, Russland, Indien und China, die sich alle in einem ähnlichen Stadium in ihrer jüngst gestarteten wirtschaftlichen Entwicklung befinden.
2. Ridler Report 2013, ***Trends in der Anwendung von Executive Coaching***, Ridler & Co.
3. Richard Barrett, ***The New Leadership Paradigm*** (Bath: Fulfilling Books), 2010, S. 8-10.
4. Richard Barrett, ***The New Leadership Paradigm*** (Bath: Fulfilling Books), 2010, S. 7.
5. Bill George, ***True North: Entdecken Sie Ihre authentische Führungsrolle*** (San Francisco: Jossey-Bass), 2007.
6. John Mackey und Raj Sisodia, ***Conscious Capitalism*** (Boston: Harvard Business Review Press), 2013.
7. Richard Barrett, ***Liberating the Corporate Soul: Aufbau einer visionären Organisation*** (Boston: Butterworth-Heinemann, 1998.
8. Richard Barrett, ***The Values-Driven Organisation: Freisetzung von Humanpotentialen für Leistung und Gewinn*** (London: Routledge), 2013.
9. Richard Barrett, ***Aufbau einer wertegetriebenen Organisation: A Whole System Approach to Cultural Transformation*** (Boston: Butterworth-Heinemann), 2006.
10. Richard Barrett, ***The Values-Driven Organisation: Freisetzung von Humanpotentialen für Leistung und Gewinn*** (London: Routledge), 2013.
11. Richard Barrett, ***The New Leadership Paradigm*** (Bath: Fulfilling Books), 2010.

Kapitel 2: Evolution verstehen

Nach Ansicht der Wissenschaftler stammt alles, was in unserem Universum existiert, aus dem Urknall, der vor etwa vierzehn Milliarden Jahren stattfand. Danach ging es nur noch um Evolution: die Evolution von Energie in Materie, Materie in lebende Organismen und lebende Organismen in Geschöpfe. Eines dieser Geschöpfe - der Homo sapiens - ist nun daran beteiligt, den Staffelstab der Evolution auf die nächste Ebene zu tragen.

Wenn ich sage, dass alles im Universum vor vierzehn Milliarden Jahren seinen Ursprung nahm, meine ich buchstäblich alles, nicht nur die physische Welt der Atome, Zellen, Geschöpfe und des Homo sapiens, sondern auch die Welt der Instinkte, Gedanken, Gefühle, Überzeugungen und Werte. Tatsächlich hätte die Evolution nicht stattfinden können, wenn sich die inneren Bereiche - die Fähigkeiten des Geistes - nicht parallel zu den äußeren Bereichen - den Fähigkeiten des Gehirns - entwickelt hätten.

Aus evolutionärer Sicht stellen die modernen Disziplinen der Physik, Chemie, Biologie, Psychologie und Soziologie, wenn sie in dieser Reihenfolge genannt werden, die chronologische Ordnung der verschiedenen Stufen der Evolution dar.

Die Physik gibt uns Einblicke in die Quantenrealität des Energiefeldes, das unmittelbar nach dem Urknall entstand und schließlich zur Bildung von Elektronen, Neutronen und Protonen führte. Die Chemie gibt uns Einblicke in die Evolution der atomaren Welt und die komplexen Molekularstrukturen, die zur Entstehung der ersten Zellen führten. Die Biologie gibt uns Einblicke in die Evolution von Zellen und komplexen Organismen, die zur Entstehung der ersten Geschöpfe geführt haben. Die Psychologie/Soziologie gibt uns Einblicke in die persönliche und kulturelle Entwicklung eines dieser Geschöpfe - dem Homo sapiens.

Jede Entität (Teilchen, Atome, Zellen, Menschen), die in diesen Disziplinen untersucht wird, repräsentiert nicht nur ein bestimmtes Stadium der Evolution, sondern auch eine bestimmte Skala und Ebene des Seins - die energetische

Ebene, die atomare Ebene, die zelluläre Ebene und die Ebene der Geschöpfe (einschließlich des Homo sapiens).

Aus evolutionärer Sicht ist das Wichtigste, dass jede Ebene des Seins eine stabile Plattform bildet für das Entstehen und die anschließende Entwicklung der nächsten Ebene. Wenn ein Wesen auf einer bestimmten Ebene des Seins nicht in der Lage ist, sich in seinen Lebensverhältnissen einzurichten - seine innere Stabilität und sein äußeres Gleichgewicht zu regeln -, dann werden alle Versuche, zu wachsen und sich durch den Aufbau einer Gruppenstruktur zu entwickeln, scheitern.

Die innere Stabilität und das äußere Gleichgewicht herzustellen ist die universelle Voraussetzung für evolutionären Fortschritt. Dies gilt für die physische Evolution ebenso wie für die psychische Evolution. Auf diesen Punkt werden wir im Laufe dieses Buches mehrfach zurückkommen.

Was das Leben auf der Erde betrifft, so schreitet die Evolution voran, indem die Atome lernten, lebensfähig und unabhängig zu werden (innere Stabilität und äußeres Gleichgewicht in ihren Lebensverhältnissen zu etablieren) und sich dann zu Molekülen zusammenschlossen, die sich wiederum ihrerseits zu komplexen Molekülen und Zellen zusammenfanden. Nachdem die Zellen gelernt hatten, lebensfähig und unabhängig zu werden, verbanden sie sich zu Organismen, und die Organismen arbeiteten zusammen, um komplexe Organismen und Geschöpfe zu bilden. Eines dieser Geschöpfe - der Homo sapiens - lernt jetzt, wie man lebensfähig und unabhängig wird (innere Stabilität und äußeres Gleichgewicht herstellt), wie man sich mit anderen Mitgliedern der Spezies zu Clans, Stämmen, Stadtstaaten und Nationen verbindet, und Nationen lernen, wie man miteinander kooperiert, um regionale Einheiten höherer Ordnung wie die Europäische Union und globale Einheiten wie die Vereinten Nationen zu schaffen.[1] Die Entitäten und Gruppenstrukturen, die die verschiedenen Ebenen des Seins gebildet haben, sind in Tabelle 2.1 dargestellt.

Tabelle 2.1 Entwicklungsstufen

Ebenen des Seins	**Gruppenstrukturen**
Menschlichkeit	Noch nicht definiert
Geschöpfe (Homo sapiens)	Regionale Gruppen und globale Gruppierung
	Clans, Stämme, Stadtstaaten, Nationen
	Menschen
Zelluläre Ebene (Eukaryotische Zelle)	Komplexe Organismen
	Organismen
	Zellen
Atomebene (Kohlenstoffatom)	Komplexe Moleküle
	Moleküle
	Atome
Energetische Ebene: Quantenrealität	

Der Erfolg dieses evolutionären Bestrebens und unsere Fähigkeit, die nächste Ebene des Seins zu schaffen - die Ebene der Menschheit - hängen grundlegend vom menschlichen Erwachen ab. Ohne eine vollständige menschliche Entwicklung werden wir nicht in der Lage sein, Gruppenstrukturen zu schaffen, die stabil genug sind (mit ausreichender innerer Stabilität und äußerem Gleichgewicht), um die Menschheit auf einer neuen Ebene des Seins zu etablieren.

Basierend auf der obigen Erklärung sehen wir, dass jede Ebene des Seins in drei Entwicklungsstufen unterteilt werden kann, die sich in ihrer Skalierung und Komplexität unterscheiden: die Ebene des Seins einer individuellen Entität; die Ebene des Seins der Gruppenstrukturen, die aus dieser Entität bestehen; und die Ebene des Seins der Gruppen von Gruppenstrukturen, von denen sich einige zu der individuellen Entität entwickeln, die zum Ausgangspunkt für eine neue Ebene des Seins wird.

Ich nenne diese evolutionäre Progression „die drei universellen Stufen der Evolution". Die höheren Ebenen des Seins sind in ihrer Existenz vollkommen abhängig von den niedrigeren Ebenen des Seins. Wenn zu irgendeinem Moment der Evolution die unteren Ebenen des Seins nicht in der Lage sind, ihre innere Stabilität und ihr äußeres Gleichgewicht zu wahren, dann werden die höheren Ebenen des Seins, die in ihrer Existenz von ihnen abhängen, zusammenbrechen.

Wenn Sie also aus individueller oder kollektiver menschlicher Sicht die unteren Stufen der psychischen Entwicklung nicht meistern können, werden Sie sich oder Ihre Gruppenstruktur in den höheren Entwicklungsstufen nicht erfolgreich etablieren können.

Wir können die drei universellen Stufen der Evolution wie folgt beschreiben:

Stufe 1: Lebensfähig und unabhängig werden

Um zu überleben, muss die grundlegende Einheit auf jeder Existenzebene (Atom, Zelle und Geschöpf (Homo sapiens)) lernen, in ihrem Existenzrahmen lebensfähig und unabhängig zu werden (in der Lage sein, die innere Stabilität und das äußere Gleichgewicht zu halten). Wenn die grundlegende Einheit nicht lernen kann, wie man das macht, wird sie untergehen – sie wird aufhören zu existieren und sich auf einer niedrigeren Existenzebene in ihre Bestandteile auflösen. Das passiert mit unserem Körper, wenn wir sterben: Unsere physischen Bestandteile zerfallen in niedrigere Existenzebenen.

Stufe 2: Verbindung und Bildung einer Gruppenstruktur

Wenn die Rahmenbedingungen einzelner Einheiten komplexer oder „lebensbedrohlich" werden,[2] ist die nachhaltigste „evolutionäre" Antwort, die sie geben können, die Verbindung zu einer Gruppenstruktur. Verbindung erhöht die Widerstandsfähigkeit aller Einheiten, die Teil der Gruppenstruktur sind. Damit dies geschehen kann, müssen die Einheiten, die Teil der Gruppenstruktur sind, lernen, zum Wohle des Ganzen zusammenzuarbeiten. Mit anderen Worten, jede Einheit muss sich von einem Fokus auf „Ich" zu einem Fokus auf „Wir" verlagern, und die Gruppenstruktur als Ganzes muss lernen, wie man intern stabil wird und einen Zustand des externen Gleichgewichts mit anderen Gruppenstrukturen in ihrem Existenzrahmen aufrechterhält.

Sobald einzelne Einheiten ein hohes Maß an innerer Kohäsion durch Erhöhung ihrer Fähigkeit zur einheitlichen Entscheidungsfindung entwickelt haben –

und sich eine Gruppenstruktur gebildet hat, hängt die Überlebensfähigkeit einzelner Einheiten in dieser Struktur von der Fähigkeit der Gruppenstruktur ab, zu überleben und zu gedeihen. Jede Entität in der Gruppenstruktur muss sich mit derselben identifizieren und für deren Gemeinwohl arbeiten, wenn die Gruppenstruktur ihre interne Stabilität und ihr externes Gleichgewicht aufrechterhalten soll.

Auf das Geschäftsleben bezogen heißt dass, Unternehmen, die es versäumen, die Bedürfnisse der Konzernstruktur über ihre eigenen Bedürfnisse zu stellen, bedrohen nicht nur das Überleben der Konzernstruktur, sondern auch ihr eigenes Überleben und das Überleben jedes Unternehmens, das Teil der Konzernstruktur ist.

Mit anderen Worten, wenn einzelne Einheiten in einer Konzernstruktur zu sehr auf ihr persönliches „Eigeninteresse“ und nicht auf das Wohl des Ganzen ausgerichtet sind, kann die Lebensfähigkeit der Konzernstruktur beeinträchtigt werden.

Wenn dieses Eigeninteresse nicht zum Thema gemacht wird und wachsen darf, wird die Gruppenstruktur zunehmend dysfunktional.

Das ist es, was eine wachsende Krebszelle so gefährlich macht. Der Fokus der Krebszelle auf ihr Eigeninteresse und nicht auf das Wohl des Ganzen gefährdet schließlich die Fähigkeit des Körpers, seine innere Stabilität zu erhalten.

In menschlichen Gruppenstrukturen schafft die Fokussierung des Einzelnen auf sein persönliches Eigeninteresse und nicht auf das Gruppeninteresse die sogenannte kulturelle Entropie – eine Form der inneren Dysfunktion, bei der die Bedürfnisse des Einzelnen Vorrang vor den Bedürfnissen des Ganzen haben. Wenn die kulturelle Entropie ein kritisches Niveau erreicht hat, verliert die Gruppenstruktur ihren inneren Zusammenhalt, bricht zusammen und zerfällt in ihre Bestandteile.

Stufe 3: Zusammenarbeit zur Bildung einer übergeordneten Einheit

Wenn die Rahmenbedingungen einer Gruppenstruktur komplexer oder „lebensbedrohlich“ werden, tendieren diese Strukturen zur Zusammenarbeit mit anderen Gruppenstrukturen zu einer übergeordneten Einheit, was die Widerstandsfähigkeit aller Gruppenstrukturen und jeder einzelnen Einheit in jeder Gruppenstruktur erhöht.

Damit dies geschehen kann, muss jede Einheit und jede Gruppenstruktur in der übergeordneten Einheit zum Wohle des Ganzen zusammenarbeiten. Mit anderen Worten, die Entität höherer Ordnung muss intern stabil werden. Sie muss auch in der Lage sein, in ihrem Existenzbereich einen Zustand des äußeren Gleichgewichts aufrechtzuerhalten, wenn sie sich als lebensfähige Einheit auf einer neuen Seinsebene etablieren will.

Sobald eine Entität höherer Ordnung einen hohen Grad an innerem Zusammenhalt - die Fähigkeit zur einheitlichen Entscheidungsfindung - entwickelt hat, wird das Überleben und Wachsen der in ihr enthaltenen Gruppenstrukturen von der Fähigkeit der Entität höherer Ordnung zu überleben und zu wachsen abhängen. So können beispielsweise die Organe in unserem Körper (Gruppenstrukturen) nur dann „überleben und gedeihen", wenn wir überleben und gedeihen können.

Gruppenstrukturen, die es nicht schaffen, die Bedürfnisse der Entität höherer Ordnung über ihre eigenen Bedürfnisse zu stellen, bedrohen nicht nur das Überleben der Entität höherer Ordnung, sondern auch ihr eigenes Überleben und das Überleben jeder anderen Gruppenstruktur, die Mitglied der Entität höherer Ordnung ist, sowie jeder einzelnen Entität in jeder Gruppenstruktur. Stellen Sie sich für einen Moment vor, was passieren würde, wenn die Organe Ihres Körpers sich entscheiden würden, miteinander zu konkurrieren (Fokus auf ihr Eigeninteresse), anstatt zusammenzuarbeiten (Fokus auf das Wohl des Ganzen). Sie würden bald krank werden, weil die innere Stabilität Ihres Körpers beeinträchtigt wäre.

Wann immer das Eigeninteresse nicht angegangen oder korrigiert wird, sei es auf Einzel- oder Gruppenebene, wird die Stabilität der Entität höherer Ordnung beeinträchtigt.

In jeder Phase der Evolution entwickelten die erfolgreichsten Gruppen-Strukturen immer ein hohes Maß an innerem Zusammenhalt (kollektive Entscheidungsfindung) und ein niedriges Maß an kultureller Entropie.

Indem sie die Energiemenge minimieren, die sie für die Aufrechterhaltung der inneren Stabilität aufwenden, maximieren sie die Energiemenge, die ihnen für die Aufrechterhaltung des äußeren Gleichgewichts zur Verfügung steht – Kommunikation und Zusammenarbeit mit anderen Gruppenstrukturen, um die Widerstandsfähigkeit des Ganzen zu erhöhen.

Bindung und Zusammenarbeit

Es ist interessant festzustellen, dass es im Laufe der Evolution, unter all den verschiedenen Arten von Wesenheiten, die auf jeder Ebene des Seins existieren, immer nur eine gab, die zur Plattform für die nächste Evolutionsstufe wurde. Auf der Atomebene war es das ***Kohlenstoffatom***. Auf der Zellebene war es die ***eukaryotische Zelle***. Jetzt, auf der Ebene der Geschöpfe, ist es der ***Homo sapiens***.

Wenn Sie sich fragen: „Welche Eigenschaften haben diese speziellen Einheiten (Kohlenstoffatom, eukaryotische Zelle und Homo sapiens) befähigt, Plattform für die nächste Stufe der Evolution zu werden". so werden Sie ein Muster sehen. Die Antwort auf die Frage „Welche Eigenschaften kennzeichnet diese Einheiten?" ist ganz einfach: ***die Fähigkeit, sich zu verbinden und zu kooperieren***. Diese Fähigkeiten sind der Schlüssel, der innere Stabilität und äußeres Gleichgewicht ermöglicht. Ohne sie kann es keinen inneren Zusammenhalt geben.

Kohlenstoffatom

Das ***Kohlenstoffatom*** ist das stabilste aller Elemente, da es vier Elektronen für die kovalente Bindung zur Verfügung hat. Bei der kovalenten Bindung werden Elektronen von zwei Atomen ***geteilt,*** das heißt ***gemeinsam benutzt***. Aufgrund seiner erstaunlichen Neigung zur Bindung konnte der Kohlenstoff dauerhafte komplexe Moleküle bilden. Kohlenstoff ist nach Sauerstoff das zweithäufigste Element im menschlichen Körper und nach Wasserstoff, Helium und Sauerstoff das vierthäufigste Element im Universum. Es gibt mehr Kohlenstoffverbindungen als alle anderen Elemente zusammen. Kohlenstoffatome bilden die chemische Grundlage für fast alle dem Menschen bekannten Lebensformen.

Eukaryotische Zelle

Die eukaryotische Zelle unterscheidet sich von ihrem evolutionären Vorgänger, der prokaryotischen Zelle, durch ihre innere Struktur und ihre Fähigkeit, Verbände gemeinsamen Bewusstseins zu bilden. Im Gegensatz zur prokaryotischen Zelle, deren „Organellen" sich auf der Zellmembran befinden, hat die eukaryotische Zelle interne „Organellen" (jede Organelle ist eine spezialisierte prokaryotische Zelle). Dadurch konnte die Zellmembran der eukaryotischen Zelle an Größe gewinnen und komplexere Kommunikationssysteme entwickeln als die prokaryotische Zelle. Dadurch ist das Eukaryo-nukleotid in der Lage, sich mit anderen eukaryontischen Zellen zu verbinden und zusammenzuarbeiten, um Organismen und spezialisierte physiologische Strukturen wie Muskeln, Knochen und Organe aufzubauen. Eukaryotische Zellen sind die zelluläre Grundlage allen Lebens.

Homo sapiens

Der Homo sapiens ist potenziell das dritte Glied in der Evolutionskette und hat eine größere Neigung zur Bindung und Zusammenarbeit als jedes andere Lebewesen, einschließlich seiner inzwischen ausgestorbenen Cousins Homo erectus und Homo neanderthalensis. Wissenschaftler glauben, dass der Grund, warum der Homo sapiens über alle anderen Mitglieder der Gattung Homo triumphierte, auf seine überlegenen intellektuellen Fähigkeiten und insbesondere auf die Fähigkeit zur Kommunikation durch Sprache zurückzuführen ist. Kommunikation war der Schlüssel für Verbindung und Zusammenarbeit.

Basierend auf der Theorie der universellen Evolutionsstufen können wir zu dem Schluss kommen, dass die Evolution nur dann weiter voranschreiten wird, wenn wir als Angehörige der Spezies Homo sapiens lernen, uns miteinander zu verbinden und so menschliche Gruppenstrukturen zu schaffen, die zusammen an der Lösung der Menschheitsprobleme arbeiten.

Mit anderen Worten, Evolution geschieht nicht durch Starksein, sondern durch Stabilität und Integration. Es gibt einen klaren evolutionären Vorteil, wenn man in der Lage ist, sein Bewusstsein (sein Selbst- oder Selbstidentitätsgefühl) zu erweitern und andere mit einzubeziehen.

Diese Idee wird durch neueste wissenschaftliche Erkenntnisse untermauert. Anhand der Spieltheorie fanden zwei Evolutionsbiologen heraus, dass „***die Evolution dich bestrafen wird, wenn du egoistisch und gemein bist. Für kurze Zeit und gegen eine bestimmte Gruppe von Gegnern können einige egoistische Organismen nach vorne kommen. Aber Egoismus ist nicht evolutionär nachhaltig.***„[3]

Diese Entdeckung hat erhebliche Auswirkungen auf unsere persönliche psychische Entwicklung und die kulturelle Entwicklung der Spezies. Wenn wir uns weiterentwickeln wollen, ist es von entscheidender Bedeutung, dass wir lernen, wie man sich mit anderen verbindet und zusammenarbeitet, nicht nur in schwierigen, sondern auch in guten Zeiten. Um zu überleben und erfolgreich zu sein, müssen wir uns auf die Interessen der Gruppenstrukturen konzentrieren, in die wir eingebettet sind, und nicht auf unser persönliches Eigeninteresse.

In gleicher Weise müssen die Gruppenstrukturen, in die wir eingebettet sind, lernen, sich mit anderen Gruppenstrukturen zu verbinden und zu kooperieren, wenn wir wollen, dass sie sich weiterentwickeln. Wir müssen uns von der Konzentration auf unser persönliches Eigeninteresse wegbewegen in Richtung auf die Interessen der Gruppenstrukturen, denen wir angehören, und diese Gruppenstrukturen müssen sich von der Konzentration auf ihr Eigeninteresse in Richtung Interesse des größeren Gemeinwohls verlagern.

Diese Botschaft ist in der heutigen Zeit für uns alle von entscheidender Bedeutung, denn die Probleme der Existenz, mit denen wir konfrontiert sind, sind global, aber die Strukturen der Regierungsführung, mit denen wir sie behandeln, sind in erster Linie national. Wir werden unsere Existenzprobleme nicht lösen, wenn wir nicht unser Eigeninteresse aufgeben und uns auf das Wohl des Ganzen konzentrieren.

Wir müssen eine neue Generation von Führungskräften entwickeln, die erkennen, dass ihr Eigeninteresse und das Eigeninteresse der Organisationen, Gemeinschaften und Nationen, die sie leiten, ist Teil eines größeren Ganzen und dass sie durch die Fokussierung auf die Evolution ihres eigenen Bewusstseins nicht nur ihr eigenes Potential realisieren, sondern auch zur Evolution des Bewusstseins unserer Spezies beitragen.

Ihre Aufgabe als Evolutionärer Coach ist es, die Entstehung des Konzepts ***Menschlichkeit*** zu fördern, indem Sie Ihren Klienten helfen, ihre psychische Entwicklung zu beschleunigen. Um dies zu tun, müssen Sie ein tiefes Verständnis von den Phasen der menschlichen psychischen Entwicklung haben.

Zusammenfassung

Im Folgenden die Hauptpunkte dieses Kapitels:

1. Die Herstellung von innerer Stabilität und äußerem Gleichgewicht sind die universellen Voraussetzungen für evolutionären Fortschritt.
2. Die Evolution schreitet nicht durch Starksein, sondern durch Stabilität und Integration voran. Es gibt einen klaren evolutionären Vorteil, wenn man in der Lage ist, sein Bewusstsein zu erweitern und andere mit einzubeziehen.
3. Egoismus ist evolutionär nicht nachhaltig.
4. Wir werden die Probleme unserer Existenz nur lösen, wenn wir unser Eigeninteresse ablegen und uns auf das Wohl des Ganzen konzentrieren.

Im nächsten Kapitel werde ich die sieben Phasen der humanpsychischen Entwicklung beschreiben und zeigen, wie sie sich auf die drei universellen Stufen der Evolution beziehen.

Notizen

1. Richard Barrett, ***Love, Fear and the Destiny of Nations*** (Bath: Fulfilling Books), 2011.
2. Lebensgefährlich bedeutet, die Fähigkeit des Unternehmens oder der Gruppen Struktur, die innere Stabilität und das äußere Gleichgewicht zu erhalten, in Frage zu stellen.
3. Artikel, Nature Communications, ***Evolutionary instability in zero-determinant strategies demonstrates that winning is not everything,*** von Christoph Adami und Arend Hintze, veröffentlicht am 1. August 2013. Siehe www.nature.com/ncomms/2013/130801/ncomms3193/pdf/ncomms3193.pdf. Beacon Centre for the study of evolution in action.

Kapitel 3: Psychische Entwicklung verstehen

Aus psychologischer Sicht wächst und entfaltet sich jeder Mensch auf der Erde in gleicher Weise. Wir beginnen damit zu lernen, wie wir unsere Grundbedürfnisse (physisch und emotional) bewältigen können, und dann, je nachdem wie erfolgreich wir waren, verlagern wir unseren Fokus allmählich darauf zu lernen, wie wir unsere Wachstumsbedürfnisse (mental und spirituell) meistern können.

Aufgrund von Armut oder kulturellen und politischen Umständen kann die Mehrheit der Menschen auf der Welt ihre Wachstumsbedürfnisse nicht erforschen. Sie verbringen entweder ihr ganzes Leben damit, für ihr Überleben zu arbeiten, oder sie leben in repressiven politischen oder religiösen Regimen, die Menschen daran hindern, ihre Individualität und Wachstumsbedürfnisse höherer Ordnung zu erkunden.

Dies ist einer der größten evolutionären Vorteile, die die moderne wirtschaftliche Entwicklung der Welt gebracht hat: Durch die Linderung von Armut und die Einführung von demokratischen Führungsstrukturen war es der Masse möglich, ihre Grundbedürfnisse zu befriedigen und Bildungsmöglichkeiten zu nutzen, die einen Anreiz boten, ihre Wachstumsbedürfnisse zu verfolgen. Vor der Neuzeit war das einer Elite – aus Reichtum und gesellschaftlicher Stellung – vorbehalten.

Um Ihre Wachstumsbedürfnisse voll und ganz zu erfüllen, müssen Sie bereit sein, sowohl die Werte und Überzeugungen, die Sie von Ihren Eltern übernommen haben, loszulassen als auch die Kultur, in der Sie aufgewachsen sind und die Ihnen nicht mehr dient oder sich nicht mit dem deckt, was Sie wirklich sind. Sie müssen anfangen, die Werte und Überzeugungen anzunehmen, die mit Ihrem einzigartigen Selbst resonieren und reflektieren, wer Sie wirklich sind.

Bevor ich auf die sieben Phasen der psychischen Entwicklung eingehe, halte ich es für wichtig, ein eindeutiges Verständnis dafür zu entwickeln, was ein Grundbedürfnis und was ein Wachstumsbedürfnis ist.

Grundbedürfnisse

Ein Grundbedürfnis ist etwas, das wichtig ist zu bekommen, zu haben oder zu erleben, um sich physisch und emotional sicher im eigenen Lebensumfeld zu fühlen. Abraham Maslow bezeichnete diese Grundbedürfnisse als „Mangelbedürfnisse". Wir haben drei Arten von Mangel – Überlebens- und Sicherheitsbedürfnisse, Beziehungs- oder Zugehörigkeitsbedürfnisse sowie Bestätigungs- und Anerkennungsbedürfnisse.

Sie sind besorgt und ängstlich, wenn Sie nicht in der Lage sind, diese Bedürfnisse zu befriedigen, aber sobald sie erfüllt sind, schenken Sie ihnen nicht mehr viel Aufmerksamkeit. Der Grund, aus dem Sie besorgt oder ängstlich sind, wenn diese Bedürfnisse nicht erfüllt werden, ist, dass sie für Ihr physiologisches und psychisches Wohlbefinden unerlässlich sind. Wenn Sie nicht in der Lage sind, diese Bedürfnisse zu erfüllen, wird Ihr Ego nicht in der Lage sein, ein Gefühl emotionaler innerer Stabilität und äußeren Gleichgewichts zu erlangen.

Wenn Umstände auftreten, die es Ihnen ermöglichen, ein Mangelbedürfnis zu befriedigen, werden Sie ein gesteigertes Glücksempfinden haben – eine vorübergehende Befreiung von Angst und Schrecken. Das Glück verflüchtigt sich normalerweise schnell, sobald sich Ihr Verstand wieder auf die Suche nach Möglichkeiten begibt, weitere Bedürfnisse zu befriedigen.

Wenn Sie sich viele Sorgen machen – ungelöste bewusste oder unbewusste Ängste haben – stehen die Chancen schlecht, dass Sie sich auf Ihre Wachstumsbedürfnisse konzentrieren können. Wenn Sie ungelöste bewusste und unbewusste Ängste haben, Ihre Mangelbedürfnisse zu erfüllen, werden Sie immer auf der Suche nach einer Bedrohung sein, die sich mit diesen Ängsten deckt.

Der Grund warum Angst uns davon abhält, uns auf unsere Wachstumsbedürfnisse zu konzentrieren, hängt damit zusammen, dass unser Verstand darauf programmiert ist, die Informationen, die wir von unseren Sinnen erhalten, zuallererst nach Bedrohungen abzuscannen, die sich mit unseren bewussten und unbewussten Ängsten decken, und erst danach nach Möglichkeiten, wie unsere Wachstumsbedürfnisse befriedigt werden können. Wenn Sie sich viele Ängste und Sorgen um die Befriedigung Ihrer Mangelbedürfnisse machen, wird Ihr Verstand nie die Chance bekommen, Möglichkeiten zu entdecken, die Ihre Wachstumsbedürfnisse befriedigen.

Aus evolutionärer Sicht ist dies völlig sinnvoll; wenn wir nicht in der Lage sind, uns zu ernähren und uns zu schützen - am Leben zu bleiben -, wäre es nicht sinnvoll, nach Möglichkeiten zu suchen, unsere Wachstumsbedürfnisse zu decken. Unsere Mangelbedürfnisse haben immer Vorrang vor unseren Wachstumsbedürfnissen.

Wachstumsbedürfnisse

Ein Wachstumsbedürfnis ist etwas, das Ihnen ermöglicht, ein Gefühl der inneren Übereinstimmung zu spüren mit dem, was Sie wirklich sind; nicht das falsche Selbst, das vom Ego durch Ihre elterliche Programmierung und kulturelle Konditionierung geschaffen wurde, sondern Ihr einzigartiges Seelen-Selbst. Abraham Maslow bezeichnete diese als „Sein„-Bedürfnisse: eine Art, in der Welt zu sein, mit minimaler Angst und Anspannung, die es uns erlaubt, ein Gefühl der Übereinstimmung mit dem zu spüren, was wir wirklich auf der tiefsten Ebene unseres Seins sind.

Wenn Sie in der Lage sind, Ihre Wachstumsbedürfnisse zu befriedigen, gehen sie nicht weg, sie erzeugen tiefere Ebenen der Hingabe: Sie möchten, dass die Gefühle, die Sie erleben, wenn Sie in Übereinstimmung mit Ihrer Seele sind, zu einer dauerhaften Art des Seins werden. Die Freude, die man in dieser Übereinstimmung spürt, entsteht dadurch, dass man in der Lage ist, die Bedürfnisse der Seele zu erfüllen - ein wert- und zweckorientiertes Leben zu führen.

Wenn Sie in Übereinstimmung mit Ihrer Seele sind, hat Ihr Leben sowohl Sinn als auch Bedeutung. Ohne Sinn spüren Sie, dass Ihr Leben wenig Bedeutung hat, und ohne Bedeutung spüren Sie, dass Ihr Leben keinen Sinn hat. Das Gefühl der Bedeutung entsteht, wenn man merkt, dass man in der Lage ist, etwas in der Welt zu bewirken - für seine Familie, Freunde, Kollegen, die Menschheit oder den Planeten. Sinnfindung und einen Unterschied zu bewirken. Beides ist unerlässlich, um Ihre Wachstumsbedürfnisse zu befriedigen.

Maslow beschreibt die Beziehung zwischen unseren Grundbedürfnissen und den Wachstumsbedürfnissen wie folgt:

> *Die höhere Natur des Menschen beruht auf seiner niedrigeren Natur und braucht sie als Grundlage.... Der beste Weg, diese höhere Natur zu entwickeln, ist, die niedrigere Natur zuerst zu erfüllen und zu zufriedenzustellen.*[1]

Diese hierarchische Abhängigkeit unserer höheren Natur von unserer niedrigeren Natur gilt für alle Evolutionen auf allen Ebenen des Seins. Komplexe Moleküle würden aufhören zu existieren, wenn die Atome, aus denen sie bestehen, ihre innere Stabilität und ihr äußeres Gleichgewicht nicht aufrechterhalten könnten; die Organe in unserem Körper würden schwanken, wenn die Zellen, aus denen sie bestehen, nicht in der Lage wären, ihre innere Stabilität und ihr äußeres Gleichgewicht zu erhalten. Nationen würden aufhören zu existieren, wenn die Städte und Gemeinden, aus denen sie bestehen, nicht in der Lage wären, ihre innere Stabilität und ihr äußeres Gleichgewicht zu erhalten.

Das bedeutet, dass das Höhere im Laufe der Evolution immer vom Niedrigeren abhängt: Insbesondere, wie Maslow zu Recht betont, hängt unsere Fähigkeit, die höheren Stufen der psychischen Entwicklung zu meistern, von unserer Fähigkeit ab, innere Stabilität und äußeres Gleichgewicht in den niedrigeren Stufen der Entwicklung zu erreichen.

> *Wir müssen Meister unserer Grundbedürfnisse werden, bevor wir Meister unserer Wachstumsbedürfnisse werden können.*

Vom Grundbedürfnis zum Wachstumsbedürfnis

Sobald Sie Ihre späten zwanziger Jahre erreicht haben, verspüren Sie möglicherweise einen Sog dazu Ihre Wachstumsbedürfnisse zu erfüllen. Ihre Fähigkeit, sich von der Konzentration auf Ihre Grundbedürfnisse in Richtung Ihrer Wachstumsbedürfnisse zu bewegen, hängt von vielen Faktoren ab, von denen die Nachfolgenden die Wichtigsten sind.

Der psychische Entwicklungsstand Ihrer Eltern

Wenn, aus welchem Grund auch immer, Ihre Eltern nie die Gelegenheit hatten, ihre Mangelbedürfnisse zu meistern, aber Sie haben es, finden Sie es vielleicht unangenehm, Ihre Wachstumsbedürfnisse in Ihrer familiären Umgebung zu erkunden. Ihre Familie versteht vielleicht nicht, warum Sie anders sein wollen, oder Ihre Art zu denken erscheint ihr falsch.

Der kulturelle Entwicklungsstand der Gemeinschaft, der Sie angehören

Wenn, aus welchem Grund auch immer, die Kultur Ihrer Gemeinschaft nicht äquivalent zum Stadium der Individuation innerhalb der psychischen Entwicklung verläuft, kann Ihr Wunsch nach Freiheit für die Erforschung Ihrer eigenen Werte und Überzeugungen sowie Ihrer Einzigartigkeit als Bedrohung für die innere Stabilität dieser Gemeinschaft angesehen werden.

Das erreichte Bildungsniveau

Solange Sie nicht eine öffentliche oder private Ausbildung (oder internationalen Reisen) machen, die über das von Ihren Eltern erreichte Niveau hinausgeht, sind Sie möglicherweise nicht in der Lage, deren psychisches Entwicklungsniveau zu übersteigen. Sie werden keine Gelegenheit gehabt haben zu erfahren, wie es ist, in anderen Gemeinschaften oder Gesellschaften mit anderen Werten und Überzeugungen zu leben: Sie werden keine andere Art des Seins kennen oder schätzen als die, in der Sie aufgewachsen sind.

Ihre Willenskraft, Ihr volles menschliches Potential zu entfalten

Es erfordert immense Willenskraft und Mut, die höheren Stufen der psychischen Entwicklung zu erforschen, wenn man unter dem Druck seiner Familie, Gemeinschaft oder Gesellschaft steht, sich ihren Werten und Überzeugungen anzupassen. Wenn Sie auf dem Weg des Wachstums weitermachen, riskieren Sie Isolation und Einsamkeit. Dies gilt insbesondere für Menschen, die in autoritären oder religiösen Regimen leben, und besonders für Frauen. Autoritäre Regime und religiöse Kulturen haben große Schwierigkeiten, diejenigen zu tolerieren, die Antworten auf die Frage suchen, wer ich bin, und einige dieser Regime gestehen Frauen nicht die gleichen Rechte wie Männern zu.

Phasen der psychischen Entwicklung

Die sieben Phasen der psychischen Entwicklung sind in Abbildung 3.1 und Tabelle 3.1 dargestellt. Ausgehend vom unteren Ende der Tabelle 3.1 stellt jede Stufe, die Sie durchlaufen, einen höheren Reifegrad dar. Nicht nur unsere Bedürfnisse ändern sich, wenn wir von einer Ebene zur nächsten wechseln, auch unsere Werte und Verhaltensweisen ändern sich. Dr. Alan Watkins sagt über die Phasen der psychischen Entwicklung:

> ***Die vertikale Entwicklungsreise ist die eigentliche Reise und kann Quantensprünge in der Entwicklung schaffen, die Fähigkeiten, Kreativität und Produktivität ins Unermessliche steigern können.***[2]

Die erste Spalte der Tabelle 3.1 nennt jede Entwicklungsstufe; die zweite gibt den ungefähren Altersbereich an, in dem Sie normalerweise die jeweilige Stufe erleben; die dritte Spalte beschreibt die mit jeder Stufe verbundene Entwicklungsaufgabe; die vierte beschreibt die Bedürfnisse, die wir jeweils in einer Stufe zu befriedigen versuchen; schließlich beschreibt die fünfte Spalte die Chancen, die wir von den Kulturen, in die wir eingebettet sind, benötigen, um jede Stufe zu meistern. Zu diesen Kulturen gehören unsere Familienkultur, die Arbeitskultur[3], unsere Gemeinschaftskultur[4] und unsere gesellschaftliche Kultur[5].

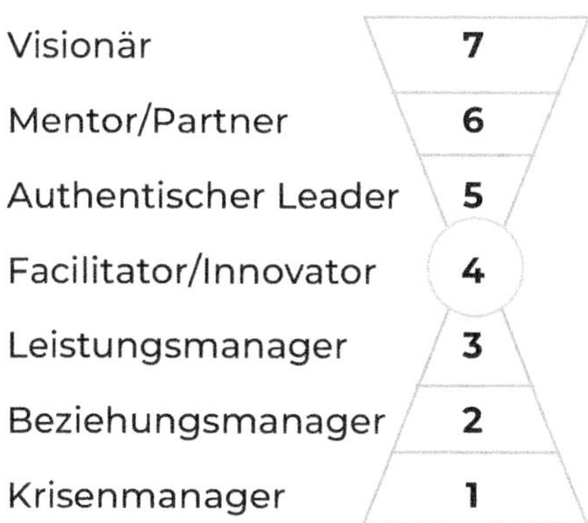

Abbildung 3.1 Die sieben Stufen der psychischen Entwicklung

Tabelle 3.1 Die sieben Stufen der psychischen Entwicklung

Stufen der psychischen Entwicklung	**Altersbereich jeder Entwicklungsstufe**	**Entwicklungsaufgabe**	**Bedürfnisse**	**Was wir von den Kulturen, in die wir eingebettet sind, brauchen**
Dienen	Ende 50 bis Anfang 70	Ihr Schicksal erfüllen, indem Sie sich um das Wohlergehen der Menschheit oder des Planeten kümmern.	Befriedigung Ihres Bedürfnisses, ein Leben von Bedeutung zu führen, indem Sie dienen.	Möglichkeiten, anderen zu dienen oder sich um das Wohlergehen der Lebenserhaltungssysteme der Erde zu kümmern.
Integration	Ende 40 bis Anfang 60	Sich mit anderen zusammen schließen, die gleiche Werte und Ziele haben, um eine bessere Welt zu schaffen.	Befriedigung Ihres Bedürfnisses, einen Unterschied zu machen, indem Sie Ihre Absicht verwirklichen.	Möglichkeiten, Ihre Handlungen wirksam einzusetzen, indem Sie sich mit anderen abstimmen, die die gleichen Werte und Ziele haben.
Selbstfindung	Ende 30 bis Anfang 50	Sich durch Führen eines werte- und sinnorientierten Lebens stärker bewusst zu werden, wer man ist.	Befriedigung Ihres Bedürfnisses, einen Sinn durch Aktivitäten oder Arbeit zu finden, für die Sie leidenschaftlich sind.	Möglichkeiten zum persönlichen Lernen und Wachsen durch die Ausrichtung Ihrer Arbeit an Ihren Werten und Zielen.
Individualisierung	Ende 20 bis Anfang 40	Loslassen der Anteile Ihrer elterlichen und kulturellen Konditionierung, die Ihnen nicht mehr dienen.	Befriedigung Ihres Bedürfnisses nach Freiheit und Autonomie, indem Sie für Ihr Leben verantwortlich werden.	Möglichkeiten für Abenteuer und Herausforderungen, die es Ihnen ermöglichen, Ihre Gaben und Talente zu entdecken und zu perfektionieren.

Stufen der psychischen Entwicklung	Altersbereich jeder Entwicklungsstufe	Entwicklungsaufgabe	Bedürfnisse	Was wir von den Kulturen, in die wir eingebettet sind, brauchen
Differenzierung	8 Jahr bis Anfang 30	Sich von der Masse abheben, indem Sie Ihre Fähigkeiten und Talente verfeinern.	Befriedigung Ihres Bedürfnisses nach Anerkennung und Bestätigung Ihrer Fähigkeiten und Talente.	Möglichkeiten zu reisen, über das Leben lernen und Menschen mit verschiedenen kulturellen Hintergründen kennen zu lernen.
Anpassung	2 bis 8 Jahre	Sicherheit und Geborgenheit durch Loyalität zu Ihrer Familie, Verwandtschaft und Kultur.	Befriedigung Ihres Bedürfnisses naach Liebe, Respekt und Zugehörigkeit zu Hause und in der Schule.	Sich sicher fühlen, mit der Möglichkeit sich selbst und die eigenen Kreativität zum Ausdruck zu bringen
Überleben	Geburt bis 2 Jahre	Am Leben und gesund bleiben unter bestmöglichen Bedingungen.	Befriedigung Ihrer physiologischen und ernährungsphysiologischen Bedürfnisse.	genährt und umsorgt sein in einem liebevollen elterlichen Umfeld.

Der Prozess des Aufwachsens führt uns ganz natürlich durch die ersten drei Stufen der psychischen Entwicklung: Von der Geburt bis Ende 20 durchlaufen wir die Phasen des Überlebens, der Anpassung und der Differenzierung. Abhängig von unseren Erfahrungen in diesen prägenden Jahren bewegen wir uns entweder auf natürliche und einfache Weise in die Individuationsphase unserer Entwicklung oder wir verbringen einen Großteil unseres restlichen Lebens, wenn nicht sogar unser ganzes Leben damit, Wege zu finden, wie wir unsere Mangelbedürfnisse (unerfüllte Grundbedürfnisse) bewältigen können. Die meisten gebildeten Menschen, die in demokratischen Gesellschaften aufgewachsen sind, liegen irgendwo zwischen diesen beiden Extremen. Sie sind in der Lage, die meisten ihrer Mangelbedürfnisse zu befriedigen, finden es aber schwierig, sich durch die individuellen und selbstverwirklichenden Phasen zu bewegen.

Wenn Sie dieses Buch lesen, sind Sie höchstwahrscheinlich einer dieser Menschen. Ihre Eltern und die Kultur, in der Sie aufgewachsen sind, haben wahrscheinlich gute Arbeit geleistet, um Ihnen zu helfen, Ihre Grundbedürfnisse zu befriedigen, aber nicht gut genug, um Ihnen zu ermöglichen, die Phasen der Individualisierung und Selbstfindung reibungslos zu durchlaufen. Es ist mehr als wahrscheinlich, dass Sie als Kleinkind, Kind oder Teenager einige limitierende Glaubenssätze darüber gelernt haben, dass Sie nicht in der Lage seien, Ihre Grundbedürfnisse zu erfüllen - nicht genug zu haben, nicht genug geliebt zu werden oder nicht gut genug zu sein. Wenn Sie nicht lernen, diese Bedürfnisse zu meistern, werden Sie später im Leben nicht über ein starkes Fundament verfügen, von dem aus Sie Ihre Wachstumsbedürfnisse erkunden können.

Wie ich bereits früher in diesem Kapitel erwähnt habe, müssen Sie in jeder Entwicklungsphase eine solide Plattform aufbauen, bevor Sie sich auf der nächsthöheren Entwicklungsstufe etablieren können. Das bedeutet, dass das Erste was Sie an sich selbst bearbeiten müssen, wenn Sie das Individualisierungsstadium Ihrer Entwicklung erreichen, darin besteht, die angstbasierten limitierenden Überzeugungen aufzudecken, die Sie in Ihren prägenden Jahren gelernt haben. Darüber dass Sie nicht in der Lage seien, Ihre Überlebens-, Anpassungs- und Differenzierungs-Bedürfnisse zu erfüllen, und diese limitierenden Glaubenssätze durch positive Überzeugungen zu ersetzen.

Dieser Prozess wird als persönliche Meisterschaft bezeichnet. Das Ziel der persönlichen Meisterschaft ist es, Ihnen zu helfen, innere Stabilität und äußeres Gleichgewicht so schnell wie möglich wiederherzustellen, nachdem eine Ihrer unbewussten, angstbasierten limitierenden Überzeugungen eine emotionale Störung ausgelöst hat, und schließlich Ihre angstbasierten Überzeugungen durch positive Überzeugungen zu ersetzen, indem Sie neue neuronale Pfade etablieren. Persönliche Meisterschaft hilft Ihnen dabei, Ihren Geist neu zu programmieren, damit Sie Ihre Emotionen steuern können.

Die Vorteile sind beträchtlich. In seinem Buch Coherence6 erklärt Dr. Alan Watkins:

> ***Fehlgesteuerte Emotionen sind „die „Schnellstraße" zu Krankheit und Stress. Deine Emotionen bestimmen nicht nur, ob du möglicherweise krank wirst oder wie glücklich du dich fühlst, sondern auch, ob du einen guten Job machst und befördert wirst.***

Mit diesem Verständnis von Grundbedürfnissen und Wachstumsbedürfnissen sind wir nun gut vorbereitet, um die sieben Stufen der psychischen Entwicklung genauer zu untersuchen.

Überleben (surviving)

Das Streben nach Überleben beginnt direkt nach der Geburt. Das Kind weiß instinktiv, dass es sich als lebensfähiges Wesen etablieren muss, wenn es in der physischen Welt bleiben will. (Wir werden später besprechen, woher dieser Wille zum Überleben kommt.) In diesem Stadium ist das Kind völlig abhängig von anderen, die sich um seine Bedürfnisse kümmern. In der ersten Phase der psychischen Entwicklung müssen Sie Ihren eigenen Identitätssinn aufbauen, sich von Ihrer Mutter trennen und lernen, wie Sie die Kontrolle über Ihre Umgebung ausüben können, damit Sie Ihre Überlebensbedürfnisse erfüllen können.

Wenn das Kind nicht in der Lage ist, sein Überlebensbedürfnis zu stillen, weil seine Eltern nicht wachsam genug sind, oder wenn es von seinen Eltern oder Geschwistern missbraucht wird, oder wenn es für längere Zeit allein gelassen oder verlassen wird, wird das aufkeimende Ich des Kindes sehr wahrscheinlich unbewusste, angstbasierte Überzeugungen ausbilden, dass die Welt ein unsicherer Ort ist und dass anderen Menschen nicht vertraut werden kann.

Wenn andererseits die Eltern des Kindes auf seine Bedürfnisse achten und auf Anzeichen von Not achten, dann wächst das Kind mit einem Gefühl von Geborgenheit auf und mit dem Gefühl, dass man anderen vertrauen kann. Das Gefühl, in der Lage zu sein, Ihre physiologischen Überlebensbedürfnisse zu befriedigen, ist das erste und wichtigste Bedürfnis Ihres Ego-Geistes.

Anpassung (conforming)

In der nächsten Phase der psychischen Entwicklung, der Anpassungs- oder Selbstschutz- Phase, lernen die Kinder, dass das Leben angenehmer und weniger bedrohlich ist, wenn sie in Harmonie mit anderen – insbesondere ihren Eltern – leben. In dieser Entwicklungsphase heißt es zu lernen, wie man sich in seiner Familiengruppe geliebt und sicher fühlt. Das Einhalten von Regeln und Ritualen (Anpassung) ist wichtig, weil sie damit Ihr Zugehörigkeitsgefühl festigen und ihr Sicherheitsgefühl erhöhen.

In diesem Stadium lernen die Kinder auch Überzeugungen und Verhaltensweisen, die es ihnen ermöglichen, Vergnügen zu maximieren und Schmerzen zu minimieren. Falls Strafe als Mittel für Anpassung eingesetzt wird, könnte sich das Kind die Strategie der Schuldzuweisung an andere aneignen, um Maßregelungen zu vermeiden. Falls das Kind glaubt, dass die Maßregelungen oder Strafen ungerecht oder unfair sind, könnte es eine rebellische Ader entwickeln.

Wenn Sie aus irgendeinem Grund (meist wegen erzieherischem Versagen) ungeliebt aufgewachsen sind oder nicht dazu gehörten, kann Ihr Ego die unbewussten, angstbasierten Überzeugungen entwickelt haben, dass Sie nicht liebenswert seien, nicht respektiert würden und die Welt unfair sei. Später im Leben werden Sie vielleicht ständig nach Zuneigung suchen und eine Gruppe oder Gemeinschaft finden wollen, die Sie als das akzeptiert, was Sie sind.

Wenn Ihre Eltern Sie hingegen mit Respekt und Rücksicht behandeln, aber energisch darauf bestehen, dass Sie nach fairen und gerechten Regeln leben, werden Sie in Sicherheit aufwachsen. Sich von anderen geliebt zu fühlen und ein Gefühl der Zugehörigkeit zu einer Gruppe oder Gemeinschaft zu haben, ist das zweitwichtigste Bedürfnis Ihres Ego-Geistes.

Differenzierung (differenciating)

In der nächsten Phase der psychischen Entwicklung, der Differenzierungsphase, möchten die Kinder für die Dinge, die sie gut können, Anerkennung bekommen. Die Aufgabe in dieser Phase der Entwicklung ist es, ein gesundes Gefühl von Stolz auf Ihre Leistungen und ein gesundes Selbstwertgefühl zu entwickeln. Sie wollen sich gut damit fühlen, wer sie sind, indem Sie von ihren Eltern und Gleichaltrigen Anerkennung und Bestätigung bekommen.

Ihre Eltern sind in dieser Phase der Entwicklung entscheidend, um ihnen das positive Feedback zu geben, das sie brauchen. Wenn sie dieses Feedback nicht bekommen, werden sie mit dem unbewussten, angstbasierten Glauben aufwachsen, sie seien nicht gut genug. Sie werden sich getrieben fühlen, Ihr Selbstwertgefühl unter Beweis zu stellen. Sie könnten sehr ehrgeizig werden, indem Sie versuchen, Macht, Autorität oder Status zu erlangen, damit man Sie als jemand Wichtiges oder Gefürchtetes anerkennt.

Wenn ihr Ego-Geist nicht die Bestärkung bekommt, die er braucht, könnten Sie mit dem Gefühl aufwachsen, dass, egal wie sehr Sie es versuchen, die Anerkennung ausbleibt – die Erfolge, die sie erreichen, werden nie genug sein. Das Gefühl von Selbstwert oder das Gefühl von Stolz auf Ihre Leistungen ist das drittwichtigste Bedürfnis Ihres Ego-Geistes.

Wenn Sie in der Lage waren, diese ersten drei Phasen der psychischen Entwicklung ohne signifikantes Trauma und ohne die Entwicklung zu vieler unbewusster, angstbasierter Überzeugungen erfolgreich zu überstehen, dann werden Sie es relativ einfach finden, sich als lebensfähige, unabhängige erwachsene Person in Ihrem Lebensumfeld zu etablieren (in der Lage sein, Ihre innere Stabilität und Ihr äußeres Gleichgewicht zu steuern), vorausgesetzt, Sie haben die Möglichkeit, den Lebensunterhalt zu verdienen, der Ihren Überlebensbedürfnissen entspricht.

Individualisierung (Individuating)

In der nächsten Phase Ihrer psychischen Entwicklung – der Individuationsphase –, die normalerweise eintritt, wenn wir erwachsen sind, in den späten 20er oder frühen 30er Jahren, beginnen wir, unsere physische und emotionale Abhängigkeit von unseren Eltern und der Familie, Gemeinschaft oder Kulturgruppe, zu der wir gehören, zu überwinden. Wir beginnen zu lernen, wie man die unbewusst erlernten Ängste loslässt oder überwindet, also die Angst nicht genug zum Überleben zu haben, nicht genug geliebt zu werden und nicht genug wert zu sein.

Im Gegensatz zu den vorangegangenen Phasen der psychischen Entwicklung, die uns auf dem Weg vom Säugling zum Kleinkind, zum Kind und dann zum Teenager vorgegeben sind, ist die Individuation eine unbewusste Entscheidung, die von unserer Bereitschaft abhängt, sobald wir uns in uns selbst sicher fühlen (wenn wir unser Überleben, unser Bedürfnis nach Beziehungen und unser Bedürfnis nach Selbstwert weitgehend befriedigt haben), auf einen Sog zu reagieren, den wir im Inneren spüren, und Verantwortung für unsere Emotionen übernehmen sowie für unsere Werte und Überzeugungen.

Zu lernen, für Ihre Emotionen Verantwortung zu übernehmen, bedeutet, die angstbasierten Überzeugungen, die Sie sich in den ersten drei Phasen Ihrer Entwicklung angeeignet haben, loszulassen oder zu überwinden, um Ihr Überleben, Ihre Beziehungen und Ihr Selbstwertgefühl zu befriedigen. Dies kann ein langfristiges Engagement für die persönliche Meisterschaft und die Neuprogrammierung Ihrer neuronalen Wege mit neuen Glaubensmustern erfordern.

Zu lernen, für seine Überzeugungen und Werte verantwortlich zu sein, kann eine Herausforderung sein, besonders wenn man in einer engen Familien- oder Stammeskultur aufgewachsen ist, oder in einem repressiven autoritären Regime, in dem die Menschen entweder voneinander abhängig sind, um zu überleben, oder in dem der Anpassungsdruck enorm hoch ist. Wenn Sie dagegen in einem liberal-demokratischen Regime mit selbstverwirklichten Eltern aufgewachsen sind, die sich um Ihre Grundbedürfnisse kümmerten und Sie immer wie einen jungen Erwachsenen behandelten, indem sie Ihnen beibrachten, verantwortlich für Ihr Leben und Ihre Emotionen zu sein, dann werden Sie den Prozess der Individuation relativ leicht finden.

Diejenigen, die von selbstverwirklichten Eltern erzogen wurden und in einer liberalen Demokratie leben, können das Individuationsstadium früher erreichen als diejenigen, die diese Vorteile nicht hatten. Dies liegt daran, dass die elterliche Programmierung, die sie erhielten, und die kulturelle Konditionierung, die sie erlebten, sie dabei unterstützten, die ersten drei Phasen ihrer psychischen Entwicklung zu meistern, als sie noch jung waren.

Sobald Sie gelernt haben, Ihre Grundbedürfnisse zu meistern und sich als lebensfähiges, unabhängiges Individuum in einer größeren Welt als der Gemeinschaft, in der Sie aufgewachsen sind, etabliert haben, können Sie nach einer gewissen Zeit einen natürlichen Sog in Richtung der nächsten Stufe Ihrer psychischen Entwicklung spüren – der Selbstfindung.

Selbstfindung (self-actualisation)

Die Selbstfindungsphase der psychischen Entwicklung besteht darin, zu lernen, die Bedürfnisse Ihres Egos mit den Bedürfnissen Ihrer Seele in Einklang zu bringen und ein werte- und sinnorientiertes Leben ohne Angst zu führen.

Ein werteorientiertes Leben zu führen bedeutet, die Art und Weise von Entscheidungen des Egos (Überzeugungen) loszulassen und die Art und Weise von Entscheidungen der Seele (Werte) zu übernehmen. Die Fortschritte, die Sie hier machen, können darüber bestimmen, wie schnell Sie in der Lage sind, das Ziel Ihrer Seele offenzulegen. Sie werden lernen müssen, aus Vertrauen, Empathie und Mitgefühl heraus zu leben, wenn Sie Ihre volle Verwirklichung erreichen wollen.

Die Bestimmung Ihrer Seele zu finden – Ihr Ruf oder Ihre Berufung – beginnt in der Regel mit einem Gefühl des Unbehagens oder der Langeweile bei der Arbeit, von der Sie für Ihren Lebensunterhalt abhängig sind. Möglicherweise finden Sie Ihre Arbeit nicht mehr aufregend oder herausfordernd. Wenn Sie anfangen, Ihre Berufung zu entdecken, werden Sie einen natürlichen Sog in Richtung einer neuen Aktivität oder eines immer schon vorhandenen Interesses spüren, das Sie in den Hintergrund gedrängt haben – etwas, das Sie gerne tun, und das, wenn Sie es tun, Ihr Interesse vollständig absorbiert. Zu entdecken, was das Ziel Ihrer Seele ist – Ihre persönliche Mission – wird Leidenschaft und Kreativität in Ihr Leben zurückbringen und Ihnen ein tiefes Gefühl von Sinn und Engagement vermitteln.

Manchmal entfaltet sich das Ziel der Seele sehr langsam. Etwas lässt Sie fühlen oder denken in Richtung einer Veränderung, die Sie in Ihrem Leben vornehmen wollen. Der Gedanke kommt immer wieder zurück und geht nicht mehr weg. Also folgen Sie Ihrer Inspiration: Sie tun, wozu Sie sich berufen fühlen. Dies führt zu einem anderen Gedanken oder einer anderen Gelegenheit: Sie folgen dem nach, und schon bald befinden Sie sich auf einer Reise, im Flow-Zustand: Sie finden eine Arbeit, die Ihrem Leben einen Sinn verleiht.

Das Ziel Ihrer Seele zu finden und zu lernen, ein werteorientiertes Leben zu führen, stellt die erste Ebene der Seelenaktivierung dar.

Integration (Integrating)

Den Übergang von der Selbstfindung zur Integration zu vollziehen, bedeutet, den Schritt von der Unabhängigkeit zur Interdependenz (Aufeinander-Bezogen-Sein) zu machen. Der Grad an Erfüllung, den Sie bei der Umsetzung dieses Schrittes empfinden, hängt von der Qualität der Beziehungen ab, die Sie mit anderen Menschen herstellen, und Ihrer Fähigkeit, in der Welt um Sie herum etwas zu bewirken oder sie zu beeinflussen.

In dieser Phase der Entwicklung ist der Sinn für Entschlossenheit voll aktiviert, damit Sie in der Welt einen Unterschied machen können. Während Sie auf dem Weg etwas zu bewirken voranschreiten, beginnen Sie zu erkennen, dass der Grad an Wirksamkeit, den Sie erreichen können, erheblich erhöht würde, wenn Sie sich mit anderen Menschen zusammenschließen, die einen ähnlichen Zweck verfolgen. Damit dies geschehen kann, müssen Sie Empathie entwickeln.

Die Menschen, mit denen Sie zusammenarbeiten, werden Menschen sein, mit denen Sie in Resonanz sind: Menschen, die Ihre Werte und Ziele teilen – Menschen, die auf einer ähnlichen Schwingungsfrequenz sind und einen ähnlichen Entwicklungsstand haben. Sie könnten sich auch darin wiederfinden, diejenigen zu coachen, die jünger und weniger fortgeschritten in ihrer Entwicklung sind als Sie. Sie werden dies tun, um die Widerstandsfähigkeit der Gruppe, in die Sie eingebettet sind, zu erhöhen, denn alles, was Sie tun, hat das Gemeinwohl im Fokus.

Die Verwirklichung Ihres Vorsatzes und die Kooperation mit anderen stellt die zweite Ebene der Seelenaktivierung dar.

Dienen (Service)

Die letzte Stufe der psychischen Entwicklung besteht darin, ein Leben im selbstlosen Dienst zu führen, um die Menschheit und den Planeten zu verbessern. Wenn Sie diese Phase betreten, werden Sie sich an Aktionen zur Linderung von Leid beteiligen und Wege finden, die Lebenserhaltungssysteme der Welt für zukünftige Generationen zu sichern – durch Mitgefühl und nachhaltiges Leben in allem, was Sie tun.

Wenn Sie dieses Stadium erreichen, werden Sie vielleicht feststellen, dass Ihr Job und Ihr Arbeitsplatz zu klein werden, um Ihre Berufung zu erfüllen. Möglicherweise müssen Sie eine neue und größere Rolle und eine umfangreichere Arena für Ihre Arbeit finden. Sie können ein Ältester in Ihrer Gemeinschaft werden; Sie können ein Mentor für diejenigen werden, die sich den Herausforderungen des Lebens stellen. Sie können sich um die Kranken oder Sterbenden kümmern; oder Sie können Wege finden, Kindern oder Jugendlichen beim Umgang mit den Schwierigkeiten des Erwachsenwerdens zu helfen.

Es spielt keine Rolle, was Sie tun. Wenn Sie dieses Stadium der Entwicklung erreichen, wird Ihr Ziel in gewisser Weise darauf ausgerichtet sein, das Wohlergehen Ihrer Familie, Ihrer Organisation oder der Gemeinschaft und Gesellschaft, in der Sie leben, zu verbessern. Tief im Inneren werden Sie anfangen zu verstehen, dass wir alle energetisch verbunden sind und dass Sie, wenn Sie anderen dienen, sich selbst dienen.

Selbstloser Dienst stellt die dritte Ebene der Seelenaktivierung dar. Sie setzen sich voll und ganz ein in dieser Phase der Entwicklung, wenn Sie der Diener Ihrer Seele werden.[7] Wenn Sie diese Entwicklungsstufe und alle vorherigen Stufen gemeistert haben, werden Sie die volle Selbstverwirklichung erreicht haben.

Die sieben Stufen der psychischen Entwicklung verlaufen mehr oder weniger in aufeinanderfolgender Reihenfolge. Sie können eine Stufe überspringen, aber Sie werden irgendwann zurückkommen müssen, um zu lernen, wie Sie die Bedürfnisse dieser Stufe erfüllen können, bevor Sie die höheren Stufen der Entwicklung meistern können.

Wir beginnen unsere psychische Reise, indem wir lernen zu überleben, und wir beenden die Reise, indem wir lernen zu dienen. Wir beginnen unser Leben im Ich-Bewusstsein, und wenn es uns gelingt, unsere Mangel- und Wachstumsbedürfnisse zu erfüllen, beenden wir unser Leben im Seelen-Bewusstsein.

Universelle Entwicklungsstufen

Eine der Fragen, die Sie sich stellen könnten, wenn Sie die sieben Phasen der psychischen Entwicklung studieren, ist, warum die menschliche Evolution auf diese Weise abläuft. Warum gehen wir von der Abhängigkeit über die Unabhängigkeit zur gegenseitigen Abhängigkeit? Die Antwort ist so einfach wie tiefgründig: Sie geschieht auf diese Weise, weil sich die sieben Ebenen der psychischen Entwicklung mit den drei im vorherigen Kapitel beschriebenen universellen Evolutionsstufen decken.

Um in Ihrem Lebensumfeld lebensfähig und unabhängig zu werden (innere Stabilität und äußeres Gleichgewicht erhalten), müssen Sie in der Lage sein, Ihre Grundbedürfnisse zu erfüllen: Sie müssen lernen zu überleben; Sie müssen lernen, wie man in Sicherheit bleibt, Sie müssen lernen, sich wohl zu fühlen. So entsprechen die ersten drei Stufen der psychischen Entwicklung der ersten universellen Stufe des evolutionären Lernens: für sich selbst zu sorgen (eine lebensfähige unabhängige Einheit zu werden) innerhalb der Gemeinschaft, in der Sie aufgewachsen sind.

Selbst wenn Sie sich in der Kultur, in der Sie aufgewachsen sind, unabhängig fühlen, werden Sie keine wahre Unabhängigkeit erleben. Sie sind immer noch abhängig von Ihrer Gemeinschaft in Bezug auf Ihr Wohlergehen, Ihre Sicherheit und Ihr Selbstwertgefühl. Ihre Überzeugungen sind hauptsächlich die Ihrer Eltern, und deren Überzeugungen sind hauptsächlich die Überzeugungen der Kultur, in die sie eingebettet sind. Es gibt nichts wirklich Unabhängiges an Ihnen – Sie sind das Produkt Ihres Bezugsrahmens. Solange Sie sich um Zugehörigkeit und Anpassung sorgen, und solange es für Sie wichtig ist, was andere über Sie denken, können Sie nicht individualisieren – Sie können nicht erforschen, wer Sie wirklich sind.

Die zweite universelle Evolutionsstufe entspricht den nächsten beiden Stufen der psychischen Entwicklung – der Individuation und Selbstfindung. In diesen Phasen der psychischen Entwicklung verbindet sich das Ego mit der Seele, um Vereinheitlichung zu schaffen. Mit anderen Worten, das falsche Selbst – das Ego – hat seine Grundbedürfnisse gemeistert, beginnt sich an den Bedürfnissen des wahren Selbst – der Seele – auszurichten und sie anzunehmen. Dies ist der Beginn der wahren Unabhängigkeit. Sie lassen die Werte und Überzeugungen der Gemeinschaft/Gesellschaft, in der Sie aufgewachsen sind und die nicht mehr dienlich sind, hinter sich. Sie haben nicht mehr das Bedürfnis, sich anzupassen, und Ihr Überleben, Ihre Sicherheit und Ihr Selbstwertgefühl sind nicht mehr abhängig von Eltern, Gleichaltrigen oder Autoritätspersonen. Nur wenn Sie Ihrer eigenen einzigartigen Berufung folgen und sich entscheiden, ein authentisches Leben zu führen, indem Sie die Werte und Ziele Ihrer Seele übernehmen, sind Sie wirklich unabhängig.

Die dritte Stufe der Evolution entspricht den letzten beiden Stufen der psychischen Entwicklung – Kooperation und Mitwirkung. Während dieser Phasen der psychischen Entwicklung lernt Ihre Seele mit anderen Seelen, die das gleiche Ziel haben, zusammenzuarbeiten, so dass Ihr gemeinsam mehr bewirken könnt in der Welt. Ihr könnt dies nur tun, wenn Ihr das Eigeninteresse Eures Egos vollständig beiseite geschoben habt und gelernt habt, Euch mit der Gruppe zu identifizieren, die Eure Werte und Ziele teilt.

Wenn Sie lernen mit anderen Menschen zusammenzuarbeiten, werden Sie ein wahres Gefühl von Interdependenz zu erleben – das Zusammenwirken zum Wohle der Allgemeinheit. Alles bislang Trennende beginnt zu schmelzen, wenn Sie hinter einer gemeinsamen Sache stehen. Sie beginnen, ein Gefühl von Einssein zu spüren, nicht nur mit denen, mit denen Sie zusammenarbeiten, sondern auch mit denen, denen Sie dienen. Sie beginnen, ein tiefes Gefühl von Empathie und Mitgefühl mit der gesamten menschlichen Spezies zu empfinden.

Geistesarten

Die sieben Stufen der psychischen Entwicklung und die drei universellen Stufen der Evolution, die ich im vorherigen Kapitel beschrieben habe, entsprechen auch den drei Ebenen der psychischen Entwicklung bei Erwachsenen, die von den Harvard-Forschern Robert Kegan und Lisa Laskow Lahey in ihrem Buch ***Immunity to Change*** beschrieben wurden.[8] Kegan und Lahey nennen diese drei Entwicklungsstufen – den sozialisierten Geist, den selbst ermächtigten Geist und den sich selbst transformierenden Geist. Diese drei Stufen der Erwachsenenentwicklung entsprechen dem abhängigen Geist, dem unabhängigen Geist und dem interdependenten Geist.

Wie Menschen mit diesen drei Geistesarten (types of mind) umgehen, wird deutlich in der Art und Weise, wie sie Beziehungen führen und wie komplex die Funktionsweise ihres Geistes ist.

Auf der ersten Komplexitätsebene – dem sozialisierten Geist:

> *unterliegt die Person.... den Werten und Erwartungen ihrer Umgebung (sei es ihre Herkunftsfamilie, ihre religiöse oder politische Bezugsgruppe oder die Führungskräfte ihrer Arbeitsumgebung). Die Risiken und Gefahren, die ein solcher Mensch wahrnimmt, haben damit zu tun, dass er sich nicht zugehörig fühlt oder glaubt mit seiner Umgebung nicht verbunden zu sein, dass er von ihr ausgeschlossen und dadurch von ihrer Schutzfunktion abgeschnitten sei oder er sich schlecht bewertet fühlt von denen, deren Wertschätzung wichtig ist für sein Selbstwertgefühl.* [9]

Dieses Zitat beschreibt den abhängigen Geist perfekt.

Auf der nächsten Ebene der mentalen Komplexität – dem selbst ermächtigten Geist:

> *ist die Person in der Lage, die Meinung Anderer (auch wichtiger Anderer) von der eigenen Meinung zu unterscheiden..... Die Fähigkeit, Meinungen, Werte, Überzeugungen, Ideen (unsere eigenen oder die Anderer) einem komplexeren System unterzuordnen – sie zu priorisieren, zu kombinieren, neue Werte oder Überzeugungen zu schaffen, von denen wir nicht einmal wussten, dass wir sie haben, ermöglicht es uns, der Schöpfer unserer eigenen Realität zu werden, und uns selbst als interne Autoritätsquelle zu betrachten.... Diese neue Art von Wissen vertreibt nicht das Gespenst von Risiko und Gefahr.... sondern es verändert die Grundlage oder den Kontext, aus dem ein solches Gefühl der Alarmiertheit entsteht. Ultimative Angst entsteht nicht mehr durch Ausgrenzung.... sondern kann vielmehr mit der Befürchtung zu tun haben, hinter unseren eigenen Standards zurückzubleiben, unsere Agenda nicht verwirklichen zu können oder die Kontrolle zu verlieren.*[10]

Dies beschreibt perfekt den unabhängigen Geist.

Interdependenter Geist

> *Und wenn man nicht für immer Gefangener der eigenen Theorie, des eigenen Systems, Skripts, Frameworks oder der eigenen Ideologie sein möchte, muss man eine noch komplexere Art von Wissen entwickeln - den sich selbst transformierenden Geist -, der es erlaubt, den eigenen Rahmen von außen zu betrachten, anstatt durch ihn durch zu sehen. In einem solchen Fall ist der Rahmen eher vorläufig als endgültig, eher prozessorientiert als ein Masterpiece. Dies bricht einen noch größeren emotionalen Raum auf, in dem die derzeitigen Grenzen des Rahmens ausgelotet werden können, anstatt sich damit zu begnügen, den aktuellen Entwurf als Endprodukt zu verteidigen und alle anderslautenden Vorschläge als Schlag ins Gesicht zu werten.* [11]

Dies beschreibt perfekt den interdependenten Geist. Von einer Stufe des Wissens zur nächsten zu wechseln, bedeutet, das Gleichgewicht Ihres Lebens zu durcheinanderzubringen und lernen, **anzuschauen**, wo Sie früher **durchgeschaut** haben.[12]

Der Schlüssel zum psychischen Wachstum liegt also in der Anpassung - die Verpflichtung zu kontinuierlichem Lernen - nicht nur darin, die Welt um sich herum zu verstehen, sondern auch, wie Sie auf diese Welt reagieren und wie Sie aus Ihren Erfahrungen einen Sinn ableiten: bereit zu sein, seine Weltbild zu ändern, wenn man auf neue Informationen stößt und sein Weltbild gleichzeitig zu **betrachten** und **durch sie hindurch zu schauen**. Diese Schlussfolgerung steht im Einklang mit der Arbeit anderer Forscher aus Harvard.

Eine jahrzehntelange Studie mit einhundert Harvard-Absolventen ergab, dass die erfolgreichsten Individuen (diejenigen, die am besten mit den Herausforderungen des Lebens umgehen konnten) diejenigen waren, die ihr Denken an die sich ändernden Lebensbedingungen anpassen konnten.[13] Diejenigen, die sich nicht anpassen konnten, litten und fanden es schwierig, Erfüllung zu finden.

Zusammenfassung

Hier sind die Hauptpunkte dieses Kapitels:

1. Aus psychologischer Sicht entwickelt sich und wächst jeder Mensch auf der Erde auf die gleiche Weise.
2. Wir konzentrieren uns zunächst auf unsere Grundbedürfnisse (körperlich und emotional) und je nachdem wie erfolgreich wir waren, richten wir unseren Fokus allmählich auf unsere Wachstumsbedürfnisse (mental und spirituell).
3. Unsere Fähigkeit, die höheren Stufen der psychischen Entwicklung zu meistern, hängt von unserer Fähigkeit ab, innere Stabilität und äußeres Gleichgewicht in den unteren Stufen der Entwicklung zu erreichen.
4. Wir müssen Meister unserer Grundbedürfnisse werden, bevor wir Meister unserer Wachstumsbedürfnisse werden können.
5. Es gibt sieben Stufen der psychischen Entwicklung.
6. Die Phasen der psychischen Entwicklung können tendenziell festen Altersstufen zugeordnet werden.
7. Die ersten drei Stufen der psychischen Entwicklung sind auf die Befriedigung unserer Grundbedürfnisse ausgerichtet.
8. Die letzten vier Stufen der psychischen Entwicklung konzentrieren sich auf die Deckung unserer Wachstumsbedürfnisse.
9. Die sieben Stufen der psychischen Entwicklung stehen in einer Linie mit den drei universellen Stufen der Evolution und den drei Ebenen der psychischen Entwicklung bei Erwachsenen.

Im nächsten Kapitel werde ich definieren, was Bewusstsein ist und zeigen, wie die sieben Stufen der menschlichen psychischen Entwicklung mit den sieben Ebenen des menschlichen Bewusstseins zusammenhängen.

Notizen

1. Abraham H. Maslow, Toward a Psychology of Being (zweite Ausgabe) (New York: Van Nostrand), 1968, S.173.
2. Alan Watkins, ***Kohärenz: The Secret Science of Brilliant Leadership*** (London: Kogan Page), 2014, S. 155.
3. Kultur des Arbeitsplatzes: Die Kultur der Organisation oder Institution, in der wir unseren Lebensunterhalt verdienen.
4. Gemeinschaftskultur: Die Kultur der ethnischen oder religiösen Gruppe, mit der wir uns identifizieren.
5. Gesellschaftskultur: Die Kultur der größeren Gruppenstruktur (Nation), in der die Gemeinschaft, der wir angehören, und die Organisation, in der wir arbeiten, eingebettet sind.
6. Alan Watkins, ***Coherence: The Secret Science of Brilliant Leadership*** (London: Kogan Page), 2014, S. 79.
7. Richard Barrett, ***What My Soul Told Me*** (Bath: Fulfilling Books), 2012.
8. Referenz Kegan and Lisa Laskow Lahey, ***Immunity to change*** (Boston: Harvard Business Press), 2009.
9. Ebd. S. 52.
10. Ebd. S. 53.
11. Ebd. S. 53.
12. Ebd. S. 53.
13. George E. Vaillant, ***Adaptation to life*** (Cambridge: Harvard University Press), 1977.

Kapitel 4: Die Evolution des Bewusstseins verstehen

Nachdem wir verstanden haben, wie der Mensch aus einer psychologischen Perspektive wächst und sich entwickelt, sind wir nun in der Lage zu verstehen, wie das Bewusstsein mit der menschlichen Evolution im Allgemeinen und der psychologischen Entwicklung im Besonderen zusammenhängt. Wir werden auch die Frage untersuchen, mit der Philosophen seit Jahrtausenden zu kämpfen haben: Was ist Bewusstsein?

Der international anerkannte Psychologe Carl Jung, der über das Bewusstsein schreibt, sagt folgendes:

> ***Ohne Bewusstsein gäbe es praktisch keine Welt, denn die Welt als solche existiert nur insoweit, als sie von einer Psyche bewusst reflektiert und betrachtet wird. Bewusstsein ist eine Voraussetzung für das Sein.***[1]

Wenn Bewusstsein eine Voraussetzung für das Sein ist, können wir Bewusstsein als die Fähigkeit des Geistes definieren, die es uns erlaubt: (a) wahrzunehmen, was um uns herum geschieht und Gefühle zu erfahren; sowie (b) aus dem, was um uns herum geschieht und was wir fühlen, einen Sinn abzuleiten, damit wir Entscheidungen darüber treffen können, wie wir auf Veränderungen in unserer Umgebung reagieren oder darauf reagieren können. So sind wir in der Lage, unsere physiologischen und psychischen Bedürfnisse zu erfüllen – unsere innere Stabilität und unser äußeres Gleichgewicht zu halten oder zu verbessern. Ohne Bewusstsein wären wir nicht imstande, Bedrohungen für unser Überleben oder Möglichkeiten zur Befriedigung unserer Bedürfnisse zu erkennen.

Die Entwicklung von der energetischen zur Ebene der Geschöpfe setzt voraus (wie in Tabelle 2.1 dargestellt), dass jedes Wesen und jede Gruppenstruktur auf jeder Ebene des Seins in der Lage war, Veränderungen in seiner inneren und äußeren Umgebung zu spüren und auf diese angemessen zu reagieren. Eine Voraussetzung, um zu überleben oder zu nutzen, was in seiner Umgebung passierte. So war es möglich, seine innere Stabilität und sein äußeres Gleichgewicht zu erhalten oder zu verbessern. Alles, was auf Veränderungen in der Umgebung reagiert, muss eine Form von Bewusstsein haben, sei es rudimentär und elementar wie im Fall von Atomen oder komplex und anspruchsvoll wie im Fall der Menschen.

Wenn die stattfindenden Veränderungen eine Bedrohung für die innere Stabilität und das äußere Gleichgewicht einer Einheit oder einer Gruppenstruktur darstellen, muss sich die Einheit oder die Gruppenstruktur an die Veränderungen anpassen oder Ausweichmaßnahmen ergreifen. Wenn die Veränderungen eine Chance darstellen, die interne Stabilität und das externe Gleichgewicht der Einheit oder der Gruppenstruktur zu erhöhen, muss diese Einheit Wege finden, die sich bietenden Chancen zu nutzen.

Das Gleiche gilt für die psychische Evolution des Menschen. Um jede Phase der Entwicklung zu meistern, müssen wir uns unserer Bedürfnisse bewusst sein und Bedrohungen in den Veränderungen erkennen, die uns daran hindern können, diese Bedürfnisse zu erfüllen. Und wir müssen auch Chancen in den Veränderungen sehen, die uns helfen können, unsere Bedürfnisse zu erfüllen.

Wenn Ihr Leben oder Ihre Lebensgrundlage plötzlich bedroht ist oder Sie an unerfüllte Bedürfnisse erinnert werden, die Sie aus dem Überlebensstadium der psychischen Entwicklung haben, werden Sie automatisch aus dem Lebensfähigkeits-Bewusstsein heraus operieren. Sie werden nach Möglichkeiten suchen, um entweder Ihren physiologischen oder ernährungsphysiologischen Bedarf zu decken.

Wenn Sie alleine, ohne Freunde sind oder an unerfüllte Bedürfnisse erinnert werden, die Sie im Anpassungsstadium der psychischen Entwicklung haben, werden Sie automatisch anfangen, von der Beziehungsebene des Bewusstseins aus zu arbeiten. Sie werden nach Möglichkeiten suchen, Ihr Bedürfnis nach Liebe, Respekt oder Zugehörigkeit zu befriedigen.

Wenn Sie nicht in der Lage sind, das zu erreichen, was Sie erreichen wollen, oder wenn Sie an unerfüllte Bedürfnisse erinnert werden, die Sie im Differenzierungsstadium der psychischen Entwicklung haben, werden Sie automatisch von der Leistungsebenen des Bewusstseins aus operieren. Sie werden nach Möglichkeiten suchen, Ihr Bedürfnis nach Anerkennung und Bestätigung zu befriedigen.

Wenn Sie die Individualisierungsphase Ihrer psychischen Entwicklung erreichen, beginnen Sie automatisch, von der Evolutionsebene des Bewusstseins aus zu handeln. Sie werden nach Möglichkeiten suchen, Ihr Bedürfnis nach Freiheit, Autonomie und Verantwortung für Ihr Leben zu befriedigen.

Wenn Sie die Selbstfindungsstufe der psychischen Entwicklung erreichen, werden Sie automatisch von der Übereinstimmungsebene des Bewusstseins aus handeln. Sie werden nach Möglichkeiten suchen, Ihre Werte zu leben und Ihren Lebenssinn suchen – indem Sie Aktivitäten oder Arbeit suchen, die Sie mit Leidenschaft tun.

Wenn Sie das Integrationsstadium der psychischen Entwicklung erreichen, werden Sie automatisch beginnen, von der Kooperationsebene des Bewusstseins aus zu agieren. Sie werden nach Möglichkeiten suchen, Ihr Bedürfnis zu befriedigen, indem Sie mit anderen an Projekten arbeiten, die mit Ihren Werten übereinstimmen.

Wenn Sie die Stufe des Dienens der psychischen Entwicklung erreichen, werden Sie automatisch anfangen, von der Bewusstseinsebene der Mitwirkung aus zu arbeiten. Sie werden nach Möglichkeiten suchen, ein Leben von Bedeutung zu führen, durch selbstlosen Dienst an der Menschheit oder dem Planeten.

Die Bedürfnisse, die wir auf den sieben Ebenen des menschlichen Bewusstseins zu befriedigen versuchen, sind in Tabelle 4.1 zusammengefasst. Ihr vorrangiges Bedürfnis wird immer der Ebene gelten, die Sie erreicht haben; die sekundäre Motivation wird immer den Phasen der psychischen Entwicklung gelten, die Sie durchlaufen, aber noch nicht gemeistert haben.

Tabelle 4.1 Die Bedürfnisse, die mit den sieben Bewusstseinsebenen verbunden sind

Sieben Bewusstseinsebenen	**Die Bedürfnisse, die wir zu befriedigen versuchen.**
Mitwirkung	Das Bedürfnis nach selbstlosem Dienst.
Kooperation	Die Notwendigkeit, etwas zu bewegen.
Übereinstimmung	Das Bedürfnis nach Sinn und Zweck.
Evolution	Die Notwendigkeit von Verständnis, Autonomie und Verantwortlichkeit.
Leistung	Die Notwendigkeit von Anerkennung und Bestätigung.
Beziehungen	Das Bedürfnis nach Liebe und Respekt.
Lebensfähigkeit	Das Bedürfnis nach Sicherheit und Schutz.

Definition Bewusstsein

Nachdem wir die Rolle, die das Bewusstsein in unserem Leben spielt, etabliert haben, können wir anfangen, genauer zu definieren, was Bewusstsein ist.

Ich schlage vor, Bewusstsein als ***Bewusstsein mit einem Zweck*** zu definieren*: **Der*** primäre Zweck des Bewusstseins ist es, die innere Stabilität und das äußere Gleichgewicht der Einheit oder Gruppenstruktur aufrechtzuerhalten, damit die Einheit oder Gruppenstruktur überleben und gedeihen kann. Dies gilt für alle Einheiten und alle Gruppenstrukturen auf allen Ebenen des Seins. Es gilt auch für jede der sieben Ebenen der psychischen Entwicklung.

Als Menschen erhalten wir die innere Stabilität auf drei Arten: Unser Körper-Geist erhält die innere Stabilität durch einen Prozess, der als Homöostase bekannt ist; unser Ich-Geist erhält die innere Stabilität durch die Erfüllung seiner physiologischen und emotionalen Bedürfnisse (Mangel/Grundbedürfnisse); und unser Seelen-Geist erhält die innere Stabilität durch Wissen, Verstehen und Erfüllen seiner spirituellen Bedürfnisse (Sein/Wachstumsbedürfnisse).

Wenn unser Körper-Geist nicht in der Lage ist, die innere Stabilität aufrechtzuerhalten, werden wir krank, leiden und sterben. Wenn unser Ego-Geist nicht in der Lage ist, die innere Stabilität aufrechtzuerhalten, werden wir verärgert, ängstlich oder gestresst. Wenn unser Seelen-Geist nicht in der Lage ist, die innere Stabilität aufrechtzuerhalten, werden wir traurig, mutlos oder depressiv.

Wenn unser Körper-Geist in der Lage ist, die innere Stabilität und das äußere Gleichgewicht zu erhalten, fühlen wir uns vital, gesund und lebendig. Wenn unser Ego-Geist in der Lage ist, die innere Stabilität und das äußere Gleichgewicht zu erhalten, fühlen wir uns glücklich und zufrieden. Wenn unser Seelen-Geist in der Lage ist, die innere Stabilität und das äußere Gleichgewicht zu halten, fühlen wir, dass das Leben einen Sinn hat und wir erleben ein Gefühl von Freude und innerem Frieden.

Daraus folgt, dass ***der Schlüssel zur Aufrechterhaltung der inneren Stabilität die Fähigkeit ist, unsere Bedürfnisse in der Phase der psychischen Entwicklung, die wir erreicht haben, und in den Entwicklungsstadien, die wir durchlaufen haben und in denen wir noch unerfüllte Bedürfnisse haben, zu befriedigen oder zu meistern.***

Darüber hinaus müssen wir auch in der Lage sein, in jeder Phase der psychischen Entwicklung im äußeren Gleichgewicht mit dem uns umgebenden physischen und sozialen Umfeld zu bleiben. Jede Veränderung, die unser äußeres Gleichgewicht stört, von der wir glauben, dass sie uns daran hindern könnte, unsere Bedürfnisse zu befriedigen, wird ein Gefühl von Angst hervorrufen und damit unsere innere Stabilität beeinträchtigen. Angst ist das Gefühl, das entsteht, wenn wir glauben, dass unsere Bedürfnisse nicht erfüllt werden.

So können wir Angst als das ***Gefühl*** definieren, ***das entsteht, wenn die Situation, in der wir uns befinden, einen begrenzten Glauben an unsere Fähigkeit, unsere zukünftigen Bedürfnisse zu erfüllen, auslöst***.

Ängste (limitierende Überzeugungen) können 1. auf Instinkten basieren, z. B. eine DNA-kodierte Überlebensangst: „die Schlange könnte mich töten“. sie können 2. unbewusst aus Erfahrungen in der frühen Kindheit resultieren, z. B. die auf den Selbstwert bezogene Angst nicht gut genug zu sein; sie können

3. bewusst und gelernt sein, z. B. „ich werde mich verbrennen, wenn ich dem Feuer zu nahe komme„.

Wir kehren erst dann zur inneren Stabilität zurück, wenn die Energie, die mit der Angst verbunden ist, unsere Bedürfnisse nicht erfüllen zu können, in unserem Bewusstsein nicht mehr vorhanden ist. Jedes Mal, wenn wir Angst in unseren Geist lassen, stören wir unsere innere Stabilität; jedes Mal, wenn wir Angst aus unserem Geist entfernen, erhöhen wir unsere Chancen, innere Stabilität und äußeres Gleichgewicht zu erfahren.

Die Antwort auf das Leben in innerer Stabilität und äußerem Gleichgewicht ist nicht, jede Angst aus unserem Leben zu eliminieren, sondern nur die Angst, die uns nicht mehr dient – die unbewusste Angst, die wir gelernt haben, um körperlich und emotional im elterlichen und kulturellen Existenzrahmen unserer prägenden Jahre zu überleben.

Im Allgemeinen können wir sagen, dass unsere instinktiven (DNA-kodierten) Ängste gute Ängste sind: Wir wollen sie nicht loswerden, weil sie uns helfen, am Leben zu bleiben. Wir könnten auch sagen, dass einige unserer gelernten, bewussten Ängste auch gute Ängste sind, wie z. B. die Angst, durch Feuer verbrannt zu werden.

Die Ängste, die schlecht sind, also die uns nicht mehr dienen, sondern unsere innere Stabilität stören, sind unsere unbewussten, gelernten Überzeugungen, die die unerfüllten Bedürfnisse aus den ersten drei Phasen unserer psychischen Entwicklung repräsentieren – nicht genug zu haben, nicht genug geliebt zu werden und nicht genug zu sein. Wenn wir in der Lage sind, diese Ängste zu beseitigen, zu überwinden, zu meistern oder zu umgehen, indem wir neue neuronale Wege bauen, verlieren sie ihre Macht über uns. Sie stören nicht mehr unsere innere Stabilität, weil sie nicht mehr als Filter verwendet werden, um unsere Umgebung auf Bedrohungen zu untersuchen.

Es gibt zwei Arten von Umständen, die unseren Verstand dazu bringen, Angst zu erfahren: (a) wenn Sie auf eine Situation stoßen, die Ihre Fähigkeit, einen Ihrer Mangel-/Grundbedürfnisse zu erfüllen, ***direkt gefährdet***; und (b) wenn Sie auf eine Situation stoßen, die einen unbewussten, angstbasierten und damit einschränkenden Glaubenssatz auslöst, dass Sie nicht in der Lage sind, Ihre Mangelbedürfnisse zu erfüllen.

Wenn Sie sich zum Beispiel im Individuationsstadium der psychischen Entwicklung befinden und Sie plötzlich in einer Situation sind, in der Ihre Ersparnisse aufgebraucht sind und Sie keinen Job mehr haben, wird Ihr Bewusstsein auf die Stufe der Lebensfähigkeit zurückkehren.

Ähnlich verhält es sich, wenn Sie an einer unbewussten, auf Angst basierenden, einschränkenden Überzeugung festhalten, dass Sie in der Kindheit gelernt haben – z. B. sich nicht geliebt zu fühlen oder nicht gut genug zu sein – und Sie kommen in eine Situation, die dieses Empfinden auslöst (und Sie an dieses unerfüllte Bedürfnis erinnert), werden Sie sofort wieder auf die Beziehungs- oder Selbstwertgefühl-Ebene des Bewusstseins zurückkehren.

Der Grund dafür ist, dass unser Limbisches System so programmiert ist, dass es sich auf das konzentriert, was wir als potenzielle Bedrohungen (Ängste) betrachten, bevor es sich auf potenzielle Chancen konzentriert. Wenn Sie an angstbasierten Überzeugungen festhalten, werden diese als Filter verwendet, um aus dem, was um Sie herum geschieht, einen Sinn zu bilden. Wo immer Ihre Ängste liegen, Ihr Bewusstsein folgt ihnen.

Auf der Ebene der Spezies werden diese angstbasierten Filter (Instinkte) durch unsere DNA in unser Reptiliengehirn programmiert. Auf menschlicher Ebene werden diese angstbasierten Filter gelernt und in unserem Limbischen System in der Kindheit und im Teenageralter programmiert.

Wenn Sie unbewusste, angstbasierte Überzeugungen über die unerfüllten Bedürfnisse Ihrer Kindheit haben, und wir alle haben sie bis zu einem gewissen Grad, werden Sie feststellen, dass Sie zwischen der Bewusstseinsebene, die dem Stadium der psychischen Entwicklung entspricht, das Sie erreicht haben, und den Bewusstseinsebenen, in denen Sie diese unerfüllten Bedürfnisse noch haben, hin und her schwanken.

Wenn Sie Fortschritte bei der Beherrschung Ihrer angstbasierten Überzeugungen machen oder sich neue, neuronale Wege gebildet haben, werden Sie immer weniger von Ihren unbewussten Ängsten getriggert.:

Sie werden widerstandsfähiger und können schneller zu Ihrer normalen operativen Bewusstseinsebene zurückkehren. Sie werden weniger Zeit mit innerer Instabilität und äußerem Ungleichgewicht verbringen.

Während Sie mit Ihrer psychischen Entwicklung fortschreiten, können Sie schließlich, wenn Sie den letzten Teil Ihres Lebens erreichen, in der Lage sein, alle Ihre Bedürfnisse zu erfüllen. Dies wird als „Vollspektrum-Bewusstsein" bezeichnet. Wenn Sie aus dem vollen Spektrum Ihres Bewusstseins schöpfen, können Sie angemessen auf alle Situationen reagieren, die das Leben Ihnen bietet – ohne Angst und Ärger.

Der Körper-Geist

Es gibt zwei wesentliche Schlussfolgerungen, die wir aus dem oben genannten ziehen können. Erstens, wo immer eine Einheit oder Gruppenstruktur ist, die versucht, die innere Stabilität und das äußere Gleichgewicht aufrechtzuerhalten, ist Bewusstsein vorhanden. Zweitens, wo immer Bewusstsein ist, ist auch Geist.

Wir können also sagen, dass ein Atom, das versucht, sein Energiefeld in innerer Stabilität und äußerem Gleichgewicht zu halten, nicht nur bewusst ist, sondern auch einen Geist hat. Und da der Geist keine physische Einheit ist, kann der Geist des Atoms nur in seinem Energiefeld existieren.

Das Gleiche gilt für eine Zelle und einen menschlichen Körper. Eine Zelle, die aus Molekülen besteht, die aus Atomen bestehen, hat einen Geist, und ihr Geist existiert im Energiefeld der Zelle. Der Geist der Zelle steuert die innere Stabilität der Zelle und das äußere Gleichgewicht. Der Körper, der aus Organen besteht, die wiederum aus Zellen bestehen, die aus Molekülen bestehen, die aus Atomen bestehen, hat einen Geist, und sein Geist besteht aus dem Geist aller seiner Komponenten (Atome, Moleküle, Zellen, Organe), die sich im Energiefeld des Körpers befinden. Folglich hat der Körper auch einen Geist – „body-mind". Der Zweck dieses Zusammenspiels von Körper und Geist ist es, den Körper in einem Zustand der inneren Stabilität und des äußeren Gleichgewichts (Homöostase) zu halten.

Wir sind mehr als unser Körper. Wir sind Körper mit einer Persönlichkeit, und unsere Persönlichkeit hat auch einen Geist. Wo ist also der Geist der Persönlichkeit? Der Geist der Persönlichkeit befindet sich auch in dem Energiefeld, welches das Energiefeld des Körpers umgibt: Der Geist des Körpers und der Geist der eigenen Persönlichkeit sind ineinandergreifende Energiefelder.

Der Ego-Geist und der Seelen-Geist

Die menschliche Persönlichkeit besteht aus zwei Komponenten – dem Ego-Geist und dem Seelen-Geist. Das Energiefeld des Ego-Geistes umgibt das Energiefeld des Körper-Geistes und ist selbst vom Energiefeld des Seelen-Geistes umgeben, aber durch das mentale Feld von ihm getrennt. Das mentale Feld, das zwischen dem Ego-Geist und dem Seelen-Geist liegt, ist der Teil des Geistes, der vom Neokortex verwendet wird, um unsere getroffenen Entscheidungen zu rationalisieren.

Wenn angstbasierte Überzeugungen ausgelöst werden, stört das emotionale Feld (Limbisches System) das ätherische Feld (Körper-Geist), so dass Menschen entsprechend ihrer bewussten und unbewussten Überzeugungen reagieren. Erst später, etwa eine halbe Sekunde, kommt das mentale Feld ins Spiel.

So ist der menschliche Körper von vier Energiefeldern umgeben: dem ätherischen Feld – das den menschlichen Körper durchdringt und umgibt und die Heimat des Körper-Geistes ist; dem emotionalen Feld – die Heimat des Ego-Geistes; dem mentalen Feld – eine rationale, leidenschaftslose Informationsverarbeitungsanlage; und dem spirituellen Feld – die Heimat des Seelen-Geistes. Das mentale Feld – nennen wir es den rationalen Geist – steht sowohl dem Ego-Geist als auch dem Seelen-Geist zur Verfügung; der Ego-Geist kann jedoch nur dann auf das mentale Feld zugreifen, wenn es ruhig und entspannt ist. Wenn es sich in einem Zustand der Erregung oder Aufregung befindet, kann es das mentale Feld nicht nutzen. Das bedeutet, wann immer Sie sich ärgern oder ängstlich sind, verschwindet Ihre Fähigkeit, Ihren Neokortex – den mentalen Bereich – zu nutzen, um rationale, logische

Entscheidungen zu treffen, und Sie können sich nicht mit Ihrem Seelen-Geist im spirituellen Bereich verbinden.

Während der Zweck der bewussten Wahrnehmung Ihres Körper-Geistes darin besteht, das Funktionieren Ihres Körpers zu regulieren, ist der Zweck der bewussten Wahrnehmung Ihres Ego-Geistes, sich selbst und Ihren Körper zu schützen sowie nach Möglichkeiten zu suchen, seine Bedürfnisse und die Bedürfnisse derer zu befriedigen, mit denen er sich identifiziert.

Obwohl wir es vielleicht erst in einem fortgeschrittenen Stadium der psychischen Entwicklung erkennen, ist das Ego nicht das, was wir sind: Es ist der temporäre Agent der Seele. Seine Aufgabe ist es zu lernen, wie man den Körper vor Schäden schützt und der Seele hilft, sich durch das kulturelle und soziale Umfeld des Lebens zu bewegen, damit die Seele ihren Zweck erfüllen kann. Das Ego ist sich dieser Rolle nicht bewusst. Das Problem, dass das Ego hat, ist, dass es denkt, es wäre getrennt und allein. Weil es sich mit dem physischen Körper identifiziert, denkt es, dass es sterben kann. Die Seele hingegen fühlt sich mit allem und jedem verbunden. Sie existiert in der Quantenwelt der Energiefelder. Weil sie sich mit dem Energiefeld identifiziert, weiß sie, dass sie nicht sterben kann.

Das Ego hat drei Grundbedürfnisse: den Körper (und die Körper derer, um die es sich kümmert) vor Schaden zu bewahren; zu lieben und geliebt zu werden, sodass es ein Gefühl der Sicherheit verspürt und sich nicht allein in der Welt fühlt; und von anderen für seine Gaben und Talente anerkannt zu werden, damit es ein Gefühl von Selbstwert verspüren kann. Wenn das Ego in der Lage ist, diese Bedürfnisse zu befriedigen, fühlt es sich leicht an – Sie spüren ein Gefühl der inneren Stabilität. Wenn das Ego nicht in der Lage ist, diese Bedürfnisse zu befriedigen, empfindet es ein Gefühl der Angst – Sie fühlen sich innerlich instabil. Es sind Befürchtungen, die Sie haben, und ihnen zugrunde liegende Ängste, die die Instabilität in Ihrem Energiefeld verursachen.

Auch die Seele hat drei Bedürfnisse: die Überzeugungen und Motivationen des Egos mit den Werten und Motivationen der Seele in Einklang zu bringen, damit sie ihren Zweck in der Welt erfüllen kann; etwas zu bewirken, indem sie mit anderen zusammenarbeitet, die die gleichen Werte und Ziele teilen;

und ein Leben im selbstlosen Dienen zum Wohle der Menschheit und des Planeten zu führen.

Im Gegensatz zum Ego hat die Seele keine Ängste, ihre Bedürfnisse zu befriedigen; sie wartet einfach im Hintergrund darauf, dass das Ego lernt, seine Grundbedürfnisse zu befriedigen, um dann zu individualisieren und sich selbst zu verwirklichen. Wenn das Ego bis zum Erreichen des mittleren Alters nicht in der Lage war, seine Bedürfnisse zu meistern, werden Sie anfangen, ein wachsendes Gefühl des Unbehagens zu verspüren. Ihr Energiefeld wird instabil werden, möglicherweise bis hin zur Depression. Diese Instabilität ergibt sich aus dem Mangel an energetischer Übereinstimmung von Ego und Seele: Die Ängste des Egos beschäftigen den Geist so sehr, dass das mentale Feld nicht in der Lage ist, sich auf die Bedürfnisse der Seele zu konzentrieren.

In ***Seelenprobleme der Gegenwart*** drückt Carl Gustav Jung, der Begründer der analytischen Psychologie, einen ähnlichen Gedanken aus:

> ***Ich habe viele hundert Patienten behandelt. Unter denjenigen in der zweiten Lebenshälfte, also über fünfunddreißig, gab es keinen, dessen Problem letztendlich nicht darin bestand, eine religiöse Einstellung zum Leben zu finden.***[2]

Ich glaube, wenn Jung in diesem Zusammenhang das Wort „religiös" verwendet, bedeutet das „spirituell". In meiner Interpretation sagt er, dass das Hauptthema in der zweiten Hälfte unseres Lebens darin besteht, eine Verbindung mit unserer Seele herzustellen.

Damit sich das Ego mit der Seele verbinden kann, müssen Sie zwei Dinge tun: Ihre Ängste und Befürchtungen hinsichtlich Ihrer Überlebens-, Beziehungs- und Selbstwertbedürfnisse aufgeben und die Aspekte Ihrer elterlichen Programmierung und kulturellen Konditionierung aufgeben, die nicht mit den Werten Ihrer Seele übereinstimmen. Dies ist die Arbeit der Individualisierungsphase der psychischen Entwicklung. Erst wenn bei diesen Aufgaben Fortschritte erzielt wurden, ist es möglich, die Phase der Selbstfindung vollständig zu erkunden.

Für ein tiefergehendes Verständnis über das Zusammenspiel von Ego und Seele, siehe ***What my soul told me***.[3]

Die sieben Ebenen des Bewusstseins

Der folgende Text bietet eine kurze Beschreibung der sieben Ebenen des persönlichen Bewusstseins, die mit den sieben Ebenen der psychischen Entwicklung verbunden sind. Anhand dieser Beschreibungen können Sie feststellen, in welchem Entwicklungsstadium Sie und Ihre Kunden sind, welche Entwicklungsstufen Sie durchlaufen haben, wo Sie noch unerfüllte Bedürfnisse haben (siehe Kapitel 9 und 10).

Ebene 1: Lebensfähigkeit

Die erste Ebene des persönlichen Bewusstseins befasst sich mit dem physiologischen Überleben Ihres Körpers und der Selbsterhaltung Ihres Egos. Wir brauchen saubere Luft, Nahrung und Wasser, um unseren Körper am Leben und gesund zu erhalten. Wir müssen uns auch vor Schäden und Verletzungen schützen und uns vor körperlichen oder verbalen Angriffen schützen.

Wann immer Sie sich bedroht oder unsicher fühlen, physisch oder finanziell, wechseln Sie ins Bewusstsein der Lebensfähigkeit. Wie Sie als Erwachsener mit Überlebenssituationen umgehen, hängt von der Programmierung und Konditionierung ab, die Sie als Kind erhalten haben. Wenn Sie sich nie verlassen fühlen und Ihre Eltern keine Angst vor Überlebensproblemen zeigten, dann stehen die Chancen gut, dass Ihr Ego eine gesunde Beziehung zum Lebensfähigkeitsbewusstsein entwickelt hat. In diesem Fall würden Sie Überlebenssituationen eher aus einer rationalen als aus einer emotionalen Perspektive betrachten. Sie würden eher antworten, als auf Überlebenssituationen nur zu reagieren. Sie würden einfach mit den Maßnahmen fortfahren, die Sie ergreifen müssen um zu überleben, ohne übermäßig verärgert, besorgt oder ängstlich zu werden.

Wenn Ihre Eltern Sie hingegen ignoriert haben, als Sie ein Kind waren oder ständig gestresst oder um ihr Überleben oder Ihr Überleben in Ihren frühen

Jahren besorgt waren, dann ist es wahrscheinlich, dass immer dann, wenn Sie das Gefühl haben, von anderen verlassen worden zu sein oder einer Überlebenssituation zu begegnen, Ihre unterdrückten Verletzungen und Ängste ausgelöst werden, so dass Sie emotional auf die Situation reagieren, in der Sie sich befinden, anstatt cool, ruhig und zentriert zu bleiben.

Wenn Sie tiefe Unsicherheiten über das Überleben oder Verlassenwerden haben, wird die Angst in Ihrem Leben allgegenwärtig. Sie werden leicht verärgert oder wütend, wenn die Dinge außer Kontrolle geraten. Wann immer etwas schief geht, sehen Sie es als eine persönliche Bedrohung an. Sie glauben, dass Sie in einer feindlichen, unbedachten Welt leben, in der niemandem vertraut werden kann. Sie sind immer vorsichtig oder auf der Hut; Sie fühlen, dass, wenn Sie nicht auf sich selbst aufpassen, es niemand sonst tun wird. Um sich also sicher zu fühlen und Ihre Bedürfnisse zu erfüllen, müssen Sie alles um sich herum kontrollieren. Sie planen sorgfältig und überlassen nichts dem Zufall. Wenn Sie für ein Team oder eine Organisation verantwortlich sind, steuern Sie die Menschen um Sie herum bis ins letzte Detail.

Wegen Ihrer Ängste wollen Sie normalerweise, was Sie wollen, wann immer Sie es wollen. Sie werden wenig Geduld mit Leuten haben, die langsam sind. Sobald Sie denken, dass Sie die Antwort auf ein Problem haben, mit dem Sie konfrontiert sind, werden Sie aufhören, auf die Meinungen anderer zu hören. Sie werden sich auf Ihre eigenen Gedanken und Bedürfnisse konzentrieren, niemals auf die Bedürfnisse anderer.

Wenn Sie eine dieser Eigenschaften zeigen, dann müssen Sie Ihre einschränkenden überlebens- und sicherheitsbedingten Ängste aufdecken und daran arbeiten, sie loszulassen oder neu zu programmieren.

Ebene 2: Beziehungsbewusstsein

Die zweite Ebene des persönlichen Bewusstseins beschäftigt sich mit dem Aufbau und der Erhaltung von Beziehungen, die ein Gefühl emotionaler Zugehörigkeit erzeugen. Als kleine Kinder lernen wir sehr schnell, dass wir, wenn wir nicht dazugehören, nicht überleben können. Wir lernen auch, dass wir, um dazu zu gehören, geliebt werden müssen. Wenn man bedingungslos geliebt wird, entwickelt man ein gesundes Beziehungsbewusstsein. Sie fühlen sich sicher in sich selbst, weil Sie aufgewachsen sind und sich geliebt fühlen für das, was Sie sind

Wenn die Liebe, die Sie von Ihren Eltern erhalten, von Ihrem Verhalten abhängt, lernen Sie, dass Liebe bedingt ist und verdient werden muss. Wenn dies geschieht, wachsen Sie mit dem unbewussten Glauben auf, dass Sie nicht gemocht oder der Liebe nicht würdig sind, wenn Sie nicht bestimmte Anforderungen erfüllen. Diese Programmierung wird in Ihrem Kopf fest verdrahtet, als Überzeugungen darüber, wie man sich anpasst, wie man Liebe bekommt und wie man akzeptiert wird. Sie lernen, dass Sie, wenn Sie Strafe vermeiden und die Liebe bekommen wollen, die Sie wollen, sich an die Wünsche und den Willen derer anpassen müssen, von deren Liebe Sie abhängig sind und die Autoritätspersonen in Ihrem Leben sind. Folglich ist Ihr Bewusstsein ständig darauf fokussiert, nach Zeichen von Zuneigung, Akzeptanz oder Einbeziehung zu suchen, weil Sie unbewusst gemocht werden und sich anpassen wollen.

Menschen, die auf diese Weise leiden, werden es vermeiden, die Wahrheit zu sagen, wenn sie denken, dass sie dadurch daran gehindert werden, die Liebe oder Annahme zu bekommen, die sie wollen. Sie werden andere für die Fehler verantwortlich machen, die sie gemacht haben, damit sie nicht bestraft werden. Sie können sogar verbale oder körperliche Gewalt ertragen, solange sie das Gefühl haben, einen Platz in der Welt zu haben, wo sie hingehören.

Die häufigste Erscheinungsform von angstbasierten Beziehungsüberzeugungen zeigt sich in der Konfliktvermeidung und übermäßigen Suche nach Harmonie. Konflikte sind schwer zu bewältigen, wenn man glaubt, dass das Reden dazu führen könnte, dass die andere Person wütend wird und ihre Liebe zurückhält. So lernen Sie, Konflikte/Streitigkeiten zu vermeiden und potenziell beunruhigende Situationen zu entschärfen, indem Sie das Thema wechseln oder neutral bleiben – und nie das äußern, was Sie wirklich fühlen. Das Letzte, was Sie möchten, ist, anzuecken oder den sorgfältig ausgearbeiteten Status quo zu stören. Wenn es Ihnen schwer fällt, dauerhafte Beziehungen aufzubauen, nutzen Sie manchmal Humor, um emotional aufgeladene Situationen zu entschärfen oder um die Aufmerksamkeit zu erhalten, die Sie sich wünschen.

Das grundlegende Problem in all diesen Fällen ist, dass Ihnen nie beigebracht wurde, wie man mit den Emotionen anderer umgehen. Folglich versuchen Sie, Situationen zu vermeiden, in denen Emotionen involviert sind. Sie werden nahestehenden Personen nie sagen, wie Sie wirklich fühlen, insbesondere nicht Ihrem Lebenspartner: Sie werden lieber wie auf Eiern gehen, als alles zu riskieren, indem Sie Ihre Wahrheit sagen. Wenn Sie eine dieser Eigenschaften an sich bemerken, müssen Sie Ihre beziehungsbasierten Ängste aufdecken und daran arbeiten, sie loszulassen oder umzuprogrammieren.

Ebene 3: Leistungsbewusstsein

Die dritte Ebene des persönlichen Bewusstseins befasst sich mit der Etablierung und Aufrechterhaltung des Selbstwertgefühls. Um uns selbst wohl zu fühlen, müssen wir uns von anderen anerkannt und wertgeschätzt fühlen, nicht nur von unserer unmittelbaren Familie, sondern auch von unseren Kollegen und den Autoritätspersonen in unserem Leben. Sie bauen ein gesundes Selbstwertgefühl auf, wenn Sie jung sind, indem Sie wertvolle Zeit mit Ihren Eltern verbringen; für Ihre Leistungen gelobt werden, egal was sie sind, und ermutigt werden, es weiter zu versuchen, selbst wenn Dinge schief gehen.

Menschen mit einem gesunden Selbstwertgefühl sind stolz auf sich selbst und ihre Leistung. Sie sind gut in dem, was sie tun. Sie sind zuverlässig und verantwortungsbewusst. Weil sie sich selbst oder anderen nichts beweisen müssen, sind sie gute Teamplayer. Sie fühlen sich einfach gut dabei, wer sie sind.

Wenn Sie sich nicht anerkannt fühlen oder von Ihren Eltern ignoriert wurden, oder wenn Anerkennung nur gegeben wird, wenn Sie der Beste sind, wachsen Sie in dem Glauben auf, dass Sie anderen beweisen müssen, ihrer Liebe oder Aufmerksamkeit würdig zu sein. Solche Individuen suchen die Anerkennung, die sie brauchen, durch Reichtum, Status, Macht oder Autorität. Sie können sehr ehrgeizig sein und sich extrem auf Sieg fokussieren. Ihr Selbstwertgefühl basiert auf ihrem Status und ihren Leistungen. Sie müssen gut aussehen und ein positives Image vermitteln. Sie wollen sich von der Masse abheben und wahrgenommen werden. Sie wollen die Besten sein, damit sie die Anerkennung erhalten, die ihnen in jungen Jahren verweigert wurde. Bis zum Äußersten getrieben, wollen sie Ruhm und Ehre. Sie wollen sich in der Bewunderung anderer sonnen.

Menschen mit einem schlechten Selbstwertgefühl maskieren oft ihr Gefühl von Unterlegenheit, indem sie die Namen berühmter Menschen fallen lassen, die sie kennen oder denen sie begegnen. Sie tun dies, damit Sie denken, dass sie gut vernetzt sind. Sie wollen sich überlegen fühlen. Wenn Sie eine dieser Eigenschaften zeigen, dann müssen Sie Ihre Selbstwertgefühl-Angst aufdecken und daran arbeiten, sie loszulassen oder neu zu programmieren.

Ihre Mangelbedürfnisse meistern

Unsere Gedanken bleiben auf den ersten drei Ebenen des persönlichen Bewusstseins stecken, weil wir unbewusste Ängste haben, nicht in der Lage zu sein, unsere Mangelbedürfnisse zu befriedigen. Der einzige Ausweg ist, für jeden Aspekt Ihres Lebens, einschließlich Ihrer Emotionen, Verantwortung zu übernehmen. Sie müssen lernen, wie Sie Ihre limitierenden Glaubenssätze in Bezug auf Überleben, Beziehungen und Selbstwertgefühl managen, meistern, loslassen oder umprogrammieren können, wenn Sie Ihr Potential ausschöpfen und alles das werden wollen, was Sie werden können.

Ebene 4: Evolutionsbewusstsein

Die vierte Ebene des menschlichen Bewusstseins beschäftigt sich mit der Suche nach Ihrer wahren Identität. In diesem Entwicklungsstadium stellen Sie sich die Fragen „Wer bin ich", „Wer ist das „Ich", das jenseits meiner elterlichen und kulturellen Konditionierung liegt" und „Wer ist das „Ich", das ausbrechen und in der Welt gesehen werden will". Nur wenn Sie diese Fragen beantworten, können Sie Ihr authentisches Selbst entdecken.

Indem Sie uneingeschränkt zum Ausdruck bringen, wer Sie sind, ohne Angst vor dem, was andere denken mögen, besonders Ihre Eltern, Altersgenossen, Ihr Lebenspartner, Ihre Kinder und die Autoritätspersonen in Ihrem Leben, haben Sie die Möglichkeit, Entscheidungen zu treffen, die mehr mit dem übereinstimmen, was Sie wirklich sind; Entscheidungen, die es Ihnen ermöglichen, Ihr einzigartiges Selbst auszudrücken. Die Belohnung, die mit dem Streben nach Selbsterkenntnis einhergeht, ist die Freiheit: Freiheit, sich mit Ehrlichkeit und Integrität zu äußern. Wenn man entdeckt und zum Ausdruck bringt, wer man wirklich ist, muss man sich nicht mehr hinter einer Fassade verstecken. Sie werden in der Lage sein, nach Ihrer eigenen Melodie zu marschieren, nicht nach der Melodie, die andere Ihnen aufgezwungen haben. Um herauszufinden, wer Sie sind, werden Sie abenteuerlustig werden; sie werden Ihre Fähigkeiten und Talente entdecken und verfeinern wollen: Sie werden alles werden wollen, was Sie werden können.

Die Arbeit der Evolution ist ein lebenslanger Prozess der Selbstfindung und der Feinabstimmung Ihrer Werte und Überzeugungen. Wenn man mit selbstverwirklichten Eltern in einer liberalen Demokratie aufgewachsen ist, hat man schon einen Vorsprung. Sie werden nur wenige unbewusste, angstbasierte Überzeugungen (Mangelbedürfnisse) zu bewältigen haben. Sie werden sich frei darin fühlen, Ihre wahre Natur zu zeigen.

Ebene 5: Übereinstimmungsbewusstsein

Die fünfte Ebene des menschlichen Bewusstseins beschäftigt sich damit, einen Sinn in Ihrem Leben zu finden. Wozu sind Sie auf die Welt gekommen? Auf dieser Bewusstseinsebene lautet die Frage nicht mehr „Wer bin ich?", sondern „Warum bin ich hier in diesem Körper und in dieser Situation". Für einige Menschen, die kein Gefühl für den Sinn ihres Daseins haben, ist dies eine beängstigende Frage. Für andere, die mit einem bestimmten Talent gesegnet sind, mag der Sinn offensichtlicher erscheinen. Wenn Sie sich über Ihren Zweck nicht sicher sind, konzentrieren Sie sich einfach auf das, was Sie gerne tun, und achten auf das, was unmittelbar vor Ihnen liegt. Tun Sie es nach bestem Wissen und Gewissen. Alternativ können Sie einfach Ihrer Freude folgen, Ihre Talente weiterentwickeln und Ihrer Leidenschaft nachgehen. Dies wird Sie schließlich dorthin führen, wo Sie sein müssen, um die Bestimmung Ihrer Seele zu erfüllen.

Der Weg zu Ihrer Bestimmung kann viele Wendungen haben. Sie müssen erkennen, dass es eine Reise ist. Viele Menschen finden ihre Bestimmung erst in der Lebensmitte oder später. Wenn sie jedoch zurückblicken, erkennen sie, dass alle Drehungen und Wendungen einen Zweck hatten – sie durch ihre Erfahrungen darauf vorzubereiten, das Geschenk weiterzugeben, mit dem sie auf die Welt kamen.

Wenn Sie Ihre Bestimmung finden, kann es sich wie etwas Kleines anfühlen, oder es kann sich wie etwas Großes anfühlen. Was auch immer es ist, Sie müssen erkennen, dass es das ist, wozu Ihre Seele hierher gekommen ist, und wenn Sie Ihrer Inspiration – den Anregungen Ihrer Seele – folgen, werden Sie schließlich die Sinnerfüllung finden, die Sie gesucht haben.

Wenn Sie offen für den Einfluss Ihrer Seele bleiben, werden Sie feststellen, dass Sie auf die Wege geführt werden, die Sie gehen müssen. Wenn Sie voll im Fluss sind, werden Sie feststellen, dass Ihre Bedürfnisse erfüllt sind, noch bevor Sie wissen, dass Sie sie haben. Das Leben wird zu einer Reise der Synchronizität; es entfaltet sich einfach vor Ihnen. Seien Sie versichert, dass, wenn Sie Ihre Energie für Ihren Seelenzweck einsetzen, alle möglichen unerwarteten Ereignisse auftreten werden, um Sie auf dieser Reise zu unterstützen.

Wenn die Bedürfnisse der Seele über lange Zeiträume hinweg ignoriert werden, entstehen Depressionen, Traurigkeit und Frustration. Sie werden anfangen, sich mit Ihrem Leben unwohl zu fühlen. Sie werden sich gelangweilt fühlen. Sie können sich sogar verloren fühlen. Sie können nicht genau erklären, was los ist. Sie wissen nur, dass sich Ihr Leben leer anfühlt und Sie Ihr Potential nicht ausschöpfen.

Ebene 6: Kooperationsbewusstsein

Die sechste Ebene des menschlichen Bewusstseins besteht darin, einen Unterschied in der Welt zu machen – in der unmittelbaren Welt, die Sie umgibt, in Ihrer Gemeinschaft oder Nation oder in der globalen Gesellschaft. Sobald Sie einen Zweck gefunden haben, der Ihrem Leben einen Sinn gibt, lernen Sie schnell, dass das, was Sie bewirken können, viel größer ist, wenn Sie mit anderen zusammenarbeiten, die ein ähnliches Ziel verfolgen oder auf die gleiche Sache ausgerichtet sind. Hier zahlt sich all die Arbeit aus, die Sie geleistet haben, um zu lernen, wie Sie die Emotionen, die mit Ihren unbewussten Ängsten verbunden sind, managen, meistern oder loslassen. Je leichter Sie in der Lage sind, sich mit anderen zu verbinden und sich mit ihnen zu identifizieren, desto einfacher ist es, zusammenzuarbeiten und dadurch Ihren Einfluss in der Welt zu nutzen.

Wenn Sie eine Führungskraft sind, die auf dieser Bewusstseinsebene operiert, erkennen Sie, dass Ihre Fähigkeit, Ihren Zweck zu erfüllen und einen Unterschied zu machen, von Ihrer Fähigkeit abhängig ist, die Arbeit derjenigen zu erleichtern, die Ihre Sache unterstützen. Sie beginnen zu erkennen, dass Sie durch andere - Ihre Anhänger - Einfluss auf die Welt nehmen. Sie müssen verstehen, dass es Mut braucht, ein Nachfolger zu sein, insbesondere ein früher Nachfolger. Deshalb müssen Sie Ihre Anhänger unterstützen und fördern, damit sie alles werden, was sie werden können.

Wenn Sie bis zum Erreichen einer anderen Bewusstseinsebene noch emotionale Mängel haben oder einen übertriebenen Sinn für die eigene Wichtigkeit haben, werden Sie den Menschen den Eindruck vermitteln, dass Sie aus Eigennutz agieren, und sie werden sich nicht zu Ihnen hingezogen fühlen. Sie werden Abstand halten, sie werden zögern, Unterstützung zu geben, und Sie werden Ihre Chance verlieren, das Potential Ihrer Seele zu erfüllen.

Deshalb ist die Transformationsebene des Bewusstseins so wichtig. Während Sie weiterhin tiefere Ebenen Ihrer Unsicherheiten aufdecken - die Ängste, die mit Ihren unerfüllten Bedürfnissen verbunden sind - müssen Sie zur Transformationsebene des Bewusstseins zurückkehren, um Ihre begrenzten bewussten und unbewussten, auf Angst basierenden Überzeugungen zu managen, zu meistern, loszulassen oder neu zu programmieren und neue neuronale Wege zu bauen.

Der Fokus des Kooperationsbewusstseins liegt auf dem Handeln. Den richtigen Weg zu finden, um Ihren Zweck auszudrücken, ist vielleicht nicht einfach. Es kann bedeuten, dass Sie auf eine Lebensweise verzichten, die Ihnen Komfort, Stabilität und Sicherheit bringt. Es kann bedeuten, den Standort zu wechseln, Freunde aufzugeben und die finanzielle Stabilität aufzugeben. Es könnte sich sehr beängstigend anfühlen. Aber es ist nichts, was Sie vermeiden können. Sie werden sich nie mit sich selbst wohl fühlen - sie werden keine innere Stabilität finden - wenn Sie Ihrer Leidenschaft nicht folgen. Es gibt keine wirkliche

Alternative. Entweder man folgt der Absicht seiner Seele, oder man verbringt den Rest seines Lebens damit es zu bedauern.

Ebene 7: Mitwirkungsbewusstsein

Die siebte Ebene des menschlichen Bewusstseins ist der selbstlose Dienst an dem Anliegen, das Gegenstand Ihrer Seelenabsicht ist. Sie erreichen diese Ebene, wenn die Veränderung zu einer Lebensweise wird. Sie sind jetzt voll und ganz von Ihrer Seelenabsicht durchdrungen und leben das Leben einer mit der Seele durchdrungenen Persönlichkeit. Sie fühlen sich mit der Ungewissheit wohl und umarmen alles, was Ihnen in den Weg kommt, ohne zu urteilen. Sie sind immer auf der Suche nach Möglichkeiten zu Wachstum und Entwicklung.

Wenn Sie dieses Stadium der Entwicklung erreichen, kann es sein, dass Sie Zeit für Ruhe und Besinnung brauchen. Sie werden die Inspiration suchen, die Sie von Ihrer Seele benötigen, damit Sie Ihre Bestimmung in jedem Moment des Tages leben und atmen können. Sie werden wissen, wann Sie von dieser Bewusstseinsebene aus operieren, denn es wird nichts anderes zu tun geben. Sie werden nicht „in Rente" gehen wollen, denn dann hätte Ihr Leben keine Bedeutung mehr. Es wird keine Trennung mehr geben zwischen Arbeit und dem Rest Ihres Lebens. Was Sie vorher als Arbeit betrachtet haben, wird jetzt zum Spiel.

Die Gefahr, mit der Sie jetzt konfrontiert sind ist, das Gleichgewicht zu verlieren: Sie werden mehr und mehr von der Begeisterung wollen, die Sie spüren, während Sie sich selbst im Fluss erleben. Sie dürfen nie vergessen, dass Sie körperliche, emotionale, mentale und spirituelle Bedürfnisse haben, und um innere Stabilität zu erfahren, müssen alle diese Bedürfnisse erfüllt sein. Vernachlässigen Sie sich nicht selbst. Bewegen Sie sich regelmäßig, essen Sie gesunde Mahlzeiten, pflegen Sie tiefe Freundschaften, bleiben Sie an aktuellen Themen interessiert und pflegen Sie Disziplinen, die Ihr spirituelles Leben unterstützen. Dies ist der einzige Weg, wie Sie in der Lage sein werden, die Beschäftigung mit Ihrer Seelenabsicht über einen langen Zeitraum aufrechtzuerhalten. Wenn Sie es nicht tun, werden Sie ausbrennen; Ihr Körper wird erschöpft sein, bevor Sie es sind.

Eine weitere Gefahr, die diese Ebene in sich birgt, ist das übermäßige Engagement. Dies kann auch dazu beitragen, das Gleichgewicht zu verlieren. Erfolgreiche Menschen sind Attraktoren. Alle wollen in ihrer Nähe sein, mit ihnen reden und mit ihnen arbeiten. Wenn Sie nicht aufpassen, wird diese Aufmerksamkeit dazu führen, dass Sie Ihren Fokus verlieren. Sie werden wissen, wann es soweit ist, wenn Sie keinen Spaß mehr haben. Der beste Ratschlag, den ich Ihnen geben kann ist, die Dinge zu tun, die Ihnen Freude machen und Ihr Leben so zu gestalten, wie Sie es möchten.

Schließlich ist es wichtig, dass Sie lernen, sich vom Ergebnis zu lösen. Indem man sich Ziele setzt, schränkt man das, was man in der Welt erreichen kann, möglicherweise ein. Ihre Aufgabe in dieser Entwicklungsphase und dieser Bewusstseinsebene ist es, sich der Inspiration Ihrer Seele hinzugeben. So erfüllen Sie Ihr Schicksal und erreichen maximale Wirksamkeit. Ihre Seele wird Sie nie bitten, mehr zu tun, als Sie können. Ihre Seele will, dass Sie sich um Ihre körperlichen, emotionalen, mentalen und spirituellen Bedürfnisse kümmern. Sie braucht Sie, um ein langes und gesundes Leben zu führen, damit sie ihren Zweck erfüllen kann.

Vollspektrum-Bewusstsein

Individuen, die gelernt haben, alle ihre Bedürfnisse zu meistern, agieren aus dem vollen Spektrum an Bewusstsein. Sie entfalten alle positiven Eigenschaften der sieben Ebenen des persönlichen Bewusstseins:

- Sie meistern ihre Lebensfähigkeitsbedürfnisse, indem sie gesund bleiben, ihr physiologisches Überleben und ihre finanzielle Sicherheit sichern und sich vor Schäden und Verletzungen schützen.
- Sie meistern ihre Beziehungsbedürfnisse, indem sie Freundschaften und Familienverbindungen aufbauen, die ein Gefühl der emotionalen Zugehörigkeit schaffen, welches auf bedingungsloser Liebe basiert.
- Sie meistern ihre Leistungsbedürfnisse, indem sie ein Gefühl von Stolz auf sich selbst und auf ihre Leistung entwickeln und in allem, was sie tun, verantwortungsbewusst und zuverlässig handeln.
- Sie meistern ihre Evolutionsbedürfnisse, indem sie den Mut haben, ihr authentisches Selbst anzunehmen und die Ängste loszulassen, die sie auf ihre Mangelbedürfnisse festnageln.

- Sie meistern ihre inneren Übereinstimmungsbedürfnisse, indem sie die Absicht ihrer Seele entdecken und die Glaubenssätze ihres Egos mit den Werten ihrer Seele in Einklang bringen.
- Sie meistern ihre Kooperationsbedürfnisse, indem sie zielstrebig sind und die Hebelwirkung nutzen, die darin besteht mit anderen zusammenzuarbeiten, die ein ähnliches Ziel haben oder auf das gleiche Anliegen ausgerichtet sind.
- Sie meistern ihre Mitwirkungsbedürfnisse, indem sie ein Leben in selbstlosem Dienen zum Wohle der Menschheit und des Planeten führen.

Zusammenfassung

Hier sind die Hauptpunkte dieses Kapitels:

1. Alles, was die Fähigkeit hat, Veränderungen in seiner Umgebung zu spüren und darauf zu reagieren, ist bewusst.
2. Der primäre Zweck des Bewusstseins ist es, die innere Stabilität und das äußere Gleichgewicht des Wesens zu erhalten, welches das Bewusstsein hat.
3. Der Mensch hält die innere Stabilität aufrecht, indem er lernt, die Bedürfnisse des erreichten psychischen Entwicklungsstadiums und der durchlaufenen Entwicklungsstadien, in denen er noch unerfüllte Bedürfnisse hat, zu meistern.
4. Wir arbeiten mit drei Arten von Geist – dem Körper-Geist, dem Ego-Geist und dem Seelen-Geist.
5. Wenn unser Körper-Geist nicht mehr in der Lage ist, die innere Stabilität aufrechtzuerhalten, werden wir krank, leiden und sterben. Wenn unser Körper-Geist in der Lage ist, die innere Stabilität und das äußere Gleichgewicht zu erhalten, fühlen wir uns vital, gesund und lebendig.
6. Wenn unser Ego-Geist nicht in der Lage ist, die innere Stabilität aufrechtzuerhalten, werden wir verärgert, ängstlich oder gestresst. Wenn unser Ego-Geist in der Lage ist, die innere Stabilität und das äußere Gleichgewicht zu erhalten, fühlen wir uns glücklich und zufrieden.
7. Wenn unser Seelen-Geist nicht in der Lage ist, die innere Stabilität aufrechtzuerhalten, werden wir traurig, mutlos oder depressiv. Wenn unser Seelen-Geist in der Lage ist, die innere Stabilität und das äußere Gleichgewicht zu erhalten, fühlen wir, dass das Leben einen Sinn hat und wir erleben ein inneres Gefühl von Freude und Frieden.

8. Das Ego hat drei grundlegende Bedürfnisse: sich selbst und den Körper frei von Schaden zu halten, zu lieben und geliebt zu werden und von anderen für seine Gaben und Talente anerkannt zu werden.
9. Die Seele hat auch drei Bedürfnisse: die Werte und Motivationen des Egos mit den Motivationen der Seele in Einklang zu bringen, einen Unterschied in der Welt zu machen und ein Leben in selbstlosem Dienst zu führen.
10. Es gibt sieben Bewusstseinsebenen, die den sieben Stufen der psychischen Entwicklung entsprechen.
11. Individuen, die gelernt haben, alle ihre Bedürfnisse zu meistern, arbeiten mit dem vollen Spektrum an Bewusstsein.

Im nächsten Kapitel werde ich die Entwicklungsstufen des menschlichen Verstandes/Hirns und die damit verbundenen Auswirkungen auf unsere Entscheidungsfindung beschreiben.

Notizen

1. Carl Jung, ***The undiscovered Self***, 1958 S. 48.
2. Carl Jung, ***Modern man in Searching of a Soul***, 1933. S. 229.
3. Richard Barrett, ***What My Soul Told Me*** (Bath: Fulfilling Books), 2012.

Kapitel 5: Die Entwicklung des menschlichen Gehirns verstehen

Damit das Bewusstsein seine Aufgabe erfüllen kann – einerseits Bedrohungen und andererseits Möglichkeiten zur Verbesserung der inneren Stabilität und das äußere Gleichgewicht einer Einheit oder einer Gruppenstruktur zu erkennen – muss es in der Lage sein, vier Dinge zu tun:

- ***Wiedererkennen*** von potentiellen Bedrohungen und Chancen, wenn sie wahrgenommen werden.
- ***Erinnerung*** daran, welche Maßnahmen zu ergreifen sind, wenn Sie mit spezifischen Bedrohungen oder Chancen konfrontiert sind, denen Sie bereits begegnet sind, damit Sie die Bedrohung minimieren oder die Chancen maximieren können.
- ***Analyse*** der Optionen für den Umgang mit einer potenziellen Bedrohung oder einer noch nie dagewesenen Chance.
- ***Entscheidung*** treffen und wissen, was zu tun ist, damit eine Einheit oder eine Gruppenstruktur entweder ihre Sicherheits- oder Wachstumsbedürfnisse erfüllen kann.

Mit anderen Worten, um in der physischen Welt präsent zu bleiben, braucht eine Einheit eine Art physische „Hardware" zur ***Datenerfassung*** (Sensing-Mechanismen), eine Art „Betriebssystem" zur ***Informationsverarbeitung, Speicherung und Mustererkennung*** und eine Art „Software" zur ***Bedeutungsbildung*** und ***Entscheidungsfindung***.

Hardware

Datenerfassung ist die Fähigkeit eines Systems, Veränderungen in seinem internen und externen Umfeld zu erkennen und diese Daten zur Informationsverarbeitung weiterzugeben.

Betriebssystem

Informationsverarbeitung ist die Fähigkeit, die aus den verschiedenen Sinnen gesammelten Datenströme zu umfassenden und aussagekräftigen Informationspaketen zusammenzufassen.

- *Speicherung (Memory-making)* ist die Fähigkeit, Informationspakete zusammen mit den Reaktionen und Reaktionen auf diese Informationspakete zu speichern, die es dem System in der Vergangenheit ermöglichten, seine innere Stabilität und sein äußeres Gleichgewicht aufrechtzuerhalten.

- *Mustererkennung* ist die Fähigkeit, eingehende Informationspakete zu identifizieren und mit denen im Speicher zu vergleichen, um eine Übereinstimmung zu finden, die anschließend eine Reaktion oder Antwort auslöst, die es dem System ermöglicht, seine innere Stabilität und sein äußeres Gleichgewicht zu erhalten oder zu verbessern.

Software

- *Bedeutungsbildung* ist die Fähigkeit, Übereinstimmungen zwischen eingehenden Informationspaketen und gespeicherten Informationspaketen zu finden, um zu verstehen, inwieweit das Informationspaket eine Bedrohung für die innere Stabilität und das äußere Gleichgewicht des Unternehmens darstellt oder eine Möglichkeit zur Verbesserung seiner inneren Stabilität und seines äußeren Gleichgewichts bietet.

- *Entscheidungsfindung* ist die Fähigkeit, angemessene Reaktionen oder Reaktionen auf eingehende Informationspakete zu formulieren, basierend auf der ihnen zugewiesenen Bedeutung: ausweichende Maßnahmen zu ergreifen, wenn das eingehende Informationspaket eine Bedrohung darstellt, zu ignorieren oder zu entspannen, wenn das Informationspaket neutral ist, oder die Situation auszunutzen, wenn das Informationspaket eine Gelegenheit bietet, die unmittelbaren oder zukünftigen Bedürfnisse des Unternehmens zu erfüllen.

Ich nenne diese verschiedenen Funktionen die sechs Vektoren des Bewusstseins.

Damit die Evolution vorankam, erforderte jede Stufe der Evolution eine Erhöhung des Entwicklungsniveaus jedes Vektors. Der Grund dafür war einfach: Mit der Entwicklung der Entitäten wurden ihre Existenzbedingungen größer und komplexer, und sie brauchten spezialisierte Hardware, komplexere Betriebssysteme und anspruchsvollere Software, um die Bedeutung der Situationen, denen sie begegnet waren, zu verstehen.

Basierend auf diesem Verständnis können wir die Evolution beschreiben als:
Die immer größer werdende Fähigkeit physischer Wesen und ihrer Gruppenstrukturen, Informationen aus ihrer Umgebung abzuleiten, damit sie ihre innere Stabilität und ihr äußeres Gleichgewicht in immer größeren und komplexeren Existenzbedingungen erhalten oder verbessern können.

Diese Definition der Evolution könnte auch als Grundlage für die Definition von Intelligenz verwendet werden.

Intelligenz ist demnach die Fähigkeit, Informationen aus unserer internen und externen Umgebung abzuleiten und diese Informationen zu nutzen, um unsere eigene innere Stabilität und unser externes Gleichgewicht sowie die innere Stabilität und das externe Gleichgewicht der Gruppenstrukturen, zu denen wir gehören, zu verbessern.

Auf dieser Grundlage können wir sagen, dass der Homo sapiens im Moment den Höhepunkt der Evolution darstellt, denn wir haben zweifellos bewiesen, dass wir in der Lage sind, komplexere Umgebungen zu beherrschen als jede andere Spezies oder Unterart, einschließlich aller ausgestorbenen Zweige der Gattung Homo.

Lassen Sie uns nun untersuchen, wie wir diese Vormachtstellung erreichen konnten, indem wir uns die Entwicklung des menschlichen Gehirns ansehen und seine Funktionsweise untersuchen.

Das menschliche Gehirn

In evolutionärer Hinsicht können wir sagen, dass das menschliche Gehirn das Produkt von etwa 500 Millionen Jahren Evolution ist.[4] Es besteht aus drei verschiedenen physischen Komplexen, die als Reptiliengehirn, Limbisches

System und Neokortex bekannt sind. Dieses Trio von miteinander verwobenen Komplexen wird manchmal auch als das dreieinige Gehirn bezeichnet.[5]

In evolutionärer Hinsicht stellt jeder Komplex ein signifikantes „Hardware-Upgrade" gegenüber früheren Gehirnen dar. Einhergehend mit diesen Hardware-Upgrades war immer auch eine Verbesserung des „Betriebssystem". Neue Betriebssysteme waren aus zwei Gründen notwendig: um die Funktionsweise des neuen Teils des Gehirns mit dem/den alten Gehirn(en) zu integrieren und ein höheres Maß an Funktionalität zu bieten, das kongruenter ist mit der Aufrechterhaltung der inneren Stabilität und des äußeren Gleichgewichts in einem größeren Maßstab und komplexeren Existenzsystem.

Im folgenden Text können Sie den Eindruck gewinnen, dass ich mich auf Hardware-, Betriebssystem- und Software-Upgrades beziehe, als ob sie in neuen Releases zu bestimmten Zeitpunkten erfolgt wären. Dies ist natürlich eine grobe Vereinfachung der Evolution. In Wirklichkeit wären die aufgetretenen Hardware-, Betriebssystem- und Softwareverbesserungen als inkrementelle Verbesserungen über Millionen von Jahren hinweg aufgetreten.[6]

Carl Jung beschreibt die Entwicklung der menschlichen Psyche in ähnlicher Weise:

> *Jeder zivilisierte Mensch, unabhängig von seiner bewussten Entwicklung, ist immer noch ein archaischer Mensch auf den tieferen Ebenen seiner Psyche. So wie der menschliche Körper uns mit den Säugetieren verbindet und zahlreiche Relikte früherer Evolutionsstufen zeigt, die bis in das Reptilienzeitalter zurückreichen, so ist auch die menschliche Psyche ein Produkt der Evolution, das, wenn man ihren Ursprüngen folgt, unzählige archaische Merkmale aufweist.*[7]

Hardware- und Betriebssystem-Upgrades

Das Reptiliengehirn

Aus evolutionärer Sicht war das erste Gehirn, das auftauchte, das Reptiliengehirn. Es reguliert unsere Physiologie – die Vitalfunktionen des Körpers wie Herzfrequenz, Atmung, Körpertemperatur und Gleichgewicht –

und ist die Heimat unserer Überlebensinstinkte. Diese Art von Gehirn ist in allen Lebewesen zu finden. Das Repitiliengehirn ist eng mit dem Körper-Geist und dem ätherischen Energiefeld verbunden.[8]

Der Haupttreiber des Betriebssystems des Reptiliengehirns ist ein kompromissloser Impuls zur ***Selbsterhaltung*** auf individueller und artbezogener Ebene. Das Reptiliengehirn scannt eingehende Informationspakete nach Bedrohungen für sein physisches Überleben und auch nach Möglichkeiten, seine Hunger- und Fortpflanzungsbedürfnisse zu befriedigen. Es hat keine sozialen Impulse oder Motivationen. Typische Verhaltensweisen im Zusammenhang mit dem reptilischen Gehirn sind Aggression, Dominanz, Territorialität, Lust und rituelle Darstellungen.

Das Reptiliengehirn arbeitet ausschließlich auf der Ebene der Lebensfähigkeit des Bewusstseins und ist zusammen mit dem Limbischen System der Hauptspeicher für die Erinnerungen unserer Art. Es macht Sinn aus dem, was es wahrnimmt, durch Mustererkennung, basierend auf Erinnerungen, die von einer Generation zur anderen durch die DNA übertragen werden.

Das Limbische System

Das zweite Gehirn, das in der Evolution auftauchte, war das Limbische System. Das Limbische System ist auf und um das Reptiliengehirn aufgebaut und steht in engem Zusammenhang mit dem Ego-Geist und dem emotionalen Energiefeld.

Das Limbische System ist bei allen Säugetieren zu finden und reguliert unsere Zugehörigkeitsinstinkte. Während weder männliche noch weibliche Reptilien ihre Jungen aufziehen, beteiligen sich männliche und weibliche Säugetiere nicht nur an der Aufzucht ihrer Jungen, sondern schließen sich auch zu Familien und sozialen Netzwerken zusammen, die den Gruppenerhalt unterstützen. Typische Verhaltensweisen, die mit dem Limbischen System in Verbindung gebracht werden, sind fürsorglich, nährend, schützend und bildend.

Darüber hinaus ist das Limbische System für unseren Antrieb, ***körperliches und emotionales Vergnügen zu suchen und körperliche und emotionale Schmerzen zu vermeiden***, verantwortlich.

Während das Reptiliengehirn eingehende Informationspakete nach Bedrohungen für sein physisches Überleben und Möglichkeiten zur Befriedigung seiner Hunger- und Fortpflanzungsbedürfnisse durchsucht, durchsucht das Limbische System eingehende Informationspakete einerseits nach Bedrohungen, die zu körperlichen und emotionalen Schmerzen führen könnten, und andererseits nach Möglichkeiten, die körperliches und emotionales Vergnügen bringen könnten. Mit anderen Worten, das Limbische System konzentriert sich auf seine physischen und emotionalen Sicherheitsbedürfnisse und das Reptiliengehirn konzentriert sich einzig auf die Überlebensbedürfnisse.

In den meisten Situationen überschreibt das Limbische System die übermäßig aggressiven Selbsterhaltungs-, Hunger- und Fortpflanzungsreaktionen des Reptiliengehirns, um den sozialen Motivationen des Egos gerecht zu werden. Das Limbische System schützt andere, teilt Essen mit anderen und hält sich zurück, mit den Partnern anderer Mitglieder seiner Gruppe Unzucht zu treiben. Deshalb lehren Säugetiere ihre Jungen die Regeln sozialer Interaktionen. Die Regeln sollen die instinktiven Reaktionen des Reptiliengehirns einschränken, die die Harmonie und den Zusammenhalt der Familie oder Gemeinschaft bedrohen, von der das Ego für sein Überleben, seine Beziehung und seine Bedürfnisse an Selbstachtung abhängt.

Das Reptiliengehirn verleiht Wahrnehmungen durch Mustererkennung auf der Grundlage der Erinnerungen einer Art einen Sinn. Dagegen erzeugt das Limbische System Bedeutung auf Basis von Erinnerungen der Art ***und*** der Person – insbesondere die Erinnerungen aus der Kindheit, in der die meisten neuronalen Pfade des Gehirns gebildet werden.

Der Neokortex

Das dritte Gehirn, das die Evolution hervorbrachte, war der Neokortex. Der Neokortex sitzt physisch auf dem Limbischen System und umgibt es. Der Neokortex ist unser rational denkender Verstand. Es kommt in allen Säugetieren und Primaten höherer Ordnung vor. Am weitesten entwickelt ist es in der Gattung Homo, die vor 2,3 bis 2,4 Millionen Jahren entstand. Die Untergattung Homo sapiens (moderner Mensch) erreichte vor etwa 200.000 Jahren die anatomische Reife und begann vor etwa 50.000 Jahren, die volle Verhaltensreife zu zeigen.

Aufgrund der begrenzten Größe des menschlichen Geburtskanals ist der Neokortex bei der Geburt nicht vollständig ausgebildet. Tatsächlich haben wir erst im Alter von sieben oder acht Jahren ein voll funktionsfähiges menschliches Gehirn.

Das bedeutet, dass die ersten neuronalen Wege, die im Neokortex gebaut werden, diejenigen sind, die von der Interpretation des Reptiliengehirns und Limbisches System abhängen, dass wir in der Lage sind, unsere Überlebens- und Beziehungsbedürfnisse während der Überlebens- und Anpassungsphase unserer psychologischen Entwicklung zu erfüllen.

Die Hauptfunktion des neokortikalen Hirns beim menschlichen Erwachsenen besteht darin, uns bei der *Suche nach Sinn zu* unterstützen. Dies geschieht auf zwei Ebenen: Verständnis dessen, was in der Welt um uns herum geschieht, so dass wir entscheiden können, was wir tun, um die Bedürfnisse unseres Egos nach Überleben, Beziehung und Selbstwertgefühl am besten zu erfüllen; Verständnis über unseren Lebenszweck, so dass wir den inneren Zusammenhalt unserer Seele befriedigen können, indem wir einen Unterschied machen und Bedürfnisse erfüllen. Der Neokortex ist daher der Diener sowohl des Ich-Geistes als auch des Seelen-Geistes.

Die Hauptfunktion des Neokortex besteht darin, über unsere Sinne eingehende Informationen auf logische Konsistenz und Klarheit zu prüfen. Es alarmiert uns automatisch (erregt unsere Aufmerksamkeit), wenn es Veränderungen in unserem Lebensumfeld wahrnimmt, die vom Normalen abweichen und in Situationen, die ungewöhnlich sind. Der Neokortex, der mit dem mentalen Energiefeld verbunden ist, hilft uns auch dabei, festzustellen, wie wir am besten auf Veränderungen in unserer Umgebung oder ungewöhnliche Situationen reagieren können, damit wir weiterhin unsere Defizitbedürfnisse decken und Möglichkeiten zur Erhöhung unserer inneren Stabilität und unseres äußeren Gleichgewichts auf der Ebene der erreichten psychischen Entwicklung erkunden können.

Im Vergleich zum Reptiliengehirn und Limbischen System, das instinktiv auf Situationen reagiert, arbeitet der Neokortex langsamer, aber genauer.[9] Er nutzt die Mustererkennung nicht, um Bedeutung zu erzeugen, sondern nutzt Daten, Fakten und Überzeugungen, um die Dinge logisch aufzubereiten.

Er reflektiert, berechnet, begründet und nutzt die Logik, um Bedeutung zu finden.

Sobald der Neokortex uns geholfen hat, herauszufinden, was in unserer Umgebung passiert und wie die beobachteten Veränderungen uns beeinflussen oder uns Chancen bieten können, nutzen wir dann die mentalen Fähigkeiten des Neokortex, um Entscheidungen darüber zu treffen, wie wir unsere Bedürfnisse unter den gegebenen Umständen am besten erfüllen können.

In evolutionärer Hinsicht ist die Mustererkennung, die vom Reptiliengehirn und Limbischen System verwendet wird, ein perfekter Überlebensmechanismus, da sie unmittelbar erfolgt. Das Reptiliengehirn und das Limbische System ermöglichen es Ihnen, auf Bedrohungen oder Möglichkeiten zu reagieren, lange bevor Ihr Neokortex Zeit hatte, zu verstehen, was passiert und wie er reagieren soll.

Aber es gibt ein großes Problem bei der Mustererkennung: Sie ist nicht sehr genau. Sofort erkennt Ihr Reptiliengehirn und das Limbische System einige Datenpunkte, deren Lücken es basierend auf Ihren Überzeugungen mit Annahmen füllt.

Überzeugungen sind einfach ausgetretene neuronale Pfade. Wenn einschränkende, auf Angst basierende unbewusste Überzeugungen verwendet werden, um die Lücken auszufüllen, riskieren Sie, unangemessen auf das zu reagieren, was auch immer passiert. Denn: Ihr Reptiliengehirn und das Limbische System füllen die Lücken und führen zu voreiligen Schlüssen.

Meistens basieren Ihre Reaktionen auf emotional aufgeladenen, bewussten oder unbewussten Überzeugungen, die vor dem achten Lebensalter entstanden sind, als Sie Ihre ersten neuronalen Pfade gelegt haben. Dies war eine Zeit, in der Sie sich am wenigsten verteidigen und mit Ihren Eltern verhandeln konnten, um Ihre Bedürfnisse zu erfüllen. Wenn Sie nichts tun, um die einschränkenden Überzeugungen zu korrigieren, die Sie gelernt haben, als Ihr Neokortex noch wuchs, werden Sie feststellen, dass Sie sich in Ihrem Erwachsenenleben als die neuronalen Bahnen zeigen, die Ihr schnelles Denken bedingen. Diese Überzeugungen, die in der Kindheit entstanden sind, sind vielleicht nicht mehr angemessen, wenn man erwachsen wird. Sie können leicht zu Fehlinterpretationen und Missverständnissen führen.

Schnelles Denken

Die Mustererkennung, wie sie von unserem Reptiliengehirn und Limbischen System praktiziert wird, ist die Ursache für unser schnelles Denken – das Denken, von dem unser Bewusstsein (der Neokortex) nicht einmal weiß.

Schnelles Denken ist hilfreich, wenn Sie in gefährlichen Situationen leben, in denen Ihr Überleben ständig bedroht ist (auf einem Schlachtfeld oder im Dschungel), aber im modernen Alltag mit all seinen Komplexitäten kann das Ziehen voreiliger Schlüsse Sie in große Schwierigkeiten bringen und Ihre Überlebenschancen untergraben. Hier ist ein Beispiel dafür, wie unser schnelles Denken voreilige Schlüsse zieht. Studieren Sie den folgenden englischen Text für ein paar Sekunden und lesen Sie ihn dann.

7H15 M3554G3

53RV35 7O PROV3

HOW OUR M1ND5 C4N

DO 4M4Z1NG 7HING5!

1MPR3551V3 7HINGS!

IN 7H3 B3G1NN1NG

17 WA5 H4RD BU7<

NOW, ON 7H15 LIN3

YOUR M1ND 1S

R34D1NG 17

4U70M471C4LLY

W17H OU7 3V3N

7H1NK1NG 4BOU7 17

In diesem Beispiel haben wir nichts zu verlieren. Ob wir das lesen können oder nicht, wird unsere Überlebenschancen nicht beeinträchtigen.

> *Das Springen zu Schlussfolgerungen ist effizient, wenn die Schlussfolgerungen wahrscheinlich richtig und die Kosten eines gelegentlichen Fehlers akzeptabel sind, und wenn der Sprung viel Zeit und Mühe spart. Voreilige Schlüsse zu ziehen ist riskant, wenn die Situation unbekannt, der Einsatz hoch ist und keine Zeit bleibt, weitere Informationen zu sammeln.*[10]

Deshalb ist der Neokortex so passend für unsere moderne Zeit: Er hilft uns, durch die Komplexität unserer modernen Welt genauer zu navigieren, als das Reptiliengehirn und das Limbische System. Dieser Vorteil kann jedoch nur realisiert werden, wenn Sie in der Lage sind, über die angstbasierte Programmierung hinauszugehen, die in Ihrer Jugend stattfand, denn die einschränkenden Überzeugungen, die Sie damals gelernt haben, sind die neuronalen Wege, die Ihr schnelles Denken beeinflussen. Wann immer Ihre einschränkenden, angstbasierten Überzeugungen eine emotionale Reaktion auslösen, kann der Neokortex nicht erreicht werden. Wir können keine Vernunft in eine Situation einbringen, wenn wir inmitten einer emotionalen Aufregung sind. Wir werden **unvernünftig**, weil wir unsere Fähigkeit zur Vernunft verlieren. Erst wenn die angstbasierte Reaktion nachgelassen hat und die Emotionen verschwunden sind, können wir wieder auf unseren Neokortex zugreifen.

Dr. Alan Watkins beschreibt „Schnelles Denken" wie folgt:

> *In dieser halben Sekunde [zwischen dem Erkennen einer Bedrohung und dem Denken] hat sich unsere Physiologie verändert; die Emotion ist entstanden und ob wir uns dieser Emotion als Gefühl bewusst waren oder nicht, sie hat bereits eine Reaktion ausgelöst, von der der Neokortex noch nicht einmal weiß. Dieses biologische Phänomen bedeutet, dass wir alle eine halbe Sekunde hinter der Realität leben, und erklärt auch, warum das Gefühl das Denken dominiert und nicht umgekehrt. Das Fühlen ist schneller als das Denken und setzt den Kontext, in dem Gedanken überhaupt auftreten. .... Gedanken wären nicht entstanden, wenn sich unsere Physiologie und unsere Emotionen nicht zuerst geändert hätten.*[11]

Langsames Denken

Langsames Denken gibt es in zwei „Geschmacksrichtungen". egogetriebenes langsames Denken und seelengetriebenes langsames Denken. Im egogetriebenen langsamen Denken entscheiden wir mit unserer bewussten ***Überzeugung***, welche Maßnahmen wir ergreifen müssen, um mit einer Bedrohung umzugehen oder eine Gelegenheit zur Erfüllung unserer Bedürfnisse zu nutzen. Wir tun das, von dem wir ***denken***, dass es das Richtige ist, um unsere Bedürfnisse zu erfüllen. Im seelengetriebenen langsamen Denken nutzen wir unsere positiven ***Werte,*** um zu entscheiden, welche Maßnahmen wir ergreifen müssen, um mit einer Bedrohung umzugehen oder eine Gelegenheit zur Erfüllung unserer Bedürfnisse zu nutzen. Wir tun das, von dem wir ***glauben***, dass es das Richtige ist, um unsere Bedürfnisse zu erfüllen.

Wann immer Sie eine schwierige Entscheidung treffen, lohnt es sich immer, sich zu fragen, ob die Entscheidung, die Sie getroffen haben, Ihnen ein gutes Gefühl gibt oder ob Sie sich unwohl fühlen – ob Sie eine gewisse innere Instabilität fühlen. Wenn die Handlungen, die Sie auf der Grundlage der Überzeugungen Ihres Egos entwickelt haben, nicht mit den Werten Ihrer Seele übereinstimmen, dann werden Sie sich innerlich instabil fühlen.

In einer solchen Situation haben Sie zwei Möglichkeiten: Sie können das Gefühl ignorieren und mit Ihrem Plan fortfahren, der auf Ihren Überzeugungen basiert, oder Sie können Ihre Entscheidung darüber neu bewerten: Welche Handlungen auf der Grundlage Ihrer Werte sind zu unternehmen? Und Sie können sich entscheiden, sich auf die Bedürfnisse Ihrer Seele zu konzentrieren.

Unnötig zu sagen, dass seelengesteuertes langsames Denken erst dann auftritt, wenn wir die höheren Stufen der psychischen Entwicklung erreicht haben. Während wir noch in den überlebenden, konformen, differenzierenden Entwicklungsstadien und den frühen Phasen der Individualisierung unserer Entscheidungsfindung sind, sind wir in der Regel ein Gefangener unserer Überzeugungen. Erst wenn Sie auf der Individualisierungs- und Selbstfindungsstufe Ihrer Entwicklung Fortschritte machen, beginnen Ihre tief empfundenen Werte in der Entscheidungsarena Vorrang vor Ihren Glaubenssätzen zu haben.

Werte versus Überzeugungen

Wertebasierte Entscheidungsfindung ist gut geeignet für unsere komplexe moderne Welt. Der Grund dafür ist, dass überzeugungsorientierte Entscheidungen auf Informationen aus der Vergangenheit basieren, mit denen wir über unsere Zukunft entscheiden. Das ist alles gut und schön in einer stabilen, sich nicht entwickelnden Welt, in der das, was in einem früheren Zeitraum passiert ist, ein guter Indikator dafür ist, was in einem zukünftigen Zeitraum passieren wird. Aber das ist nicht die Situation, in der wir leben.

Wir leben in einer Welt, die von Tag zu Tag komplexer zu werden scheint. In einer solchen Situation sind Entscheidungen, die auf Informationen aus der Vergangenheit basieren, kein guter Prädiktor für die Zukunft. Das einzige andere Leitsystem, das wir haben, wenn wir unseren Überzeugungen nicht vertrauen können, sind unsere Werte. Werte ermöglichen es uns, Entscheidungen zu treffen, die sich richtig anfühlen. Solche Entscheidungen stehen im Einklang mit den Bedürfnissen unserer Seelen.

Kapitel 7, welches die sechs evolutionären Entscheidungsmodi untersucht, beschreibt im Detail die Unterschiede zwischen überzeugungsbezogener und wertebasierter Entscheidungsfindung. Natürlich können Sie nur dann wertebasierte Entscheidungen treffen, wenn Sie wissen, was Ihre Werte sind. Das ist der Grund für die Einbeziehung der in Teil II enthaltenen Werteübungen.

Die Faustregel ist folgende: Wenn Sie aus den ersten drei oder vier Phasen der psychischen Entwicklung operieren, werden Sie mehr als wahrscheinlich eine Entscheidung treffen, die mit der Überzeugung Ihres Egos übereinstimmt. Während Sie von der Individualisierungsphase der Entwicklung zur Selbstfindungsphase der Entwicklung übergehen, werden Sie Ihre Werte zunehmend für Entscheidungen nutzen. Irgendwann wird die wertebasierte Entscheidungsfindung automatisch. Sie können Ihre Überzeugungen immer noch nutzen, um die Auswirkungen der Situation, in der Sie sich befinden, zu verstehen, aber Sie werden natürlich Ihre Werte nutzen, um zu entscheiden, was zu tun ist. Die Verwendung unserer Werte, um Entscheidungen zu treffen, ist die Art und Weise, wie wir die innere Stabilität auf der Seelenebene des Bewusstseins erhalten.

> ***Wir sollten nicht so tun, als würden wir die Welt nur durch den Intellekt verstehen; wir erfassen sie genauso sehr durch Gefühle. Deshalb ist das Urteil des Intellekts bestenfalls nur die Hälfte der Wahrheit und muss, wenn es ehrlich ist, auch zu einem Verständnis seiner Unzulänglichkeit kommen.***[12]

So wie das Limbische System es uns ermöglicht, die ursprünglichen Reaktionen des Reptiliengehirns zu übersteuern, damit wir unsere Überlebensfähigkeit in einem sozialen Kontext erhöhen können, so ermöglicht uns der Neokortex, die egogetriebenen Reaktionen des Limbischen Systems zu übersteuern, damit wir unsere Fähigkeit, wenn wir so wollen, im Seelenbewusstsein zu leben, erhöhen können. Dies können wir jedoch nur tun, wenn wir eine Pause erzeugen zwischen den Ereignissen, die unsere Emotionen auslösen, und unseren Reaktionen auf diese Ereignisse. Diese Pause gibt uns einen Raum zum Nachdenken und bringt die Logik unseres Neokortex in den Dienst. Ob wir dann unsere Überzeugungen oder unsere Werte nutzen, um das Denken des Neokortex zu steuern, hängt davon ab, welchen Entwicklungsstand wir erreicht haben.

Software-Upgrades

Zusammenfassend können wir sagen, dass die evolutionären Hardware- und Betriebssystem-Upgrades, die in den letzten 2,3 bis 2,4 Millionen Jahren im Gehirn stattgefunden haben, ihren Höhepunkt mit der Ankunft des Homo sapiens vor etwa 200.000 Jahren erreichten. Seitdem hat sich die Evolution weiterentwickelt, nicht durch Hardware- und Betriebssystem-Upgrades, sondern durch individuelle und kollektive ***Software-Upgrades***.

Software-Upgrades auf individueller Ebene finden in jeder Phase unserer psychischen Entwicklung statt und spiegeln sich in der Verschiebung des Fokus unserer Bedürfnisse und Werte wider. Der bedeutendste Wandel vollzieht sich während der Individualisierungsphase der Entwicklung, wenn wir beginnen, von der überzeugungsbezogenen, egogetriebenen Entscheidungsfindung zur wertebasierten, seelengetriebenen Entscheidungsfindung überzugehen – der Übergang von der Befriedigung unserer Grundbedürfnisse zur Befriedigung unserer Wachstumsbedürfnisse.

Bis vor etwa hundert Jahren war die Möglichkeit, alle individuellen Software-Upgrades in einem Leben zu erleben (volle psychische Entwicklung), Aufgabe der reichen oder religiösen Eliten. Heutzutage kann jeder, der in einer liberalen Demokratie mit einer guten Bildung und einem angemessenen Einkommen lebt, das es ihm ermöglicht, sich um seine Grundbedürfnisse zu kümmern, alle individuellen Software-Upgrades in einem einzigen Leben erleben. Das Erreichen des Vollspektrum-Bewusstseins steht den Massen heute mehr zur Verfügung als zu jedem anderen Zeitpunkt in der Geschichte.

Software-Upgrades auf kollektiver Ebene finden in jeder Phase unserer kulturellen Entwicklung statt und spiegeln sich in unserem sich verändernden Weltbild wider. Seit der Zeit unserer Jäger/Sammler-Vorfahren gab es sechs Weltbild-Upgrades und ein siebtes entfaltet sich nun. Fünf dieser Weltbilder sind in verschiedenen Gesellschaften und Gemeinschaften auf der ganzen Welt aktiv präsent; das sechste Weltbild findet in einigen der demokratisch am weitesten entwickelten Nationen einen festen Platz; das siebte entfaltet sich gerade unter den Denkern unserer Zeit, die mit den globalen Problemen der Existenz kämpfen, die unsere Spezies jetzt erlebt. Eine Beschreibung all dieser kulturellen Weltbilder finden Sie im folgenden Kapitel.

Zusammenfassung

Hier sind die Hauptpunkte dieses Kapitels:

1. Es gibt sechs Vektoren des Bewusstseins.
2. Damit die Evolution vorankam, erforderte jede Stufe der Evolution eine Erhöhung des Entwicklungsniveaus jedes Vektors.
3. Evolution ist die ständig wachsende Fähigkeit physischer Wesen und ihrer Gruppenstrukturen, Informationen aus ihrer Umgebung abzuleiten, damit sie ihre innere Stabilität und ihr äußeres Gleichgewicht in immer größeren und komplexeren Existenzbedingungen erhalten oder verbessern können.
4. Das menschliche Gehirn besteht aus drei physischen Komplexen - dem Reptiliengehirn, dem Limbischen System und dem Neokortex.
5. Das Reptiliengehirn und das Limbische System sind in der Lage, schnell zu denken (unmittelbare Reaktionen).
6. Der Neokortex ist nur zum langsamen Denken fähig.
7. Das Limbische System ist in der Lage, die Reaktionen des Reptiliengehirns zu übersteuern.
8. Der Neokortex ist in der Lage, die Reaktionen des Limbischen Systems außer Kraft zu setzen, nachdem eine emotionale Aufregung abgeklungen ist.

Im nächsten Kapitel werde ich die Entwicklungsstufen unserer kollektiven menschlichen Weltbilder beschreiben und wie diese Weltbilder unsere psychische Entwicklung beeinflussen.

Notizen

1. Ich habe mir den Begriff „Hardware" von der Computertechnologie geliehen. In diesem Fall soll es auf das menschliche Gehirn und die physischen Sinne hinweisen, die eine Entscheidungsfindung ermöglichen.
2. Dieser Begriff ist auch der Computertechnologie entlehnt: der Begriff „Betriebssystem" bezieht sich auf die Protokolle, die das Gehirn mit den Körperteilen verbindet, die es unter seiner Kontrolle hat. Ein Computer-Betriebssystem verwaltet die Art und Weise, wie die verschiedenen Teile des Computers zusammenwirken und steuert die Computer-Peripheriegeräte wie Drucker, Scanner und Faxgeräte.

3. Dieser Begriff bezieht sich auf die Programmieranweisungen (Überzeugungen und Werte), die dazu führen, dass im menschlichen Gehirn Gefühle, Emotionen, Gedanken und Motivationen entstehen. Diese beeinflussen die Physiologie des menschlichen Körpers durch das Betriebssystem.
4. Etwa ab dem Zeitpunkt des Auftauchens der ersten Gliederfüßer (Arthropoden) – wirbellose Tiere wie Insekten, die ein Außenskelett, einen segmentierten Körper und gelenkige Gliedmaßen haben.
5. Ein Begriff, der von dem amerikanischen Arzt und Neurowissenschaftler Paul D. MacLean in den 1960er Jahren geprägt wurde. Während das dreieinige Gehirnmodell insofern nützlich ist, als es Einfachheit in die Komplexität bringt, lehrt uns die moderne Wissenschaft und insbesondere die Neurowissenschaften, dass diese strenge Trennung der hierarchischen Gehirnfunktion nicht zu wörtlich genommen werden sollte. Was wir sagen können, ist, dass einige Strukturen des Gehirns älter sind als andere, und die neueren Teile sind so konzipiert, dass sie Kreaturen unterstützen, die in immer komplexeren Lebensbedingungen leben.
6. So entstand beispielsweise das erste Gehirn (Reptil) vor über 500 Millionen Jahren: Das Limbische System (das alle Säugetiere besitzen) entstand vor etwa 130 Millionen Jahren, und der Prototyp des Neokortex (der bei allen Hominiden vorhanden ist) entstand vor etwa 10 Millionen Jahren. Der Neokortex wuchs bis vor etwa 200.000 Jahren weiter an, als das moderne menschliche Gehirn entstand.
7. Carl Jung, ***Modern Man in Search of a Soul***, 1933, S. 126.
8. Das Reptiliengehirn erfüllt ähnliche Funktionen wie der Körper-Geist.
9. Für weitere Informationen über die Geschwindigkeit des Denkens konsultieren Sie bitte: Daniel Kahneman, ***Thinking Fast and Slow***, (London: Pinguin), 2011.
10. Daniel Kahneman, ***Thinking Fast and Slow*** (London: Pinguin), 2011. S. 79.
11. Alan Watkins, ***Kohärenz: The Secret Science of Brilliant Leadership*** (London: Kogan Page), 2014, S. 105.
12. Carl Jung, ***The Undiscovered Self***, 1958, S. 628.

Kapitel 6: Die kulturelle Evolution verstehen

Während wir in den ersten Jahren unseres Lebens die psychischen Entwicklungsphasen, Überleben, Anpassung und Differenzierung, durchlaufen, müssen wir zwei wichtige Aufgaben erfüllen: ein Selbstgefühl entwickeln - ein Bild davon, was wir glauben, wer wir sind, und unsere Geschichte aufbauen - eine Reihe von Überzeugungen, mit denen wir erklären können, wie die Welt um uns herum funktioniert. Das Bild, welches wir erschaffen, wird zu unserer Identität und die Geschichte, die wir erzählen, zu unserer Kosmologie.

Unsere Identität und unsere Kosmologie werden von zwei Faktoren bestimmt: unseren Eltern und der Kultur der Gemeinschaft/Gesellschaft, in der wir leben. Wenn wir junge Erwachsene werden, ist das, wofür wir uns halten, eine komplexe Mischung aus unserem eigenen einzigartigen Charakter, überlagert von Schichten von Überzeugungen, die wir von unseren Eltern, anderen nahen Familienmitgliedern und der Gemeinschaft/Gesellschaft, in die wir eingebettet sind, über uns selbst gelernt haben.

Wenn die elterliche Programmierung[1] und die kulturelle Konditionierung[2] alles wäre, was unseren Charakter und unsere Geschichte bildet, dann würden alle Kinder, die in derselben Familie, in derselben Gemeinschaft und derselben Gesellschaft geboren wurden, identisch ausfallen. Aber das ist nicht der Fall.

Man braucht nicht lange nachzudenken um darauf zu kommen, dass wir alle mit unterschiedlichen Charakteren geboren werden. Wir kommen in dieses physische Leben mit eingebauten Präferenzen, Eigenschaften, Gaben und Talenten. Man braucht nur zu beobachten, wie unterschiedlich Geschwister sein können, um zu wissen, dass dies wahr ist. Diese Unterschiede zeigen sich schon in jungen Jahren. Es gibt keine wissenschaftliche Erklärung dafür. Wir wissen nur, dass jeder von uns einzigartig, besonders und anders ist.

Die elterliche Programmierung und kulturelle Konditionierung, die wir erleben, kann entweder unsere Einzigartigkeit unterdrücken, in diesem Fall entwickeln wir ein falsches Selbstbild, oder sie kann uns dabei unterstützen, unsere Einzigartigkeit zu entdecken.

Genau darum geht es beim evolutionären Coaching - Ihren Klienten zu helfen, die Schichten, der elterlichen Programmierung und der kulturellen Konditionierung, die zur Schaffung ihres falschen Selbsts (des Egos) geführt haben, zu untersuchen, und bei Bedarf zu entfernen oder zu reduzieren, damit sie ihr einzigartiges, wahres Selbst (die Seele) entdecken, untersuchen und erforschen können.

Mit anderen Worten, beim evolutionären Coaching geht es darum, Menschen zu helfen, herauszufinden, wer sie wirklich sind und alles zu werden, was sie werden können - ihnen zu helfen, sich zu individualisieren und selbst zu verwirklichen - damit sie wirklich unabhängige einzigartige Menschen sein und das Leben leben können, das ihre Seelen beabsichtigt haben.

Kulturelle Konditionierung

Es gibt zwei Aspekte der kulturellen Konditionierung: den inneren Aspekt - das übernommene Weltbild (die Überzeugungen und herausragenden Werte der Kultur, in der wir leben), der uns sagt, wie wir mit unserer inneren Stabilität und unserem äußeren Gleichgewicht in der Gemeinschaft oder Gesellschaft, zu der wir gehören, umgehen sollen; und den äußeren Aspekt - die ethnischen Artefakte der Kultur - die Sprache, die Kleidung, die Rituale und die Religion der Gemeinschaft oder Gesellschaft, zu der wir gehören.

Obwohl es Tausende von ethnischen Kulturen auf der Welt gibt, gibt es nur eine begrenzte Anzahl von Weltbildern. Die Vielfalt der ethnischen Kulturen zeigt sich deutlich an der Vielfalt der Sprachen, Kleiderordnungen und kulturellen Normen der Völker Afrikas südlich der Sahara, die trotz ihrer ethnischen Unterschiede das gleiche Stammesweltbild vertreten. Dies gilt auch für die westliche Welt, in der viele verschiedene ethnische Kulturen dieselbe kapitalistisch-demokratischen Weltbilder vertreten.

Das Weltbild, das wir annehmen, beeinflusst die Überzeugungen und Werte, die wir bei Entscheidungen anwenden, und die Artefakte und Rituale, die wir annehmen, beeinflussen unser Verhalten und unseren Identitätssinn.

Weder das Weltbild noch die Identität, die wir annehmen, sind das, was wir wirklich sind. Es ist einfach das, was wir glauben zu sein, basierend auf der Konditionierung, die wir erhalten, und den Umständen unserer Geburt. Wenn die Ausprägung der Konditionierung extrem stark ist, kann sie uns daran hindern, unsere Einzigartigkeit zu finden.

Kultur-Entwicklungs Framework

Die Grundstruktur für die Entwicklung der Weltbilder, die ich gleich beschreiben werde, basiert auf der Pionierarbeit von Clare Graves (1914-1986). Graves Theorie wurde ursprünglich als „The Emergent Cyclical Levels of Existence Theory" bekannt. Es ist heute allgemein als Spiraldynamik bekannt.[3]

Graves Forschung war von seinem Wunsch geleitet, eine Theorie zu entwickeln, die die verschiedenen Ansätze zum Verständnis der menschlichen Natur und die Fragen nach der psychologischen Reife, welche Mitte des zwanzigsten Jahrhunderts existierten, miteinander in Einklang zu bringen. Er sah die Entwicklung kollektiver Weltbilder in der gleichen Weise, wie Kegan die Stadien der Entwicklung Erwachsener sieht – als eine Reihe von aufeinanderfolgenden Stufen, die mit Perioden des Wandels durchsetzt sind.

Laut Graves kann die kulturelle Evolution als eine unendliche Spirale der Anpassung zwischen unseren sich entwickelnden Überzeugungen und Werten (Weltbilder) und den Existenzproblemen, die unsere Überzeugungen und Werte erzeugen, betrachtet werden. Wir entwickeln uns in unserer Weltsicht entweder vorwärts oder rückwärts, abhängig von den Lebensbedingungen, die wir erleben.

Wie zu erwarten ist, sind die Phasen der psychischen Entwicklung und die Entwicklung der Weltbilder nicht nur miteinander verbunden, sondern interagieren auch miteinander. Wenn Menschen eine signifikante Veränderung ihrer Lebensbedingungen erleben, kann eine neue Weltsicht entstehen, die eine neue Phase der psychischen Entwicklung unterstützt. Es funktioniert auch umgekehrt: Wenn eine kritische Masse von Menschen eine neue Phase der psychischen Entwicklung erreicht, kann eine neue Weltsicht entstehen, die eine neue Reihe von Lebensbedingungen schafft.

Die Umsetzung der neuen Lebensbedingungen kann erhebliche Probleme bereiten, da die Befürworter der neuen Weltsicht in der Anfangsphase die Artefakte (Strukturen, Hierarchien, Regeln und Gesetze) der alten Sichtweise demontieren müssen, bevor sie die neuen Artefakte bauen können, die die neuen Werte widerspiegeln. Mit anderen Worten, die strukturelle Neuausrichtung muss mit der Neuausrichtung der Werte einhergehen.

Der Zusammenhang zwischen neuen Phasen der psychischen Entwicklung und neuen Weltsichten ist nicht immer ein Einzelereignis. Manchmal sind mehrere Veränderungen der Weltsichten notwendig, damit eine kritische Masse von Menschen eine neue Phase der psychischen Entwicklung erleben kann, und manchmal kann eine einzige Veränderung der Weltsichten Möglichkeiten für mehrere Phasen der psychischen Entwicklung eröffnen. Mit anderen Worten, das Weltbild der Kultur, in der jemand aufgewachsen ist, kann ihre psychische Entwicklung entweder unterstützen oder hemmen. Dies ist für Sie, als evolutionärer Coach, wichtig zu wissen. Ich werde am Ende dieses Kapitels zeigen, welche Weltsicht welche Phasen der psychischen Entwicklung unterstützt und welche Weltsicht welche Phasen der psychischen Entwicklung blockiert.

Die Entwicklung der Weltbilder

Das Überlebens-Weltbild

Das erste Weltbild, das Graves identifiziert hat, wird in der Spiraldynamik-Terminologie durch die Farbe Beige bezeichnet. Dieses Weltbild war bei unseren frühesten Vorfahren weit verbreitet. Das Überlebens-Weltbild repräsentiert die Weise, wie die Jäger die Welt sahen. Die Menschen, die von dieser Weltsicht aus operierten, lebten in Gruppen und hatten wenig Besitz. Die einzigen Menschen, die gegenwärtig noch aus diesem Weltbild operieren, leben in den abgelegenen Dschungelgebieten des Amazonas und Papua-Neuguineas.

Das Stammes-Weltbild

Das zweite Weltbild, das entstand, wird in der Terminologie von Spiral Dynamics durch die Farbe Violett bezeichnet. Diese Weltsicht begann sich zu entwickeln, als sich Gruppen von Jägern und Sammlern in Stämmen niederließen und begannen Getreide anzubauen und Tierherden zu halten. Das Stammes-Weltbild ist weniger auf das Überleben als vielmehr auf Sicherheit und Schutz ausgerichtet. Menschen, die aus dieser Weltsicht operieren, legen großen Wert auf die Zugehörigkeit zum Stamm. Für sie ist der Stamm wichtiger als das Individuum. Die Widerstandsfähigkeit des Stammes hängt davon ab, dass die Menschen die Regeln des Stammes einhalten. Menschen, die sich nicht anpassen wollen, werden verstoßen oder exkommuniziert.

Der Grund, warum Menschen dem Stamm treu ergeben sind, liegt darin, dass ihre Sicherheit davon abhängt. Alles, was der Stamm besitzt, gehört zum Stamm. Den Mitgliedern des Stammes ist es nicht erlaubt, sich hervorzuheben oder anders zu sein; ihre Individualität wird von der Stammes-Kultur unterdrückt. Mit anderen Worten, in dieser Art von Kultur sind die Möglichkeiten, die Differenzierungsstufen der psychischen Entwicklung zu erforschen, extrem begrenzt.

Bis zu diesem Zeitpunkt besteht eine klare Übereinstimmung zwischen den ersten beiden Phasen der psychischen Entwicklung und den ersten beiden Weltbildern. Die erste Phase der psychischen Entwicklung und das erste Weltbild befassen sich beide mit dem Überleben. Die zweite Stufe der psychischen Entwicklung und das zweite Weltbild befassen sich beide mit der Anpassung: Nicht sich anzupassen, um zurechtzukommen, sondern sich anzupassen, um dazuzugehören. Es ist von entscheidender Bedeutung für unsere Entwicklung, sich als Teil einer Gruppe zu fühlen, in der wir uns sicher fühlen und psychologische Sicherheit erfahren können.

Wir finden das Stammes-Weltbild in Gruppen, die ein gemeinsames Erbe oder eine gemeinsame Identität teilen und sich zusammenschließen, um sich zu schützen oder von anderen Gruppen zu unterscheiden. Solche Gruppen haben in der Regel Aufnahmerituale und Verhaltensregeln, die eingehalten werden müssen. Dein „Stammbaum" – wer deine Vorfahren waren – bestimmt, ob du die Aufnahme in die Gruppe erhältst.

Das Macht-Weltbild

Das dritte Weltbild wird in der Spiraldynamik durch die Farbe Rot bezeichnet. Dieses Weltbild entstand vor etwa 9.000 Jahren zur Zeit der Entstehung von Stadtstaaten. Das rote Weltbild wird repräsentiert von Häuptlingstum, Macht und Reichsbildung. Es lässt sich durch die Aussage charakterisieren: „Je mehr Macht ich habe, desto mehr Respekt erhalte ich". Menschen, die aus diesem Weltbild operieren, zeigen Stolz, haben das Sagen und verlangen Loyalität; sie haben kein Schuldgefühl. Dieses Weltbild erlaubte es den Eliten und ihren engen Anhängern, sich abzuheben, zu differenzieren – etwas, das in der Stammes-Welt verpönt war.

Das Problem mit diesem Weltbild war, dass kein Führer sicher war. Es gab überall Intrigen und Pläne. Man konnte niemandem vertrauen, nicht einmal den Mitgliedern seines inneren Kreises. Als Führer musste man immer wachsam sein gegenüber Bedrohungen und Gefahren durch potentielle Widersacher. Der einzige Weg, um an der Spitze zu bleiben, war, durch Angst zu regieren. Man musste diejenigen um sich herum entfernen, vernichten oder aber extrem vorsichtig gegenüber denen sein, welchen man nicht absolut vertrauen konnte, Die Beute des Reiches musste mit den Generälen geteilt werden, um deren Loyalität zu behalten.

Dieses Weltbild führte zu einem ständigen Wechsel in den Regierungen, da die Loyalität ständig wechselte. Nur die Mächtigsten, die Ängsteinflössensten und die Intrigantesten überlebten.

Das heutige Äquivalent zu diesem Weltbild finden wir in der Mafia, in Straßenbanden und Drogenkartellen. Wir sehen es auch in jeder Gruppe oder Gemeinschaft, die von einem „starken Mann" geleitet wird, welcher mittels Angst regiert. Du kannst einen „starken Mann" daran erkennen, dass er will, was er will und wann er es will, und du solltest um dein Leben fürchten, wenn du nicht liefern kannst.

Das Autoritäts-Weltbild

Das vierte Weltbild, das entstand, wird in der Spiraldynamik durch die Farbe Blau bezeichnet. Es brachte ein Gefühl der Ordnung und Sicherheit in das Chaos, welches durch das Weltbild der Macht angerichtet wurde, indem

Autoritäts-Hierarchien errichtet wurden. Dieses Weltbild begann vor etwa 5.000 Jahren zu entstehen.

Die Impulsivität des Macht Weltbildes wurde im Autoritäts-Weltbild durch die Definition von Regeln und Gesetzen unter Kontrolle gebracht. Jeder, auch die Eliten, hatten zu gehorchen. Nach heutigen Maßstäben waren die Strafen äußerst streng: Man konnte wegen Diebstahls eines Schafes gehängt werden oder eine Hand verlieren, um für das Stehlen einer Tasche zu büßen.

Wo vorher Chaos war, gab es jetzt Ordnung und eine vereinfachte Form von Gerechtigkeit. Jeder hatte seinen Platz in der Gesellschaft. Die Stabilität, die das Autoritäts-Weltbild hervorbrachte, bedeutete, dass es weit weniger Angst in der Welt gab. Theoretisch hatten die Massen nun einen Weg, um gegen die Ungerechtigkeit der Eliten vorzugehen.

In der Neuzeit finden wir das Autoritäts-Weltbild in Gruppenstrukturen, die durch Hierarchien gesteuert werden – im öffentlichen Dienst, Militär, organisierten Religionen und bestimmten Schulen und Universitäten. In dieser Weltsicht kommt man voran durch Opfer, Selbstdisziplin und Loyalität. Höhere Positionen, Auszeichnungen und Orden sind denen vorbehalten, die den längsten Dienst geleistet haben.

Das Autoritäts-Weltbild brachte Ordnung und Hierarchie in die Welt, durch das Aufstellen von Regeln auf der Grundlage moralischer Autorität. Während die Führer des Macht-Weltbildes taten, was immer sie wollten, mussten dieselben sich nun selbst Regeln, Gesetzen und dem Willen eines Gottes unterwerfen.

Das Status-Weltbild

Das fünfte Weltbild, das entstand, wird in der Spiraldynamik durch die Farbe Orange bezeichnet. Dieses Weltbild entstand vor etwa 1.000 Jahren. Das Status-Weltbild eröffnete allmählich die Möglichkeit der Differenzierung für alle, die bereit waren zu studieren und hart zu arbeiten.

Das Status-Weltbild setzte sich durch, als die wissenschaftliche Interpretation der Welt mehr Akzeptanz fand als die religiöse. Zuerst Wissen und dann Reichtum wurden zu den Determinanten des Status. Es spielte keine Rolle, in welchem Alter man war, man konnte sich durch seine Leistungen Respekt verschaffen. Je mehr du erreicht hast, desto mehr Respekt hast du in den Augen der Gesellschaft gewonnen. Die Schlüssel zur Anerkennung im Status-Weltbild waren Bildung und der Besitz von Alleinstellungsmerkmalen, Qualitäten, Gaben oder Talenten, die dazu genutzt werden konnten, den wirtschaftlichen Wert der Gesellschaft zu steigern. Was jetzt wichtig war, war nicht, wie rechtschaffen man war, sondern wie reich und berühmt man war.

Das Status-Weltbild gab den Menschen die Möglichkeit, die Herrschaft über ihre eigene Zukunft zu übernehmen, aber es schuf immer mehr Ungleichheit und führte zur Ausbeutung der globalen Gemeinschaft für private Eigeninteressen. Die wirtschaftliche Entwicklung schenkte der Erhaltung der Lebenserhaltungssysteme der Erde und den Bedürfnissen künftiger Generationen wenig Beachtung. Im Status-Weltbild wurden Menschen und ethische und moralische Prinzipien in den Hintergrund gedrängt; das Gewinnen war wichtiger.

Das war das letzte Weltbild, welches sich auf die Differenzierung konzentrierte. In dieser Weltsicht konnte jeder Anerkennung finden. Alles, was man tun musste, war, seine Fähigkeiten und Talente zu entwickeln und verantwortlich und rechenschaftspflichtig für sein Leben zu werden. Dieses Weltbild schuf die Voraussetzungen dafür, dass die Massen nun individuell und selbstverwirklichend agieren konnten.

Das Menschen-Weltbild

Das sechste Weltbild, das entstand, wird in der Spiraldynamik durch die Farbe Grün bezeichnet. Dieses Weltbild gewann gegen Ende des 19. Jahrhunderts an Bedeutung. In diesem Weltbild wird jeder mit Respekt behandelt, weil jeder als gleichwertig angesehen wird. Niemand gilt als unterlegen oder überlegen: Jeder darf seine eigenen Überzeugungen und Werte haben, solange er die Bedürfnisse der Gruppe (das Gemeinwohl) nicht untergräbt oder gefährdet. Indigene Gemeinschaften und Ureinwohnerpopulationen, die unter den früheren Weltbildern dominiert, ausgebeutet und aus ihren Territorien vertrieben worden waren, begannen, ihre Rechte zurückzuerhalten.

Dies war auch die Zeit der Annahme demokratischer Prinzipien. In diesem Weltbild haben wir alle eine Stimme, um mitzubestimmen, wie wir regieren werden. Theoretisch wird niemand zurückgelassen. Die Armen und Benachteiligten werden durch die Besteuerung der Reichen versorgt. Dieses Weltbild hat wesentlich zur Verringerung der Angst in der Gesellschaft beigetragen.

Obwohl viele Gesellschaften das Leben nach demokratischen Prinzipien akzeptiert haben, spiegeln nur wenige das Menschen-Weltbild wider. Die meisten so genannten Demokratien sind in Wirklichkeit Pseudo-Demokratien, weil die Verantwortlichen meist von dem Macht-, Autoritäts- oder Status-Weltbild aus operieren. Folglich werden nicht alle gleich behandelt und nicht alle Werte und Überzeugungen toleriert, insbesondere wenn sie den Werten und Überzeugungen der „gewählten" Führer zuwiderlaufen.

Der potentielle Nachteil des Menschen-Weltbildes ist ihr extremer Fokus auf Gleichberechtigung. Infolgedessen können Gruppen, die aus der Sicht der Menschen arbeiten, übermäßig partizipativ werden, was zu einem Konsensmanagement führt, welches den Entscheidungsprozess verlangsamt und zu ineffektiven Kompromissen führt. Einige wenige Personen in der Gruppe, die von den Weltbildern der Macht oder Autorität aus operieren, können leicht den reibungslosen Betrieb von Gruppen, die von den Menschen-Weltbildern aus operieren, untergraben oder stören.

Da das Menschen-Weltbild den Schwerpunkt auf Freiheit und Gleichheit legt, unterstützt es nachdrücklich die Individualisierungs- und Selbstfindung-Phasen der psychischen Entwicklung.

Das integrative Weltbild

Das siebte Weltbild, das sich nun in der Anfangsphase des Entstehens befindet, stellt eine große Veränderung der Weltbilder dar. Es ist in der Spiraldynamik als das gelbe Weltbild bekannt. Es begann vor etwa 50 Jahren zu erscheinen.

Das gelbe Weltbild sieht die Probleme der Existenz durch eine Systemperspektive. Sie geht pragmatisch an Themen heran. Im Mittelpunkt steht die Kompetenz und das, was funktioniert. Macht, Autorität und Status werden im integrativen Weltbild nicht als wichtig angesehen.

Im Gegensatz zu den bisherigen Weltbildern sieht das integrative Weltbild die gesellschaftliche Entwicklung aus einer evolutionären Perspektive. Menschen mit diesem Weltbild sind in der Lage, ihr Weltbild neben anderen Weltbildern zu betrachten. Sie sehen ihr Weltbild als „work in progress“. Sie sind bereit, Ansätze aus anderen Weltbildern zur Problemlösung zu übernehmen, wenn diese praktische Lösungen bieten, was früher nur schwer möglich war.

Das integrative Weltbild orientiert sich eng an dem Entwicklungsstadium der Erwachsenen, das Kegan als den sich selbst transformierenden Geist bezeichnet. Wir finden dieses Weltbild bei einigen unserer prominenten Wirtschaftsführern, insbesondere bei denen, die sich dem Konzept des „Conscious Capitalism“ verschrieben haben. Respekt in diesem Weltbild wird nicht durch Alter, Status, Autorität oder Macht erworben, sondern durch Kompetenz.

Das integrative Weltbild ermöglicht es Menschen, auszudrücken, wer sie sind, aber nie auf Kosten anderer. Menschen, die aus dem integrativen Weltbild operieren, fühlen sich nicht erfolgreich, wenn die Gruppe, mit der sie sich identifizieren, nicht erfolgreich ist. Dies ist das erste Weltbild, welches bei der Positionierung unserer eigenen Bedürfnisse wirklich ein Bewusstsein für das Gesamtbild verkörpert.

Im integrativen Weltbild werden Chaos und Wandel als natürlich angesehen, und Schwierigkeiten werden eher als Lernmöglichkeiten als als zu lösende Probleme betrachtet. Menschen mit diesem Weltbild mögen sich Sorgen um die Zukunft machen, aber sie haben keine Angst.

Ich glaube, dass dieses Weltbild zu einer neuen Form der Demokratie führen wird, die nicht von macht- und statushungrigen Eliten dominiert wird, die unsere politischen Parteien dominieren, sondern von Menschen, die gemeinsam an Lösungen arbeiten, die sich wirklich auf das Wohl des Ganzen konzentrieren. Entscheidungsfindung wird dezentralisiert auf lokale, selbstorganisierende Gemeinschaften übertragen.

Das ganzheitliche Weltbild

Das achte Weltbild, das entsteht, wird in Spiraldynamik durch die Farbe Türkis bezeichnet. In den Schriften moderner Philosophen und ökologischer Gruppen, die nach Wegen suchen, die Gesundheit unseres Planeten zu verbessern und der Menschheit eine nachhaltige Zukunft zu ermöglichen, erhalten wir Einblicke in dieses Weltbild. Menschen mit diesem Weltbild suchen nach Mustern im Chaos, die ihnen helfen, Entscheidungen zu treffen. Sie berücksichtigen die langfristigen Auswirkungen ihrer Entscheidungen und die möglichen Auswirkungen auf zukünftige Generationen. Das ganzheitliche Weltbild begann vor etwa 30 Jahren. Folglich hat es sich noch nicht weit verbreitet: Nur ein kleiner Teil der Weltbevölkerung arbeitet mit diesem Weltbild.

Die tieferen geistigen und spirituellen Fähigkeiten werden in diesem Weltbild geweckt. Menschen sind in der Lage, ihre Intuition und Inspiration zu nutzen, um die Probleme, mit denen sie konfrontiert sind, zu verstehen und zu lösen. Dies führt zu einer Weite des Denkens, die über alle bisherigen Weltbilder hinausgeht. Menschen, die mit diesem Weltbild arbeiten, sehen, dass alle Dinge eingebettet sind: Sie sehen Menschen, die in Familien eingebettet sind, welche wiederum in Gemeinschaften eingebettet sind. Sie sehen Gemeinschaften und Organisationen, die in Nationen eingebettet sind, welche wiederum in den lebenden Organismus eingebettet sind, den wir Erde nennen. Sie sehen die Verbundenheit aller Dinge. Sie schauen auf die Welt und sehen das Zusammenspiel von Kräften und Energien. Sie verstehen, wie alle anderen Weltbilder funktionieren.

Weltbilder und Entwicklungsstadien der Psychologie

Tabelle 6.1 zeigt eine mögliche Korrelation zwischen den universellen Entwicklungsstufen, den psychischen Entwicklungsstufen und den Weltbildern. Lassen Sie mich betonen, dass diese Zuordnung ungefähr ist. Ich glaube jedoch, dass es für den Zweck der Annäherung, inwieweit ein bestimmtes Weltbild eine bestimmte Phase der psychischen Entwicklung unterstützen oder behindern kann, ausreichend genau ist.

Tabelle 6.1 Universelle Evolutionsstufen, psychische Entwicklungsstufen und Weltbilder.

Universelle Entwicklungsstufen	**Phasen der psychischen Entwicklung**	**Weltbilder**
Zusammenarbeit zur Bildung einer übergeordneten Einheit	Dienen	Ganzheitlich
	Integration	Integrativ
Bindung zur Bildung einer Gruppenstruktur	Selbstfindung	Menschen
	Individualisierung	
Zukunftsfähig und unabhängig werden	Differenzierung	Status
		Autorität
		Macht
	Anpassung	Stamm
	Überleben	Überleben

Ich möchte folgende Anmerkungen zu Tabelle 6.1 machen.

Erstens, während es drei Verschiebungen von Weltbildern (Macht, Autorität und Status) brauchte, um den Massen allmählich die Möglichkeit der Differenzierungsphase der psychischen Entwicklung zu eröffnen, brauchte es nur eine Verschiebung des Weltbildes (vom Status zu den Menschen), um die Möglichkeit zu eröffnen, dass die Massen die Individualisierungs- und Selbstfindungsphasen der psychischen Entwicklung erleben.

Zweitens, während es keine Gesellschaften gibt, die mit dem integrativen Weltbild arbeiten, beginnen einige Gemeinschaften, mit diesem Weltbild zu experimentieren. Das ist etwas, was wir in den nächsten Jahrzehnten in den Gemeinschaften der fortschrittlichsten demokratischen Nationen erwarten können.

Drittens unterscheidet sich die Bindung, die im Stammes-Weltbild stattfindet, von der Bindung, die im Menschen-Weltbild stattfindet. Die Bindung in dem Weltbild auf Stammesebene ist exklusiv; sie geschieht nur in Gruppen, die die gleiche Ethnizität oder das gleiche Erbe teilen. Menschen unterschiedlicher ethnischer Herkunft oder mit einem anderen Erbe werden von der Gruppe ausgeschlossen. Die Bindung im Menschen-Weltbild ist inklusive; jeder in der gleichen Gemeinschaft und Gesellschaft, einschließlich Menschen unterschiedlicher Ethnien, wird als Teil der Gruppe einbezogen.

Viertens, in seiner Gesamtheit betrachtet, enthält der oben beschriebene Rahmen der kollektiven menschlichen Entstehung einige evolutionäre Muster. Jedes Weltbild ist allmählich integrativer: Die Kriterien für die Mitgliedschaft in einer Gemeinschaft oder Gesellschaft werden weniger auf Ethnizität und Religion als vielmehr auf Charakter oder Kompetenz ausgerichtet. Jedes Weltbild reduziert schrittweise die Ebene der kulturellen Angst und spiegelt eine höhere Stufe der psychischen Entwicklung und eine höhere Ebene des Bewusstseins wider.

Dieser Befund wird durch meine eigene Forschung bestätigt. In ***Love, Fear and the Destiny of Nations*** zeige ich, dass es einen starken Zusammenhang zwischen dem Niveau der kulturellen Angst in einer Nation und dem Niveau der Demokratie gibt (gemessen am Demokratieindex der Economic Intelligence Unit).4 Wenn das Niveau der Demokratie steigt, nimmt das Niveau der kulturellen Angst ab: und wenn die Angst abnimmt, steigt das Niveau der Gleichheit und des Vertrauens.5

Außerdem zeige ich in ***The Values-Driven Organisation,*** dass das Niveau der kulturellen Entropie (Auswirkungen von angstbasiertem Verhalten) abnimmt, wenn Organisationen die mit den höheren Stufen der psychischen Entwicklung verbundenen Werte annehmen.

Der Wandel der Weltbilder beschleunigt sich nun in rasantem Tempo. Während es früher mehrere Jahrtausende und dann Jahrhunderte gedauert hat, bis neue Weltbilder entstanden sind, entstehen diese nun in wenigen Jahrzehnten, wenn die Bedingungen stimmen (Grundbedürfnisse erfüllt und Demokratie geschaffen). Das hat zur Folge, dass sich das Bewusstsein schneller entwickeln kann als je zuvor in der Geschichte der Menschheit, weil die Hindernisse für die psychische Entwicklung beseitigt wurden.

Da immer mehr Gemeinschaften oder Gesellschaften in der Lage sind, die Grundbedürfnisse ihrer Menschen zu befriedigen, fühlen sich immer mehr Menschen in diesen Gemeinschaften oder Gesellschaften aufgerufen, von der Differenzierungsphase ihrer psychischen Entwicklung zur Individuationsphase überzugehen. Dies wiederum erzeugt Druck zur Umsetzung einer demokratischen Regierungsführung. Sobald demokratische Regierungsführung und Prinzipien etabliert sind, erleben die Menschen nicht mehr die kulturellen Ängste, die sie daran hinderten, sich zu individualisieren und selbst zu verwirklichen.

Zusammenfassung

Hier sind die Hauptpunkte dieses Kapitels:

1. Die kulturelle Evolution kann als eine endlose Spirale der Anpassung zwischen unseren sich entwickelnden Überzeugungen und Werten (Weltbilder) und den Existenzproblemen, die unsere Überzeugungen und Werte schaffen, betrachtet werden.
2. Die Evolution der Weltbilder kann mit den Phasen der psychischen Entwicklung interagieren, um die menschliche Entwicklung zu unterstützen oder zu hemmen.
3. Der Zusammenhang zwischen den Phasen der psychischen Entwicklung und der Entwicklung der Weltbilder ist nicht immer eins zu eins.
4. Manchmal kann eine einzige Veränderung des Weltbildes Möglichkeiten für mehrere Phasen der psychischen Entwicklung eröffnen.
5. Manchmal braucht es mehrere Stufen der Weltbilder, um eine Phase der psychischen Entwicklung zu ermöglichen, die allen zugänglich ist.
6. Obwohl es Tausende von ethnischen Kulturen auf der Welt gibt, gibt es nur eine begrenzte Anzahl von Weltbildern. Bislang hat der Homo sapiens die Entstehung von acht Weltbildern erlebt.

Im nächsten Kapitel werde ich die sechs Entscheidungsmodi beschreiben, wie diese sich entwickelt haben und die Beziehung zwischen den Entscheidungsmodi und den Phasen der psychischen Entwicklung.

Notizen

1. Elterliche Programmierung: Wir alle erhalten von unseren Eltern in den ersten Jahren unseres Lebens bewusste und unbewusste Botschaften über unsere Stärken und Schwächen und wie wir uns verhalten sollten, um in das familiäre Umfeld zu passen. Die Überzeugungen, die wir in unserem familiären Umfeld erlernen, sind die elterliche Programmierung, auf die ich mich beziehe.
2. Kulturelle Konditionierung: Zusätzlich zu den Überzeugungen, die wir lernen, darüber, wer wir sind und wie wir in unsere Familienumgebung passen, lernen wir auch Überzeugungen darüber, wer wir sind und wie wir in die Kultur passen, in die unsere Familie eingebettet ist. Die Überzeugungen, die wir in diesem größeren Umfeld erlernen, sind die kulturelle Konditionierung, auf die ich mich beziehe.
3. Der Name Spiraldynamik wurde von Don Beck und Christopher Cowan, die Studenten von Graves waren, entwickelt. Nach dem Tod von Graves entwickelten Beck und Cowan das Konzept der Spiraldynamik weiter und gaben jedem der Weltbilder Farben. Für weitere Informationen siehe Beck und Cowan, ***Spiraldynamik*** (Malden: Blackwell), 1996.
4. Richard Barrett, ***Love, Fear and the Destiny of Nations*** (Bath: Fulfilling Books), 2011, S. 157.
5. Ebd. S. 241.

Kapitel 7: Verständnis der Entwicklung der Entscheidungsfindung

Eine der subtilen, aber wichtigeren Veränderungen, die auftreten, während wir uns durch die sieben Phasen der psychischen Entwicklung bewegen, ist die Art und Weise (Modus), wie wir Entscheidungen treffen. Der vorherrschende Modus der Entscheidungsfindung in der Überlebensphase sind die ***Instinkte***. In der Phase der Anpassung und Differenzierung verwenden wir in erster Linie ***unbewusste Überzeugungen***, ergänzt durch bewusste Überzeugungen. Wenn wir die individuelle Phase erreichen, beginnen ***bewusste Überzeugungen zu*** überwiegen. In der Phase der Selbstfindung wechseln wir zu einer ***wertebasierten*** Entscheidungsfindung. Die Werte werden durch ***Intuition*** in der Integrationsphase und durch ***Inspiration*** in der Dienen-Phase ergänzt.

Die Beziehung zwischen den universellen Stufen der Evolution, den sieben Stufen der psychischen Entwicklung und den sechs Modi der Entscheidungsfindung ist in Tabelle 7.1 dargestellt.

Tabelle 7.1 Universelle Evolutionsstufen, psychische Entwicklungsstufen und Formen der Entscheidungsfindung

Universelle Entwicklungsstufen	**Phasen der psychischen Entwicklung**	**Modi der Entscheidungs-findung**
Zusammenarbeit zur Bildung einer übergeordneten Einheit	Dienen	Inspiration
	Integration	Intuition
Bindung zur Bildung einer Gruppenstruktur	Selbstfindung	Werte
	Individualisierung	bewusste Überzeugungen
Zukunftsfähig und unabhängig werden	Differenzierung	unbewusste Überzeugungen
	Anpassung	
	Überleben	Instinkte

Der Übergang von einem Entscheidungsmodus zum nächsten erfolgt schrittweise – im gleichen Tempo wie der Übergang von einer Phase der psychischen Entwicklung zur nächsten. Wenn Sie eine neue Entwicklungsstufe erreicht haben und mit einem neuen Entscheidungsmodus begonnen haben, stehen Ihnen die bisherigen Entscheidungsmodi weiterhin zur Verfügung; Sie nutzen sie nur seltener.

Manchmal, selbst in den unteren Entwicklungsstadien, können Sie die höheren Entscheidungsmodi erleben. Zum Beispiel kann es sein, dass Sie einen plötzlichen Geistesblitz bekommen oder ein inspirierender Gedanke tritt plötzlich auf. Die Häufigkeit des Auftretens dieser beiden höheren Formen der Entscheidungsfindung – Eingebung und Inspiration – die nicht unter Ihrer bewussten Kontrolle stehen, nimmt deutlich zu, sobald Sie selbstverwirklichende Phase erreicht haben.

Der Übergang von einer Entwicklungsstufe zur nächsten und von einem Entscheidungsmodus zum nächsten, spiegelt sich auch in der Veränderung wider, die sich in der Nutzung des Reptiliengehirns – Überleben (Instinkte), dem Limbischen System – Anpassung und Differenzierung (unbewusste und bewusste Überzeugungen) und des Neocortex – Individualität und Selbstfindung (bewusste Überzeugungen und Werte) vollzieht. Wenn sie sich über die Phase der Selbstfindung hinaus in Richtung vollständiger Selbstverwirklichung bewegen, beginnen die Entscheidungsmodi der Seele zu übernehmen: Intuition in der Phase Integration und Inspiration in der Phase des Dienen. Diese Entscheidungsmodi umgehen das bewusste Denken, sie wissen einfach, was sie tun müssen. Sobald sie dieses Wissen haben, können sie dann ihren rationalen Neokortex benutzen, um den besten Weg auszuarbeiten, um das zu erreichen, was sie tun müssen. Jede der sechs Entscheidungsmodi wird nun näher beschrieben.

Instinktbasierte Entscheidungsfindung

Instinktbasierte Entscheidungsfindung ist mehr oder weniger die ausschließliche Domäne des Reptiliengehirn-Komplexes und findet sich in allen Lebewesen. Die Entscheidungen erfolgen automatisch und unmittelbar. Die Reaktionen des Reptiliengehirn werden durch Mustererkennung in unserem Spezies-Gedächtnis ausgelöst, die in unserer DNA kodiert sind.

Instinktbasierte Entscheidungen beziehen sich meist auf drei Faktoren: Selbsterhaltung, Befriedigung der physiologischen Bedürfnisse und die Aufrechterhaltung der Art. Die grundlegende Reaktion des Reptiliengehirns auf eine Bedrohung ist entweder Kampf oder Flucht.

Die Hauptmerkmale instinktbasierter Entscheidungsfindung sind:

Handlungen gehen dem bewussten Denken immer voraus. Es gibt keine Reflektionszeit zwischen Bedeutungsgebung (Mustererkennung) und Entscheidungsfindung.

Die Entscheidungen, die getroffen werden, basieren immer auf früheren Erfahrungen - was uns die Geschichte unserer Art gelehrt hat, wie wir überleben, physische Sicherheit erhalten und Möglichkeiten zur Fortpflanzung suchen können.

Die Reaktionen sind automatisch - Sie haben keine Möglichkeit, nachzudenken, bevor Sie handeln.

Wenn Sie instinktbasierte Entscheidungsfindungen erleben, haben Sie nicht bewusst die Kontrolle über Ihre Worte, Handlungen, Verhaltensweisen oder Körperfunktionen. Die getroffenen Entscheidungen stammen aus den DNA-Anweisungen des Körper-Geistes.

Unbewusste-überzeugungsbasierte Entscheidungsfindung

Unbewusste-überzeugungsbasierte Entscheidungsfindung ist die ausschließliche Domäne des Limbischen Systems und kommt bei allen Säugetieren vor. Wie bei der instinktbasierten Entscheidungsfindung sind unbewusst-überzeugungsbasierte Entscheidungen automatisch und unmittelbar. Anstatt jedoch durch die Mustererkennung auf der Ebene des Artengedächtnis ausgelöst zu werden, werden sie durch die Mustererkennung auf der Ebene der persönlichen Erinnerungen ausgelöst.

Bei unbewusst-überzeugungsbasierten Entscheidungen geht es immer um den Schutz des Körpers oder des Egos (Vermeidung von körperlichen oder emotionalen Schmerzen) oder die Ausnutzung von Möglichkeiten, mehr von den Grundbedürfnissen zu befriedigen, die Ihrem Ego in Ihrem Leben fehlen - mehr Sicherheit, mehr Liebe oder mehr Anerkennung (Lustbefriedigung).

Wann immer Sie Sich ungeduldig, frustriert und wütend fühlen oder in Wut geraten, wissen Sie, dass unbewusste, angstbasierte Überzeugungen Ihre Entscheidungen dominieren. Diese Emotionen, die durch ein Ereignis des gegenwärtigen Augenblicks ausgelöst werden, sind mit Ihrem Gedächtnis an ein Ereignis in der Vergangenheit verknüpft, wo Sie es versäumt haben, eines Ihrer Bedürfnisse der psychischen Entwicklungsphasen Überleben, Konformität oder Differenzierung zu erfüllen.

Während der Selbsterhaltungstrieb des Reptiliengehirns nur das Selbst betrifft, kann der Selbsterhaltungstrieb des Limbischen Systems andere Menschen einschließen, mit denen enge Bindungen entstanden sind - mit denen Sie sich identifizieren. Zum Beispiel wird eine Mutter ihr Kind instinktiv beschützen, ein Soldat wird seine Kameraden instinktiv beschützen.

Die Hauptmerkmale der unbewusst-überzeugungsbasierten Entscheidungsfindung sind:

> *Handlungen gehen dem bewussten Denken immer voraus. Es gibt keine Zeit für die Reflexion zwischen Bedeutungsgebung und Entscheidungsfindung.*
>
> *Die Entscheidungen, die getroffen werden, basieren immer auf Erfahrungen aus der Vergangenheit - das was Ihre persönliche Geschichte Sie über die Maximierung des Vergnügens und die Minimierung von Schmerzen, gelehrt hat - im Rahmen Ihrer Kindheit.*
>
> *Die Reaktionen sind automatisch - Sie haben keine Möglichkeit, nachzudenken, bevor Sie handeln.*

Wenn Sie an unbewussten Entscheidungen beteiligt sind, haben Sie nicht bewusst die Kontrolle über Ihre Worte, Handlungen und Verhaltensweisen. Sie haben die Kontrolle über Sie. Wenn Sie eine liebe- oder angstbasierte emotionale Reaktion erleben, die durch eine unbewusste Überzeugung ausgelöst wird, ist der einzige Weg, wieder in Kontrolle zu kommen, sich die Zeit zu nehmen, die Sie brauchen, um die Emotionen loszulassen.

Das Loslassen der Emotionen hilft Ihnen, Ihren Geist zu befreien.

Wenn Sie aus irgendeinem Grund das Gefühl haben, dass Sie nicht in der Lage sind Ihre Emotionen loszulassen, weil Sie Angst davor haben, was passieren könnte, wenn Sie es tun, dann wird sich die emotionale Energie unter der Oberfläche Ihres Bewusstseins ansammeln wie Wasserdampf in einem Schnellkochtopf. Schließlich wird der Stress, den Sie von diesen unterdrückten Emotionen fühlen, Sie entweder krank machen oder in einen Anfall von Ärger oder Wut stürzen lassen.

Die grundlegende Reaktion des Limbischen Systems auf eine wahrgenommene Bedrohung ist nicht Kampf oder Flucht, sondern Vermeidung. Der Weg, den wir dann wählen, ist die Vermeidung von Konflikten. Wir haben dieses Verhalten meist in unserer Kindheit erlernt. Es geht um die Fähigkeit, mit dem umzugehen, was mit unserer emotionalen oder physischen Sicherheit passieren könnte, wenn wir ausdrücken, wie wir uns wirklich fühlen. Dies ist eine der Möglichkeiten, wie das Ego versucht, sich selbst zu schützen: Schuldzuweisung ist eine andere.

Wir geben anderen die Schuld, nicht nur, um Strafen zu vermeiden, sondern auch, weil wir Konflikte vermeiden wollen. In unserem Ego-Geist bedeutet Konflikt Trennung und Trennung löst für Kinder Ängste um ihre Sicherheit aus. Im Extremfall distanziert sich ein Kind von einer schmerzhaften Erfahrung, indem es eine Teilpersönlichkeit erschafft – eine, die in einer Welt ohne Erinnerung an die schmerzhafte Erfahrung funktionieren kann.

Bewusst-überzeugungsbasierte Entscheidungsfindung

Bewusst-überzeugungsbasierte Entscheidungsfindung ist die ausschließliche Domäne des Neokortex und findet sich in seiner fortschrittlichsten Form im Menschen. Bewusste Überzeugungen sind wie unbewusste Überzeugungen, Annahmen, die wir für wahr halten. Sie sind vielleicht nicht wahr, aber wir gehen davon aus, dass sie es sind. Unser Verstand handelt nach ihnen, als ob sie wahr wären. Überzeugungen zeigen sich im Gehirn als neuronale Wege – Verbindungen zwischen Ereignissen und Ergebnissen (Gefühlen und Emotionen), die in der Vergangenheit durch Wiederholungen gelernt wurden. Die am tiefsten verwurzelten neuronalen Pfade sind diejenigen, die wir in unserer Kindheit gelernt haben, als das Denkvermögen des Neokortex für uns noch nicht verfügbar war.

Wenn Sie rationale Entscheidungen treffen wollen, dann müssen Sie über die unbewusst-überzeugungsbasierte Entscheidungsfindung hinausgehen und zu einer bewusst-überzeugungsbasierten Entscheidungsfindung übergehen. Das bedeutet, dass Sie eine Pause zwischen dem Ereignis, das Ihre unwussten Annahmen triggert, und Ihrer Reaktion darauf, einfügen müssen. Die Pause ermöglicht, dass die mit dem Ereignis verbundene Emotionen nachlassen und Sie Zeit zum Nachdenken erhalten. So können Sie die Logik (langsames Denken) nutzen, um die Bedeutung dessen, was geschieht, zu verstehen und dann eine Entscheidung treffen, wie Sie reagieren wollen. Durch das Einfügen einer Pause haben Sie auch Zeit, die Situation mit anderen zu besprechen und Sich über den besten Weg zu beraten, um Ihren Bedürfnisse gerecht zu werden. Im Gegensatz zum Reptiliengehirn und dem Limbischen System, die auf Bedrohungen ***reagieren*** (schnelles Denken), ***antwortet*** der Neokortex, indem er die Situation analysiert, um zu verstehen was passiert (langsames Denken) um dann die Bedeutung zu erkennen.

Die Hauptmerkmale einer bewusst-überzeugungsbasierten Entscheidungsfindung sind:

Bewusstes Denken geht dem Handeln voraus. Zwischen einem Ereignis und der Antwort erfolgt eine Pause. Die Pause ermöglicht es, Logik oder Vernunft anzuwenden, um den besten Weg zu finden, Ihre Bedürfnisse zu erfüllen.

Entscheidungen basieren auf Erfahrungen der Vergangenheit – was Ihre persönliche Geschichte, Ihre Kultur oder Ihre Religion Sie über die Aufrechterhaltung der inneren Stabilität und des äußeren Gleichgewichts in Ihrem Lebensrahmen gelehrt hat. Sie treffen Entscheidungen auf der Grundlage dessen, was Sie zu glauben wissen.

Sie haben die Kontrolle über Ihre Handlungen und Verhaltensweisen.

Sie können sich mit anderen Menschen, denen Sie vertrauen, beraten, um Ihre Entscheidungsfindung zu unterstützen und zu bereichern.

Die bewusst-überzeugungsbasierte Entscheidungsfindung hat eines gemeinsam mit der unbewusst-überzeugungsbasierten und der instinktiven Entscheidungsfindung: Sie nutzt Informationen aus der Vergangenheit, um Entscheidungen für die Zukunft zu treffen.

Folglich unterstützt Sie eine bewusst-überzeugungsbasierte Entscheidungsfindung nicht wirklich, komplexe Situationen zu verstehen und zu bewältigen, die Sie noch nie zuvor erlebt haben. Dafür benötigen Sie eine ausgefeiltere Entscheidungsmodalität: eine, die sich darauf konzentriert, was Sie wollen, dass es geschehen soll, um die Bedürfnisse Ihres Egos zu erfüllen und in Übereinstimmung mit den Werten Ihrer Seele zu leben.

Wertebasierte Entscheidungsfindung

Der Übergang von der bewusst-überzeugungsbasierten zur wertebasierten Entscheidungsfindung ist nicht einfach. Sie müssen den Prozess der Individualisierung abschließen, bevor Ihnen die wertebasierte Entscheidungsfindung vollständig und natürlich zur Verfügung steht. Bis zur Individualisierung wird Ihre Entscheidungsfindung in erster Linie von den Überzeugungen beeinflusst, die Sie in Ihrer Kindheit und Jugend von Ihren Eltern und Ihrer Gemeinschaft gelernt haben.

Der Prozess der Individuation besteht darin, die Überzeugungen zu untersuchen, die Sie in Ihren prägenden Jahren gelernt haben und diejenigen loszulassen, die Sie nicht mehr weiterbringen und die Sie nicht mehr für wahr halten. Sobald Sie anfangen über Ihre Überzeugungen nachzudenken, werden Sie darüber nachdenken, was Ihnen wichtig ist und Sie werden damit beginnen, Sich über Ihre Werte Gedanken zu machen.

Während Überzeugungen das kontextbezogene Leitsystem des Egos sind, sind Werte das universelle Leitsystem der Seele. Überzeugungen sind immer kontextuell und Werte sind immer universell. Jeder auf dem Planeten teilt die gleichen tief verwurzelten menschlichen Werte, aber nicht die gleichen Überzeugungen. Wenn Menschen also anfangen, Entscheidungen anhand ihrer Werte zu treffen, fühlen sie sich zueinander hingezogen. Wenn sie Entscheidungen auf der Grundlage ihrer Überzeugungen treffen, erleben sie sich als getrennt. Mit anderen Worten, Werte verbinden und Überzeugungen trennen.

Wenn Sie zu wertebasierten Entscheidungen übergehen, können Sie die Regeln, die Sie in jungen Jahren gelernt haben, effektiv wegwerfen. Jede Entscheidung, die Sie treffen, stammt daher, was Sie als „das Richtige tun" betrachten – Handlungen, die vollständig repräsentieren, wer Sie wirklich sind – Ihr Seelen-Selbst.

Wertebasierte Entscheidungsfindung ermöglicht es Ihnen, authentisch zu leben, weil Sie Ihre Gefühle nicht mehr verbergen. Das heißt nicht, dass es keinen Platz mehr für bewusst-überzeugungsbasierte Entscheidungsfindung auf der Grundlage von Logik oder rationalem Denken gibt: Die gibt es. Sie werden jedoch schnell erkennen, wenn Sie mit Ihrer Selbstfindung (self-actualisation) fortfahren und mit Ihren tief verwurzelten Werten in Kontakt treten, dass alle kritischen Entscheidungen, die Sie in Ihrem Leben treffen, den Werte-Test bestehen müssen.

Wenn eine Entscheidung logisch erscheint, aber gegen Ihre Werte verstößt, werden Sie Sich unwohl fühlen. Sie müssen den Entscheidungen, bei denen Sie sich gut fühlen, Vorrang geben vor den Entscheidungen, die sich darauf konzentrieren, Ihrem Ego zu geben, was es zu brauchen glaubt. Sie wollen wissen, dass Sie das Richtige getan haben. Sie wissen wie sich das anfühlt, wenn Sie das Richtige getan haben. Was Sie sich gut fühlen lässt, ist, dass Sie in innerer Stabilität leben – mit anderen Worten, wenn die Entscheidungen, die Sie treffen, mit den Werten Ihrer Seele übereinstimmen.

Die Hauptmerkmale einer wertebasierten Entscheidungsfindung sind:

> *Wenn Ihrem Handeln ein bewusster Gedanke voraus geht. Sie überlegen sorgfältig, welche Werte Sie bei Ihren Entscheidungen berücksichtigen wollen. Die Entscheidungen, die Sie treffen, werden nicht mehr auf der Grundlage Ihrer Vorgeschichte getroffen. Sie basieren darauf, wer Sie wirklich sind und wer Sie werden wollen.*
>
> *Sie haben die Kontrolle über Ihre Handlungen und Verhaltensweisen.*
>
> *Sie müssen sich nicht von anderen beraten lassen. Sie werden aus der Art und Weise, wie Sie sich fühlen, erkennen, was richtig ist.*

Nach einer Weile, wenn Sie in der wertebasierten Entscheidungsfindung erfahren sind, ist es nicht mehr nötig zu reflektieren: Es geschieht automatisch.

Werteorientierte Entscheidungsfindung hat noch einen weiteren Vorteil: Sie ermöglicht es Ihnen, die Zukunft, die Sie erleben wollen, bewusst zu gestalten. Wenn zum Beispiel Vertrauen von Ihnen hoch geschätzt wird, werden Sie Entscheidungen treffen, die Vertrauen zeigen und andere werden Ihnen vertrauen. Wenn Sie Wert auf Verantwortlichkeit legen, dann treffen Sie Entscheidungen, die Verantwortlichkeit zeigen, und diejenigen um Sie herum werden ermutigt, verantwortlich zu sein. Sie erschaffen die Zukunft, die Sie erleben wollen, denn die Qualität der Energie, die Sie durch Ihre Entscheidungen in die Welt bringen, ist die Qualität der Energie, die Sie zurückerhalten. Ehrlichkeit schafft Ehrlichkeit. Vertrauen schafft Vertrauen. Umgekehrt erzeugt Angst Angst.

Intuitionsbasierte Entscheidungsfindung

Der Übergang von der wertebasierten zur intuitiven Entscheidungsfindung erfolgt nicht über Nacht, sondern entwickelt sich allmählich im Laufe der höheren Stufen der psychischen Entwicklung. Obwohl Intuition in allen Phasen der Entwicklung erlebbar ist, werden Sie sich erst dann darauf verlassen können, dass sie in Ihrem Leben gegenwärtig ist, wenn Sie anfangen Sich auf die Befriedigung Ihrer psychologischen Bedürfnisse höherer Ordnung zu fokussieren.

Intuition ermöglicht Ihnen den Zugang zum kollektiven Unbewussten – der universellen Intelligenz, die sich im Quantenenergiefeld befindet. Dieses Feld erreichen Sie durch Ihre Seele. Intuitionsbasierte Entscheidungsfindung beginnt daher erst dann richtig zu greifen, wenn Sie die Phase Integration Ihrer psychischen Entwicklung erreichen.

Die Hauptmerkmale der intuitiven Entscheidungsfindung sind folgende:

Gedanken, Überzeugungen und Programme werden ausgesetzt.

Es findet keine Bedeutungsgebung statt.

Der Geist ist still und leer.

Der Geist ist frei, tief in den Geistesraum des kollektiven Unbewussten einzutauchen und mit einem Gedanken oder Verständnis aufzutauchen, das eine Antwort auf eine Frage gibt, die Ihnen im Kopf war.

Intuition entsteht plötzlich aus dem Nichts, meist wenn der Geist ruht, oft mitten in der Nacht. Auch wenn intuitive Entscheidungsfindung nicht logisch ist, ist sie die Hauptquelle für unsere wichtigsten bahnbrechenden Ideen. Wenn Sie in einer Situation ohne Denken, Glauben oder Urteil völlig präsent sind, schaffen Sie die Bedingungen, die es Ihrem Geist erlauben, intuitiv zu erkennen, was entstehen will. Wenn wir mit anderen zusammenarbeiten, um einen kollektiven, nicht wertenden Verstandesraum zu schaffen, kann die Intuition noch mächtiger werden. Es kann zu neuen Wegen führen, um alte Probleme anzugehen, die noch nie zuvor berücksichtigt wurden.

Inspirationsbasierte Entscheidungsfindung

Inspiration ist der Begriff, den ich verwende, um Gedanken und Aufforderungen zu beschreiben, die Sie von Ihrer Seele erhalten, um zu erfahren was Sie mit Ihrem Leben machen müssen.

Inspiration ist immer sehr persönlich und direktiv. Sie werden es als einen hartnäckigen Gedanken erkennen, der nicht verschwinden wird. Es beschreibt die nächsten Schritte, die Sie auf Ihrer Lebensreise unternehmen müssen. Inspiration fordert Sie immer wieder auf, bis Sie hinhören und Schritte tun. Es geht darum, was Ihre Seele will, dass Sie tun. Kein Wunder also, dass der Zweck der Inspiration darin besteht, Sie dabei zu unterstützen, die Werte Ihrer Seele zu leben und den Zweck Ihrer Seele zu erfüllen. [1]

Auch wenn die Stimme der Inspiration in jedem Stadium Ihrer psychischen Entwicklung durchkommen kann, werden Sie sie erst dann als solche erkennen, wenn Sie die Phase der Selbstfindung erreicht haben. Bis zu diesem Zeitpunkt wird sie wie ein weiterer Gedanke erscheinen. Die Unterscheidung zwischen einem Gedanken aus dem Ego und einem Gedanken aus der Seele ist zunächst recht schwierig. Es wird einfacher, wenn die Zeit vergeht und Sie Ihr Leben dem Dienst an den Bedürfnissen Ihrer Seele widmen.

Einige Leute fragen: „Inwiefern unterscheidet sich Inspiration von Intuition?" Intuition ist nicht direktiv. Es ist eine Idee oder Erkenntnis, die zu einem unbestimmten Zeitpunkt aus dem Nichts auftaucht und eine Lösung oder einen Hinweis auf die Lösung eines Problems oder einer Herausforderung liefert, die Sie derzeit beschäftigt. Intuition kann man am besten als ***„Heureka"***-Moment bezeichnen.

Inspiration hingegen ist eine definitive Aufforderung. Es kann am besten als ***Anleitung*** beschrieben werden, ***Ihr Leben in einem Zustand des Flusses (flow) zu halten***. Sie erkennen, dass Sie im Seelenbewusstsein leben und Seeleninspiration erhalten, wenn die Synchronizität auf Sie einprasselt. Ihr Leben nimmt eine magische Qualität an. Erwarten Sie nicht, dass die Magie jeden Tag passiert. Sie kann für mehrere Wochen erscheinen, verschwinden und dann wieder auftauchen, wenn Sie sie am wenigsten erwarten.

Wenn Sie seelengetriebene Gedanken über eine Handlung oder Richtung erhalten, die Sie ergreifen müssen und Sie dieser Anweisung nicht folgen, werden Sie Sich schließlich mit den Folgen auseinandersetzen müssen. Wenn Sie zum Beispiel ständig zulassen, dass Ihre Ängste um die Befriedigung Ihrer Grundbedürfnisse Vorrang vor der Befriedigung Ihrer Wachstumsbedürfnisse haben, werden Sie vermutlich immer deprimierter. Sie werden Sich eingeengt und unausgerichtet fühlen, weil Sie das Potential Ihrer Seele nicht erfüllen.

Die Hauptmerkmale der inspirationsbasierten Entscheidungsfindung sind folgende:

> *Der Gedanke scheint aus dem Nichts zu kommen.*
>
> *Der Gedanke ist hartnäckig.*
>
> *Der Gedanke ist verbunden mit Handlungen oder einer Richtung, die Sie einschlagen müssen.*
>
> *Es gibt emotionale Konsequenzen, wenn man seiner Inspiration nicht folgt.*

Im Vorwort von ***The New Leadership Paradigm***,[2] spreche ich über meine Berufung, ein Buch über Führung zu schreiben. Ich versuchte, mich der Idee zu widersetzen, aber ich konnte es nicht: Sie wollte nicht verschwinden. Für mich war das Inspiration in Aktion. Als ich anfing, das Buch zu schreiben, überfluteten mich immer wieder Ideen und Erkenntnisse. Synchronizität begleitete mich ein ganzes Jahr lang fast jeden Tag . Wann immer ich mit meinem Schreiben nicht weiterkam, verließ ich meinen logischen intellektuellen Verstand und suchte Hilfe von meinem höheren Selbst. Bald darauf strömten Worte in mein Bewusstsein, ohne dass ich sie bearbeiten musste. In diesen Momenten war mir bewusst, dass ich einen Zustand des „Im-Flow-Seins" erlebte.

Wenn Sie diese Entwicklungsstufe erreichen, beginnen Sie zu erkennen, dass Ihr Leben nicht Ihnen gehört: Ihr Leben gehört Ihrer Seele. Ihre Ego-Bedürfnisse verschwinden, wenn Ihre Seele Ihr Leben in die Hand nimmt. Das Leben ist nicht etwas, dass Ihnen passiert, es geschieht durch Sie. Um diese Art des Seins zu erleben, müssen Sie lernen, sich mit Ihrer Seele anzufreunden, ihr zu vertrauen und dann eins zu werden.

Zusammenfassung

Hier sind die Hauptpunkte dieses Kapitels:

1. Eine der subtilen, aber wichtigeren Veränderungen, die auftreten, während wir uns durch die sieben Phasen der psychischen Entwicklung bewegen, ist die Art und Weise, wie wir Entscheidungen treffen.
2. Instinktbasierte Entscheidungsfindung ist mehr oder weniger die ausschließliche Domäne des Reptiliengehirn-Komplexes und findet sich bei allen Lebewesen.
3. Unbewusst-glaubensorientierte Entscheidungsfindung ist ausschließliche Domäne des Limbischen System-Komplexes und kommt bei allen Säugetieren vor.
4. Bewusst-überzeugungsbasierte Entscheidungsfindung ist die ausschließliche Domäne des Neokortex-Komplexes und findet sich in seiner fortschrittlichsten Form im Menschen.

5. Werte sind das universelle Leitsystem der Seele.
6. Obwohl Intuition in allen Phasen der Entwicklung erlebbar ist, werden Sie sich erst dann darauf verlassen können, dass sie in Ihrem Leben gegenwärtig ist, wenn Sie anfangen sich auf die Befriedigung Ihrer psychologischen Bedürfnisse höherer Ordnung zu fokussieren.
7. Inspiration ist immer sehr persönlich und direktiv. Sie werden es als einen hartnäckigen Gedanken erkennen, der nicht verschwinden wird. Es beschreibt die nächsten Schritte, die Sie auf Ihrer Lebensreise unternehmen müssen.
8. Es gibt Konsequenzen, wenn man der Inspiration seiner Seele nicht folgt.

Im nächsten Teil des Buches werde ich Übungen vorstellen und beschreiben, die es Ihnen ermöglichen, die primäre Motivation Ihres Kunden, seine sekundären Motivationen und den Entwicklungsstand der Organisation, in die er eingebettet ist, zu identifizieren.

Notizen

1. Für eine vollständige Darstellung der inspirierten Entscheidungsfindung konsultieren Sie bitte: Richard Barrett, ***What My Soul Told Me*** (Bath: Fulfilling Books), 2012.
2. Richard Barrett, ***The New Leadership Paradigm*** (Bath: Fulfilling Books), 2010.

TEIL II: DIE PRAXIS DER EVOLUTIONÄREN COACHING-ÜBUNGEN

Der Zweck von Teil II dieses Buches ist es, dem Leser Werkzeuge und Übungen für die Praxis des evolutionären Coachings zur Verfügung zu stellen.

Kapitel 8 bietet eine Einführung in Werkzeuge und Übungen, die für das evolutionäre Coaching verwendet werden, und erklärt, warum es für Coaches wichtig ist, diese Übungen zuerst an sich selbst durchzuführen, bevor Sie sie bei Ihren Kunden anwenden. Kapitel 9 erklärt, wie Sie die primäre Motivation Ihrer Kunden aufdecken können, indem Sie bestimmen, in welchem Stadium der psychischen Entwicklung sie sich befinden. Kapitel 10 erklärt, wie Sie die sekundären Motivationen Ihrer Kunden aufdecken können, indem Sie bestimmen, welche Phasen der psychischen Entwicklung sie durchlaufen haben und wo sie noch unerfüllte Bedürfnisse haben. Kapitel 11 erklärt, wie Sie beurteilen können, inwieweit sich Ihre Kunden von der Kultur der Organisation, in der sie arbeiten, unterstützt fühlen. Dazu schätzen Sie ein, in welchem Stadium der psychischen Entwicklung sich die Organisation befindet.

Kapitel 8: Einführung in die Übungen

Die Übungen im zweiten Teil dieses Buches verfolgen drei Ziele:

- Die primäre Motivation Ihres Kunden aufzudecken.
- Die sekundären Motivationen Ihres Kunden aufzudecken.
- Zu beurteilen, inwieweit die Kultur der Organisation, in der Ihr Kunde arbeitet, ihn bei der Erfüllung seiner primären Motivation unterstützen kann.

Anhand dieser Informationen bekommen Sie eine Vorstellung, an welcher Stelle ihrer evolutionären Reise sich Ihre Kunden befinden, was sie motiviert voranzukommen, und was sie persönlich und organisatorisch daran hindert

Selbsteinschätzung

Bevor Sie Ihre Kunden auf ihrer Reise unterstützen, sollten Sie zunächst erkennen, welche Stufe der psychischen Entwicklung Sie selbst erreicht haben. Sie sollten sich auch dessen bewußt sein, welche Stadien der psychischen Entwicklung Sie durchlaufen haben und wo Ihre unerfüllten Bedürfnisse liegen.

Der beste Weg, dies zu tun, ist, sich mit dem ersten Teil dieses Buches vertraut zu machen und dann die Übungen hier im Teil II zu machen. Aus folgenden Gründen sollten Sie zuerst Ihre eigene evolutionäre Reise abgeschlossen haben:

1. Der erste und offensichtlichste Grund ist, ein tieferes Verständnis für das Konzept der menschlichen Entwicklung zu erlangen.

2. . Der zweite, ebenso wichtige Grund liegt darin, selbst zu erfahren, wie es sich anfühlt, die Übungen zu machen, um die Sie Ihre Kunden bitten werden.

3. . Der dritte Grund ist, sich Ihrer primären und sekundären Motivationen bewusst zu werden, und inwieweit letztere Sie daran hindern, erstere zu erfüllen.

4. . Der vierte Grund ist, Ihre eigenen Grenzen zu kennen. Erst dann werden Sie wissen, wie weit Sie Ihre Kunden auf ihrer evolutionären Reise unterstützen können, bevor Sie unbekanntes Terrain betreten.

Sie sollten hier als evolutionärer Coach höchste Integrität walten lassen. Nicht nur Ihren Kunden würden Sie einen Bärendienst erweisen, wenn Sie versuchen, sie durch ein Gebiet zu führen, das Ihnen selbst unbekannt ist. Sie würden auch sich selbst schaden, denn es reicht bei weitem nicht aus, nur die Theorie der menschlichen Entwicklung zu verstehen. Um Ihren Kunden wirklich zu dienen, müssen Sie die Stufen selbst durchlaufen haben.

In der Praxis bedeutet dies, dass man zumindest in der eigenen Selbstfindung weit fortgeschritten sein sollte, bevor man sich als evolutionärer Coach betätigt. Sobald Sie sich selbst verwirklicht haben, können Sie Ihren Kunden helfen, die Entwicklungsstufen der Differenzierung, Individualisierung und Selbstfindung zu durchlaufen. Das sind die bei weitem häufigsten Entwicklungsstufen, auf die Sie in Ihrer Coachingpraxis stoßen werden. Um Menschen durch die Entwicklungsstufen der Integration und des Dienens zu coachen, müssen Sie das höchste Niveau des evolutionären Coachings erreicht haben. Es ist sehr wahrscheinlich, dass Sie erst ab einem Alter von Ende Fünfzig oder Anfang Sechzig in der Lage sein werden, auf diesem Niveau zu arbeiten.

Ob Sie in der Lage sind, Ihre Kunden erfolgreich auf dem Weg zur Selbstfindung zu unterstützen, hängt jedoch nicht nur von Ihrem Alter ab, sondern auch von Ihrem Bewusstsein für die Seele. Sie können die höheren Stufen der Entwicklung nicht erreichen, ohne die Motivationen Ihres Egos mit den Motivationen Ihrer Seele in Einklang zu bringen und sich voll und ganz dafür einzusetzen, ein werte- und sinnorientiertes Leben zu führen. Das heißt, um Menschen auf die höchsten Ebenen der psychischen Entwicklung begleiten zu können, müssen Sie erst lernen, Ihrer Seele zu dienen.

Das passiert natürlich nicht über Nacht, egal wie sehr Sie sich wünschen, diesen Zustand zu erreichen. Der Diener Ihrer Seele zu werden, kann mehrere Jahrzehnte Lebenserfahrung, Studium, Reflexion und Meditation erfordern. Mut und Glaube sind dazu erforderlich, ebenso wie die Bereitschaft, die Sicherheit Ihrer Ich-Identität zu verlassen und die unbekannte Welt Ihrer Seelen-Identität zu entdecken. Sie müssen über die Perspektive des Egos hinaussehen und die Perspektive Ihrer Seele einnehmen, d.h. über das Leben in einer dreidimensionalen physischen Welt hinaus in eine multidimensionale energetische Welt eintreten. In dem Buch ***„What my soul told me“.*** beschreibe ich die vier Etappen dieser Reise – die Verbindung mit der Seele, das Anfreunden mit der Seele, das Vertrauen in die Seele und das Einswerden mit der Seele. Darin beschreibe ich auch die Fähigkeiten, die Sie auf jeder Etappe dieser Reise beherrschen müssen.

Sobald Sie erforscht haben, auf welcher Etappe Ihrer Entwicklungsreise Sie sich befinden und wo Ihre primären und sekundären Motivationen liegen, sind Sie bereit für Ihre Praxis des Evolutionären Coachings.

Der erste Schritt in der Zusammenarbeit mit Ihren Kunden besteht darin, festzustellen, auf welcher psychischen Entwicklungsstufe sie stehen und damit ihre primäre Motivation zu erkennen. Dies ist aus zwei Gründen wichtig:

1. Wenn Sie wissen, auf welcher Entwicklungsstufe Ihre Kunden sich befinden, erkennen Sie, welche Bedürfnisse für sie Vorrang haben, was sie antreibt und was sie für notwendig halten, um ein Gefühl der inneren Stabilität und des äußeren Gleichgewichts zu entwickeln.

2. Sie können abschätzen, inwieweit Sie Ihre Kunden unterstützen können. Wenn ein Kunde aus einer Entwicklungsstufe heraus agiert, die über Ihre eigene hinausgeht, sollten Sie in Betracht ziehen, ihm einen anderen Coach zu empfehlen, der in seiner Entwicklung weiter fortgeschritten ist. Wenn Sie und Ihr Kunde auf der gleichen Stufe stehen, können Sie sich von einem Mentor beraten lassen, sofern Sie Unterstützung benötigen.

Das neue Führungsparadigma

Viele der in diesem Buch enthaltenen evolutionären Coaching Übungen stammen aus dem Lernsystem des New Leadership Paradigm (TNLP)[2]. Dabei handelt es sich um ein hochmodernes Programm zur Führungskräfteentwicklung, das vier Lernmodule umfasst:[3]

- Sich selbst führen
- Teams führen
- Organisationen führen
- In der Gesellschaft führen

Jedes der Lernmodule umfasst zwischen 30 und 40 Übungen; die Übungen in jedem Lernmodul sind in sechs Abschnitte unterteilt:

Der 1. Abschnitt „Reise“ erkundet die Vergangenheit bis zur Gegenwart, also wo Sie (bzw. Ihr Team, Ihre Organisation oder die Gesellschaft) herkommen und wo Sie jetzt stehen.

Der 2. Abschnitt „Potential“ untersucht die künftigen Möglichkeiten: Wer Sie (bzw. Ihr Team, Ihre Organisation oder die Gesellschaft) werden können und wohin Sie gehen wollen.

Der 3. Abschnitt „Herausforderungen“ untersucht die Realität, d.h. wo Sie (bzw. Ihr Team, Ihre Organisation, die Gesellschaft) jetzt stehen und welche Hürden Sie überwinden müssen.

Der 4. Abschnitt „Meisterschaft“ untersucht, wie Sie in Ihrem täglichen Umfeld (bzw. Ihr Team, Ihre Organisation oder die Gesellschaft) vorgehen, um wichtige Ergebnisse zu erzielen bzw. Ihre Ziele zu erreichen.

Der 5. Abschnitt „Evolution“ untersucht Ihren (Team, Organisation, Gesellschaft) evolutionären Fortschritt anhand von Feedbacks, Leistungsbewertungen und Ihrem Engagement für weiteres Wachstum und Lernen.

Der 6. Abschnitt „Selbstcoaching“ unterstützt den evolutionären Fortschritt Ihres Team, Ihrer Organisation oder Ihrer Gesellschaft). Er umfasst eine Liste von Maßnahmen, die Sie ergreifen können, falls Sie mit Problemen konfrontiert werden.

Eine Möglichkeit, den Fortschritt Ihrer Kunden auf ihrer evolutionären Reise zu beschleunigen, besteht darin, systematisch mit ihnen die Übungen des Moduls „Sich selbst führen“ zu machen. Daran anschließend können Sie mit den Übungen aus dem Modul “ Teams führen“ und gegebenenfalls auch „Organisationen führen“ fortfahren.

Zusammenfassung

Hier noch einmal die wesentlichen Aussagen dieses Kapitels:

1. Bevor Sie Ihre Kunden auf ihrem Weg der psychischen Entwicklung unterstützen, sollten Sie erkannt haben, welche Entwicklungsstufe Sie selbst erreicht haben.
2. Zu diesem Zweck sollten Sie Teil I dieses Buches verinnerlicht und die Übungen in Teil II gemacht haben.
3. Um evolutionärer Coach zu werden, müssen Sie zumindest auf der Entwicklungsstufe der Selbstfindung weit fortgeschritten sein.

Im nächsten Buchkapitel beschreibe ich die Werkzeuge und Übungen, anhand derer Sie die primären Motivationen Ihres Kunden erkennen können.

Notizen

1. Richard Barrett, ***What My Soul Told Me*** (Bath: Fulfilling Books), 2012.
2. Richard Barrett, ***The New Leadership Paradigm*** (Bath: Fulfilling Books), 2010.
3. Informationen über The New Leadership Paradigm finden Sie unter ***https://www.barrettacademy.com/***

Kapitel 9: Identifikation der primären Motivation

Es gibt mehrere Möglichkeiten, sich der primären Motivation Ihrer Kunden anzunähern und zu erkennen, welche psychische Entwicklungsstufe sie erreicht haben. Eine erste Orientierung bietet das Alter der Kunden.

Übung zum Alter

Dies ist nicht so sehr eine Übung, sondern eine einfache Methode, mit der Sie die wahrscheinlichste Stufe der psychischen Entwicklung Ihres Kunden abschätzen können. Wenn Ihr Kunde zwischen 30 und 60 Jahre alt ist, befindet er sich höchstwahrscheinlich auf den Stufen der Differenzierung, Individualisierung, Selbstfindung oder Integration (siehe Abbildung 9.1).

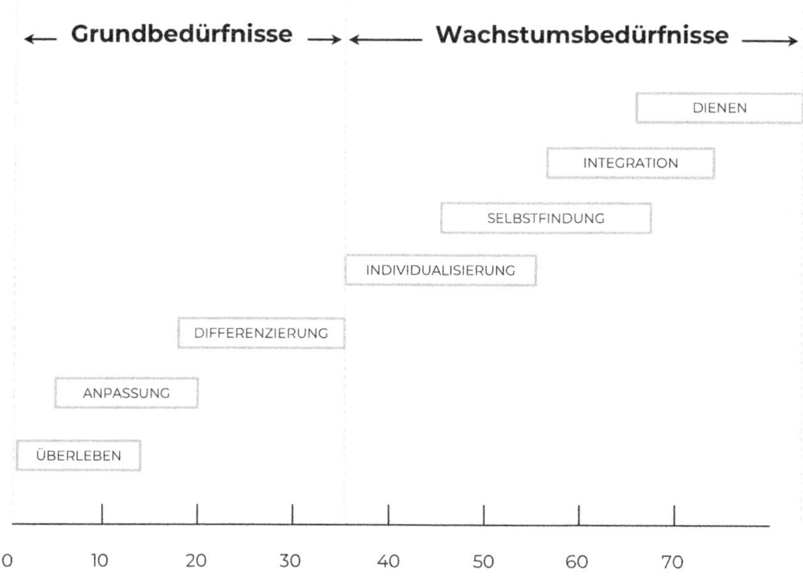

Abbildung 9.1 Stufen der psychischen Entwicklung im Verhältnis zum Alter

Sie beginnen Ihr Leben als Baby auf der Stufe des Überlebens. Zwei bis drei Jahre später, wenn Sie sprechen gelernt haben, betreten Sie die Stufe der Anpassung. Normalerweise erreichen Sie mit Eintritt ins Teenageralter die Stufe der Differenzierung.

Ihre primäre Motivation als Teenager oder in ihren 20ern ist es, von Eltern und Gleichaltrigen anerkannt zu werden, denn dann fühlen Sie sich gut. Sie wechseln von der Schule zur Universität oder finden eine Arbeit, die es Ihnen ermöglicht, ein produktives Mitglied der Gesellschaft zu werden. Dabei werden Sie immer noch lernen, sich anzupassen (ein Gefühl der Zugehörigkeit zu empfinden) und zu überleben (Gefühl der Sicherheit). Wenn alles gut geht, widmen Sie als Endzwanziger Ihren Differenzierungsbedürfnissen Ihre ganze Aufmerksamkeit.

Wenn sie jedoch eine schwierige Zeit hatten und einer negativen elterlichen oder kulturellen Konditionierung ausgesetzt waren, sind sie in dem Alter möglicherweise noch nicht in der Lage, ihre volle Aufmerksamkeit auf ihre Differenzierungsbedürfnisse zu richten. Ihre unerfüllten Bedürfnisse aus früheren Entwicklungsstufen können verhindern, dass sie lernen, ihren Differenzierungs-Bedürfnissen gerecht zu werden. Dies könnte die individuelle Entwicklungsphase verzögern oder blockieren.

Falls Ihre Kunden eine relativ normale und gesunde Erziehung hatten und in der Lage waren, ihre Bedürfnisse auf den ersten drei Stufen des Überlebens, der Anpassung und der Differenzierung weitgehend zu befriedigen, werden sie zwischen 30 und 40 die Stufe der Individualisierung, und wenn alles gut geht, ab 40 die der Selbstfindung erklimmen. Sie werden in ihrem fünften Lebensjahrzehnt die Stufe der Integration und sechsten jene des Dienens erreichen.

Es gibt einige Kunden, die von selbstverwirklichten Eltern in einer liberalen Demokratie aufgezogen wurden und die die Stufe der Individualisierung etwas früher als in ihren 30ern erreichen. Das liegt vor allem daran, dass das Weltbild, in dem sie aufgewachsen sind, ihre psychische Entwicklung unterstützt hat. Auf der anderen Seite könnten Sie auf Kunden treffen, die bereits in der Anfangsphase ihrer Entwicklung erhebliche unerfüllte Bedürfnisse haben. Kunden, die etwa immer noch darum kämpfen, die differenzierende oder individualisierende Entwicklungsstufe zu überwinden, auch wenn sie bereits über 40 Jahre alt sind.

Übung zur primären Motivation
Nachdem Sie anhand des Alters grob ermittelt haben, auf welcher Entwicklungsstufe sich Ihr Kunde befindet, sollten Sie dies überprüfen und ihn bitten, die in Anhang 1 beschriebene primäre Motivationsübung zu machen. Auf diese Weise wird er zudem selbst erkennen, wo er steht.

In den meisten Fällen sind Ihre Kunden sich ihrer primären Motivation bewusst. Wenn sie gerade am Übergang von einer Entwicklungsstufe zur nächsten stehen, identifizieren sie möglicherweise zwei primäre Motivationen. Normalerweise liegen die Motivationen dann nebeneinander. Tun sie es nicht, sollten Sie sich auf die Motivation auf der niedrigeren Stufe konzentrieren, denn solange diese nicht erfüllt ist, werden sie kein ausreichend solides Fundament haben, um die nächsthöhere Stufe der psychischen Entwicklung zu erklimmen.

Manchmal begegnet man Menschen in ihren 20ern oder 30ern, die den Impuls in ihrer Seele spüren, etwas in der Welt zu bewegen. Aufgrund ihrer Hingabe an die Sache können sie geneigt sein zu glauben, sie würden aus der Integrationsstufe heraus agieren. Das ist allerdings äußerst unwahrscheinlich. Man kann den Unterschied zwischen jemandem, der wirklich aus der Integrationsstufe heraus agiert, und jemandem, der dies aus einer niedrigeren Entwicklungsstufe heraus tut, daran erkennen, wie er sich dem eigenen Handeln nähert.

Jemand, der sich wirklich in der Integrationsphase befindet, wird mit einem sich selbst verändernden Geist arbeiten; er wird in der Lage sein, verschiedene Standpunkte zu verstehen. Er wird sich nicht nur mit anderen Menschen zusammenschließen, die die gleichen Werte und Visionen teilen, sondern auch aktiv mit anderen zusammenarbeiten, um eine bessere Welt zu erschaffen. Diese Menschen werden nicht gegen, sondern für etwas kämpfen. Sie werden sich eher durch einen konstruktiven Dialog als durch destruktives Verhalten auszeichnen. Sie werden sich nicht auf ein Denken in Kategorien wie „Wir“ und „die Anderen“ einlassen. Sie werden sich dem, was zu tun ist, lösungsorientierung nähern, um den Bedürfnissen aller gerecht zu werden, ganz im Sinne der Integration. Kurzum: Sie werden mit der Bereitschaft eines sich wandelnden Geistes arbeiten.

Menschen in ihren 20ern und 30ern arbeiten eher mit einem lernenden Verstand. Ihnen fällt es tendenziell schwer, die Welt aus der Sicht anderer Menschen zu sehen. Wenn jemand in der Differenzierungsphase den Sog seiner Seele spürt, sich für eine Sache zu engagieren, neigt er dazu, einen aktivistischen Ansatz zu verfolgen, der mit Formen der Rebellion einhergeht. In der Phase der Individualisierung werden sie immer noch vorwiegend aus dem Verstand heraus agieren, doch sie sind eher bereit, auch andere Standpunkten zu berücksichtigen, während sie in Diskussionen für das eintreten, woran sie glauben.

Hier einige weitere Übungen, die Ihr Kunde machen kann, um die Stufe seiner psychischen Entwicklung zu erkunden, die sein Handeln beeinflusst:

Übung – Im-Flow-sein: *Sinn und Zweck dieser Übung besteht darin, herauszufinden, welche Bedürfnisse erfüllt sind, wenn sich Ihre Kunden in einem „Flow-Zustand" befinden.*

Übung – Mein Glücksniveau: *Diese Übung dient einem ähnlichen Zweck wie die vorhergehende, konzentriert sich aber nicht auf die Bedürfnisse, sondern auf das, was sie glücklich macht.*

Übung – Identitäts-Niveau: *Diese Übung konzentriert sich auf den Identitätssinn Ihrer Kunden. Auf ihrem Weg entlang der sieben Stufen der psychischen Entwicklung werden sie eine immer stärker ausgeprägte Identität empfinden.*

Jeder Wechsel zu einer höheren Entwicklungsstufe erfordert ein größeres Selbstverständnis und führt zu einer Erweiterung des Bewusstseins. Das Selbst agiert zwar stets aus Eigeninteresse, aber mit dem Erreichen höherer Bewusstseinsebenen entwickeln Sie einen immer stärkeren Sinn für Ihre Identität. Ihre Entscheidungen werden sich zunehmend am Wohl der Gruppen, mit denen Sie sich identifizieren, orientieren. Detaillierte Informationen zu oben genannten Übungen finden Sie in Anhang 1.

Zusammenfassung

Hier noch einmal die wesentlichen Aussagen dieses Kapitels:

1. Der erste Schritt im evolutionären Coaching besteht darin, die primäre Motivation Ihrer Kunden zu identifizieren. So erkennen Sie, welches Stadium der psychischen Entwicklung sie erreicht haben.
2. Es gibt mehrere Möglichkeiten, die primäre Motivation Ihrer Kunden festzustellen. Das Alter liefert erste Hinweise.
3. Nachdem Sie die Entwicklungsstufe Ihrer Kunden aufgrund ihres Alters grob eingeschätzt haben, überprüfen Sie sie, indem Sie Ihren Kunden die Übungen in Anhang 1 vorlegen. Anhand der Übungen können die Kunden zudem selbst entdecken, wo sie momentan stehen.

Im nächsten Kapitel des Buches beschreibe ich die Werkzeuge und Übungen, mit denen Sie die sekundären Motivationen Ihrer Kunden identifizieren können.

Kapitel 10: Identifikation sekundärer Motivationen

Im nächsten Schritt identifizieren Sie die sekundären Motivationen Ihrer Kunden. Ziel ist, zu erkennen, inwieweit Ihre Kunden auf den bereits durchlaufenen Ebenen der psychischen Entwicklung noch unerfüllte Bedürfnisse haben. Diese unerfüllten Bedürfnisse können bewusst oder unbewusst sein, und liegen den sekundären Motivationen zugrunde. Unerfüllte Bedürfnisse sind meist auf den ersten drei Ebenen der psychischen Entwicklung zu beobachten.

Bewusste sekundäre Motivationen

Bewusste sekundäre Motivationen können aus besonderen Umständen der aktuellen Lebenssituation oder aus unerfüllten Bedürfnissen früherer Phasen der psychischen Entwicklung entstehen.

Unabhängig davon, welche Stufe der psychologischen Entwicklung Sie erreicht haben, wenn Sie Ihren Arbeitsplatz verlieren und mehrere Monate lang kein Einkommen haben, werden Sie sich automatisch auf die Bewusstseinsebene des Überlebens konzentrieren. Oder stellen Sie sich vor, Sie nehmen ein Arbeitsangebot in einem fremden Land an. Sie sprechen weder die Sprache noch haben Sie dort Freunde oder Bekannte: Sie werden sich automatisch auf die Beziehungsebene konzentrieren.

Wenn Sie in die Phase der Selbstfindung eintreten, aber immer noch unerfüllte Bedürfnisse aus der Phase der Individualisierung mit sich tragen, kann es passieren, dass Sie ständig neue Nervenkitzel, Abenteuer oder Herausforderungen suchen. Wer sich auf der Ebene der Integration befindet, aber noch immer unerfüllte Bedürfnisse auf der Ebene der Selbstfindung hat, wird vielleicht mehr Zeit damit verbringen, den Sinn des Lebens zu erforschen oder sich spirituell weiterzuentwickeln, als tatsächlich etwas zu bewirken.

Unbewusste sekundäre Motivationen

Unbewusste sekundäre Motivationen können unser Verhalten genauso beeinflussen wie bewusste Motivationen, aber sie sind subtiler; und weil sie unbewusst sind, ist es schwieriger, sie zu identifizieren. Unbewusste sekundäre Motivationen können in jeder Phase der psychischen Entwicklung eine Rolle spielen.

Die unbewussten sekundären Motivationen der Seele

Weil wir uns unserer Seele nicht bewusst sind, werden uns die Bedürfnisse der Seele aus den unbewussten Bereichen unseres Geistes mitgeteilt. Wir sind uns ihrer Herkunft nicht bewusst. Im Gegensatz zu unseren sekundären Motivationen, die aus unseren bereits durchlaufenen Entwicklungsstadien herrühren, liegt der Ursprung der Motivationen der Seele in jenen Entwicklungsstadien, die wir noch nicht erreicht haben. Sie kennzeichnen, was unsere Seele sucht, damit wir mit ihren Zielen und Werten in Einklang kommen.

Wenn Sie sich zum ersten Mal bewusst werden, dass Sie eine Seele haben und Ihre Seele Motivationen zum Ausdruck bringt, könnte es schwierig sein für Sie, zwischen den Gedanken des Ego-Geists und jenen des Seelen-Geists zu unterscheiden. Der Hauptunterschied liegt darin, dass Ihre Ego-Gedanken Ihrem eigenen Überleben, Ihren Beziehungen und Ihrem Selbstwertgefühl dienen, während Ihre Seelen-Gedanken Ihren Wachstumsbedürfnissen höherer Ordnung dienen. Wir haben vorwiegend in den frühen Phasen der Selbstfindung Schwierigkeiten, den Unterschied zwischen Ego- und Seelen-Gedanken zu erkennen. Wenn Sie sich immer mehr selbst verwirklichen und in die Entwicklungsphase der Integration eintreten, werden Sie keine Ego-Bedürfnisse mehr haben - die Motivationen Ihres Egos werden sich verbunden haben mit den Motivationen Ihrer Seele.

Die unbewussten Motivationen des Egos

Die unbewussten Motivationen des Egos zielen darauf ab, dass wir die unerfüllten Bedürfnisse aus den ersten drei Phasen der psychischen Entwicklung (Überleben, Anpassung und Differenzierung) befriedigen. Wir durchlaufen diese Entwicklungsstufen in unserer Kindheit und Jugend. Wenn wir in diesen Jahren Schwierigkeiten hatten, unsere Defizitbedürfnisse zu befriedigen, wird der Ego-Geist unbewusste, angstbasierte Überzeugungen entwickeln und zwar dahingehend, dass wir nicht genug Sicherheit haben oder Geborgenheit erfahren, nicht genug Liebe, Respekt oder Anerkennung.

Jeder Mensch wächst mit einigen dieser unbewussten Ängste auf. Deren Stärke hängt weitgehend von der Qualität der elterlichen Programmierung und der kulturellen Konditionierung ab, die wir als Kinder und Jugendliche erfahren haben; d.h. inwieweit wir unsere Defizitbedürfnisse in unserem familiären und sozialen Umfeld befriedigen konnten.

Wenn wir in jungen Jahren unsere Bedürfnisse nach Sicherheit, Liebe, Respekt und Anerkennung nicht erfüllen können, entwickeln wir das, was in der Psychologie als frühe maladaptive Schemata (EMS, early maladaptive schemas) bekannt ist. Dr. Jeffrey E. Young, Gründer und Direktor des Schema Therapy Institute, beschreibt EMS wie folgt:

> ***Frühe maladaptive Schemata scheinen das Ergebnis von dysfunktionalen Erfahrungen mit Eltern, Geschwistern und Gleichaltrigen in frühen Lebensjahren eines Individuums zu sein. Die meisten Schemata werden durch anhaltende, alltägliche schädliche Erfahrungen mit Familienmitgliedern und Gleichaltrigen verursacht, die das Schema kumulativ stärken. Zum Beispiel ist ein Kind, das ständig kritisiert wird, wenn die Leistung nicht den elterlichen Standards entspricht, anfällig für die Entwicklung des Inkompetenz/Versagen-Schemas.*** [1]

Diese frühen negativen Erfahrungen werden sich vielleicht nie mehr wiederholen, aber ihre Auswirkungen bleiben bestehen – sie sind fest in unserem Gehirn verankert. Die Gründe dafür sind: (a) In jungen Jahren baut unser Gehirn neuronale Wege auf, die uns helfen, die Welt um uns herum zu verstehen; (b) bis zum Alter von acht Jahren ist unser Neokortex noch nicht vollständig entwickelt, also der Hirnteil, der rationale und logische Denkprozesse steuert. Die einzigen Teile, die uns in der Kindheit vollständig für die Verarbeitung von Erfahrungen zur Verfügung stehen, sind das Reptiliengehirn und das Limbische System, und hier werden Emotionen verarbeitet.

Folglich lernen wir in jungen Jahren vor allem auf der Basis dessen, was wir fühlen, in unserer Welt zu navigieren. Wir binden Emotionen an das, was wir lernen; unsere Überzeugungen entstehen aus dem, was uns Freude oder Schmerzen bereitet.

Wenn wir in den ersten drei Phasen der psychischen Entwicklung in der Lage sind, unsere Defizitbedürfnisse zu befriedigen, führt dies zu körperlichem und emotionalem Wohlbefinden. Wenn wir nicht dazu in der Lage sind, erfahren wir körperliche und/oder emotionale Schmerzen.

Die in unseren frühen Jahren entstandenen Emotionen werden in unseren Erinnerungen gespeichert und zu einem dauerhaft eingebetteten Stimulus, der unsere Wahrnehmung der Realität im Einklang mit der Vergangenheit formt oder verzerrt. Das bedeutet, dass unser Limbisches System – der schnell denkende Teil unseres Gehirns – „fest verdrahtet" ist, um nach Bedrohungen zu suchen, die unseren schmerzhaftesten persönlichen Erfahrungen entsprechen – den Erfahrungen, unsere Defizitbedürfnisse nicht zu decken.

Wenn wir im Erwachsenenalter eine Situation erleben, die diese Erinnerungen wachruft, werden die alten neuronalen Wege (Schemata) aktiviert und die mit diesen Erinnerungen verbundenen Emotionen geweckt. Was wir mit ihnen machen, hängt von unseren bewussten Ängsten ab – wir können unsere Emotionen zum Ausdruck bringen oder sie verstecken.

Wenn Ihre Kunden signifikante sekundäre Ego-Motivationen haben, müssen Sie ihnen helfen, Wege zu finden, diese unerfüllten Bedürfnisse zu erfüllen, bevor Sie die mit ihrer primären Motivation verbundenen Bedürfnisse ansprechen. Der Grund, warum Sie ihnen zunächst helfen sollten, ihre sekundären Ich-Motivationen zu lösen, liegt in der Energie, die sie für die Befriedigung dieser Bedürfnisse aufwenden. Denn diese Energie ist dann nicht mehr verfügbar für ihre primäre Motivation. Mit anderen Worten, wenn sie nicht in der Lage sind, ihre bisher unerfüllten Bedürfnisse zu befriedigen, werden sie kaum an ihren aktuellen Bedürfnissen arbeiten können.

Unsere sekundären Motivationen lenken uns nicht nur davon ab, uns auf unsere primäre Motivation zu konzentrieren, sie hemmen auch unseren evolutionären Fortschritt und können unser Familienleben und unseren beruflichen Fortschritt untergraben. Der Grund liegt darin, dass sie zu Verhaltensweisen führen, die negativ auf andere Menschen wirken. Die Mehrheit unserer unbewussten, auf Angst basierenden Schemata ist darauf ausgerichtet, den Bedürfnissen des „Ich" zu dienen, anstatt den Bedürfnissen des „Wir". Folglich bewirken unsere angstbasierten unbewussten Überzeugungen eher Trennendes statt Verbindendes.

Der Mensch ist im Grunde genommen ein soziales Wesen: Für unser individuelles und kollektives Überleben, unseren Fortschritt und Erfolg sind wir auf andere angewiesen. Wenn das Mitglied einer Familie oder eines Teams mehr auf seine eigenen Bedürfnisse oder seinen eigenen Erfolg achtet und dies zulasten der Bedürfnisse oder den Erfolg der Gruppe geht, entstehen Zwietracht und Konflikte. Die Familie oder das Team wird dysfunktional.

Solange Ihre Kunden nicht in der Lage sind, ein gesundes psychologisches Sein in den unteren Entwicklungsstufen zu leben, kann ihnen das Funktionieren auf den höheren Entwicklungsstufen kaum gelingen. Es ist, als würden sie versuchen, auf einem instabilen Fundament aufzubauen. Wann immer ihre unerfüllten Defizitbedürfnisse ausgelöst werden, wird ihr psychologisches Fundament ins Wanken geraten und innere Instabilität verursachen.

Lassen Sie uns nun einen kurzen Blick auf die drei Arten von einschränkenden Schemata (oder Überzeugungen) werfen, die wir in der Kindheit und im Teenageralter erlernen und die unseren Fortschritt oder Erfolg im Erwachsenenleben einschränken können.

Limitierende Überzeugungen auf der ersten Ebene „Lebensfähigkeit"

Einschränkende Überzeugungen auf der ersten Ebene der psychischen Entwicklung (Überleben) beziehen sich auf die Frage, ob wir genug haben, um uns sicher und geborgen zu fühlen. Diese Überzeugungen führen zum Ausdruck potenziell limitierender Werte wie Kontrolle, Manipulation, Gier, übermäßige Vorsicht, Ungeduld. Sie gehen oft einher mit einem Mangel an Vertrauen.

Während der ersten Phase unserer psychischen Entwicklung, der Überlebensphase, entwickeln wir ein Gefühl der eigenen Identität gegenüber der Mutter und lernen, wie wir unsere Umgebung so beeinflussen können, dass unsere Lebensfähigkeitsbedürfnisse erfüllt werden. Doch nicht immer ist dies gelungen, entweder weil unsere Eltern nicht aufmerksam genug auf unsere Bedürfnisse geachtet haben, oder weil wir für längere Zeit allein gelassen wurden, oder weil unsere Eltern Angst um ihr eigenes Überleben hatten. Infolgedessen kann sich die unbewusste, angstbasierte Überzeugung (frühes maladaptives Schema) entwickeln, dass die Welt ein unsicherer Ort ist und dass man anderen Menschen nicht vertrauen kann. Dies führt entweder dazu, dass wir unsere Umgebung kontrollieren und manipulieren wollen, so dass wir das bekommen, was wir wollen, oder wir können einen Hang zu übertriebener Vorsicht und Risikoaversion entwickeln, um das, was wir haben, nicht wieder zu verlieren.

Wenn hingegen unsere Eltern sorgsam auf unsere Bedürfnisse geachtet haben, dann wachsen wir mit einem Gefühl der Sicherheit und Vertrauenswürdigkeit auf. Wir gehen davon aus, dass wir in der Lage sind, unsere Lebensfähigkeitsbedürfnisse zu befriedigen, und verwenden nicht viel Zeit oder Energie darauf, uns Sorgen zu machen, ob wir genug haben. Sich sicher und geborgen zu fühlen, ist das erste und wichtigste Bedürfnis des Ego-Geistes.

Limitierende Überzeugungen auf der zweiten Ebene „Beziehungen"

Die limitierenden Überzeugungen in der Entwicklungsphase der „Anpassung" drehen sich um die Frage, nicht genug geliebt zu werden, sich nicht akzeptiert, nicht geschützt oder nicht zugehörig zu fühlen. Diese Überzeugungen führen dazu, dass potenziell limitierende Werte wie Eifersucht, Schuldzuweisungen und „Gemocht werden" auftreten. Der letztgenannte Wert „Gemocht werden" ist insofern potenziell limitierend, als dass ein übermäßiges Bedürfnis nach sozialer Akzeptanz dazu führen kann, dass man die Wahrheit nicht sagt, damit man nicht aneckt oder andere nicht schlecht über einen denken. Der Wunsch, gemocht zu werden, kann auch zu Unehrlichkeit und Schuldzuweisungen führen. Man lügt über eigene Handlungen und schiebt die Verantwortung für Fehler auf andere, um einer Bestrafung zu entgehen und gut dazustehen. Wer als Kind laufend für Dinge verantwortlich gemacht wird, die andere getan haben, dem wird als Erwachsener Gerechtigkeit mehr als wichtig sein; er will fair behandelt werden.

In der zweiten Phase der psychischen Entwicklung, der Anpassung oder des Selbstschutzes, lernen Kinder, wie man sich in der Familie oder sozialen Gruppe geliebt und sicher fühlt. Die Einhaltung von Regeln und Ritualen (Konformität) wird wichtig, weil sie das Gefühl der Zugehörigkeit und Sicherheit stärken. Wenn sich junge Menschen aus irgendeinem Grund ungeliebt oder nicht akzeptiert fühlen, nicht ihren Anteil an Liebe bekommen oder nicht dazu gehören, kann deren Ego die unbewusste, angstbasierte Überzeugung entwickeln, nicht liebenswert oder schlicht ein Außenseiter zu sein. Später im Leben werden sie möglicherweise ständig auf der Suche nach Zuneigung sein oder nach einer Gruppe oder Gemeinschaft suchen, die sie so akzeptiert und willkommen heißt, wie sie sind.

Fühlt sich dagegen ein junger Mensch unabhängig vom eigenen Tun geliebt, und diese Liebe wird bedingungslos gegeben, dann wächst er mit dem Gefühl auf, angenommen zu werden. Er wird sich dessen sicher sein, die eigenen sozialen Bedürfnisse erfüllen zu können, und nicht viel Zeit oder Energie für sorgenvolle Gedanken investieren, ob er genug geliebt wird. Sich geliebt, akzeptiert und zugehörig zu fühlen, ist das zweite wichtige Bedürfnis unseres Ego-Geistes.

Limitierende Überzeugungen auf der dritten Ebene „Leistung“

Die einschränkenden Schemata oder Überzeugungen, die wir in der Differenzierungsphase entwickeln, drehen sich darum, dass man möglicherweise nicht genügt – also kein Vertrauen in die eigenen Fähigkeiten hat und sich nicht anerkannt fühlt. Diese Überzeugungen führen dazu, dass potenziell limitierende Werte wie Status, Macht, politische Spiele, Wettbewerb oder der Wunsch, an der Spitze zu stehen, im Fokus stehen.

In der dritten Phase der psychischen Entwicklung, der Differenzierungsphase, ist es jungen Menschen ein primäres Bedürfnis, von den Eltern oder Gleichaltrigen für gute Leistungen anerkannt zu werden. In dieser Phase sollten sie ein gesundes Selbstwertgefühl entwickeln. Man will sich gut fühlen, stolz auf Erreichtes sein und von Anderen respektiert werden. Wenn diese Anerkennung aus irgendeinem Grund verweigert wird, wird man in dem unbewussten, angstbasierten Glauben aufwachsen, nicht zu genügen. Man wird sich immer getrieben fühlen, den eigenen Selbstwert unter Beweis zu stellen. Man kann zum Workaholic werden. Man will von Kollegen oder Vorgesetzten als jemand anerkannt werden, der wichtig oder gefürchtet ist. Wenn der Ego-Geist nicht die Stärkung bekommt, die er braucht, wächst man mit dem Gefühl auf, nie die verdiente Anerkennung zu bekommen, egal wie sehr man es versucht: Die Erfolge, die man erzielt, reichen vielleicht nie aus, um die eigenen Bedürfnisse zu erfüllen.

Wenn andererseits die Eltern einen jungen Menschen ermutigen, neue Dinge auszuprobieren, und die Bemühungen loben, egal wie gut das Ergebnis ist, wird er ein Gefühl von Selbstwertgefühl oder Stolz verspüren. Er wird sich gut mit sich selbst und seinen eigenen Fähigkeiten fühlen und deshalb nicht viel Zeit mit der Frage verbringen, ob er gut genug ist. Das Selbstwertgefühl ist das drittwichtigste Bedürfnis des Ego-Geistes.

Dr. Jeffrey E. Young vom Schema Therapy Institute hat 18 negative Schemata oder einschränkende Überzeugungen identifiziert, die er oft bei seinen Patienten vorfand. Diese sind in Anhang 3 unter den drei Rubriken Überlebens- und Sicherheitsbedürfnis, Beziehungs- und Zugehörigkeitsbedürfnis sowie Selbstwertgefühl und Anerkennungsbedürfnis aufgeführt. Sie entsprechen den ersten drei Entwicklungsstufen. Die Zuordnungen der beschriebenen Schemata zu den drei Phasen der psychischen Entwicklung habe ich vorgenommen.

Sich seiner sekundären Motivationen bewusst sein

Bis einschließlich der Individualisierungsphase sind sich Menschen in der Regel ihrer sekundären Motivationen weder bewusst, noch wissen sie, wie diese der Erfüllung ihrer primären Motivation im Wege stehen. Auch sind Sie nicht in der Lage, die Auswirkungen ihres eigenen Verhaltens auf andere zu sehen, oder einzuschätzen, wann ihr Verhalten negativ auf andere wirken kann. Erst wenn wir die Phase der Selbstfindung erreichen, beginnen wir uns dessen bewusst zu werden, wie das Verfolgen unserer unerfüllten psychologischen Bedürfnisse uns daran hindern, Glück und Erfolg zu finden, und welche schädlichen Auswirkungen es auf enge Familienmitglieder und Kollegen haben kann.

Wenn unser Streben nach Erfüllung unserer unerfüllten Bedürfnisse wichtige Beziehungen verletzt und unseren beruflichen Fortschritt behindert, verursacht uns dies emotionale Schmerzen. Wir sind frustriert über die schädlichen Auswirkungen unseres Verhaltens und über unsere Unfähigkeit, unsere primäre Motivation zu erfüllen. Dies veranlasst uns, innezuhalten und unsere unbewussten sekundären Motivationen zu erkennen und zu verstehen.

Wenn man es schafft, die eigenen unerfüllten Bedürfnisse zu erkennen, bevor sie zu viel Chaos im eigenen Leben verursachen, wird uns dies den Übergang zur und das Leben in der Selbstfindungsphase enorm erleichtern.

Wenn man einmal erkannt hat, welche Auswirkungen ein unerfülltes Bedürfnis auf das eigene Leben hat, etwa durch Feedback von anderen oder durch den Schmerz, mit dem man lebt, wird einem auch klar, wie unbewusst unsensibel man für die Bedürfnisse anderer war und wie sehr man mit sich und seinen eigenen Bedürfnissen beschäftigt war. Diese Erkenntnis kann eine emotional schockierende Erfahrung sein, die Gefühle von Schuld und Unzulänglichkeit freisetzt, besonders dann, wenn man schon immer stolz darauf war, sich ehrlich, ethisch und fürsorglich verhalten zu haben. Ein solches Feedback kann das Selbstbild erschüttern. Wenn man erkennt, wie verletzend der eigene Mangel an Sensibilität für andere war.

Solche Erfahrungen helfen zu erkennen, dass man nicht bewusst gelebt hat, und zudem nicht in der Lage war, die eigenen Bedürfnisse zu erfüllen. Sobald man diesen Schmerz erlebt und die eigene Unzulänglichkeit erkennt, geht man den Schritt von ***unbewusst*** inkompetent zu ***bewusst*** inkompetent. Dies ist der Moment, in dem man Maßnahmen ergreift und Wege und Mittel findet, um die eigenen unerfüllten Bedürfnisse zu befriedigen. Der Schmerz, den man verspürt und den man nicht mehr erleben will, bewegt einen dazu, Verantwortung zu tragen für das eigene Leben – vor allem dafür, wie sich die eigenen Worte, Handlungen und Verhaltensweisen auf andere Menschen auswirken.

Wenn wir für unser Tun verantwortlich sein wollen, müssen wir zuerst die unbewussten, angstbasierten Überzeugungen erkennen, an denen wir bislang festhalten. Sie verursachen das Verhalten, das uns daran hindert, glücklich und erfolgreich zu sein. Erst wenn wir diese Überzeugungen erkannt und benannt haben, können wir verstehen, wie sie entstanden sind. Erst dann können wir auch die notwendigen Maßnahmen ergreifen, um sie zu überwinden oder durch neue Glaubenssätze zu ersetzen, die uns dabei helfen, unser Verhalten zu ändern.

Ihre Aufgabe als evolutionärer Coach ist es, Ihren Kunden dabei zu helfen, ihre unerfüllten Bedürfnisse aufzudecken – über die ***unbewusste*** Inkompetenz hinauszugehen und ***bewusst*** inkompetent zu sein. Dann sollten Sie sie dabei unterstützen, ihre unerfüllten Bedürfnisse zu adressieren, damit sie 'bewusst kompetent' werden. Der beste Weg, dies zu tun, ist, ihnen zu helfen, neue neuronale Pfade aufzubauen, damit diese Bedürfnisse sie nicht mehr von ihrer primären Motivation ablenken. Diese Neuprogrammierung kann mehrere Monate bis zu einem Jahr in Anspruch nehmen.

Die meisten Kunden sind empfänglich für Hilfe, um ihre unerfüllten Bedürfnisse mit den in diesem Buch beschriebenen Techniken zu erfüllen. In einigen Fällen kann das Trauma im Zusammenhang mit den unerfüllten Bedürfnissen Ihre Kunden jedoch ganz erheblich destabilisiert haben. In dem Fall müssen Sie sie möglicherweise an einen Psychologen oder Psychotherapeuten verweisen. Es ist wichtig, dass wir die Grenzen unseres Tuns kennen. Einige Leitlinien zu diesem Thema sind in Anhang 5 enthalten.

Übungen zur Identifikation sekundärer Motivationen

Es gibt zwei Ansätze, mit denen Sie die sekundären Motivationen Ihrer Kunden aufdecken können: Selbsteinschätzung, zur Aufdeckung ihrer ***bewussten*** Motivationen, und Feedback-Reporting (von anderen), zur Aufdeckung ihrer ***unbewussten*** Motivationen wie auch einiger ***bewusster*** Motivationen. Unsere bewussten Motivationen repräsentieren das, was wir über uns selbst wissen. Unsere unbewussten Motivationen repräsentieren das, was wir wahrscheinlich nicht über uns selbst wissen, was aber andere in uns erkennen (unsere blinden Flecken).

Es gibt mehrere Übungen/Umfragen, die Sie Ihre Kunden durchführen lassen können, um ihnen zu helfen, ihre sekundären Motivationen zu identifizieren. Beginnen wir mit einer Übung, die es Ihren Kunden ermöglicht, ihre ***bewussten*** sekundären Motivationen zu identifizieren.

Persönliches Werte Assessment

Eine der Möglichkeiten, Kunden ihre eigenen bewussten sekundären Motive erkennen zu lassen, besteht darin, sie zu bitten, ein Persönliches Werteassessment (PVA) durchzuführen[2]. Diese kostenlose Onlinebefragung dauert etwa fünf Minuten und Ihre Kunden erhalten einen kurzen Bericht, der ihnen zeigt, auf welchen Bewusstseinsebenen sie derzeit arbeiten. Ihre primäre Motivation ist in der Regel die höchste Bewusstseinsebene / Entwicklungsstufe, auf der sie zwei oder mehr Werte haben. Ihre sekundären Motivationen werden die Bewusstseinsebenen sein, auf denen sich ihre anderen Werte befinden. Sie können die Ergebnisse dieser Umfrage mit den primären Motivationsübungen vergleichen, um weitere Klarheit über ihre primäre Motivation zu erhalten.

Diese Übung ähnelt der Übung „Meine Werte/mein Verhalten", die zur Identifizierung der primären Motivationen verwendet wird. Die Unterschiede sind: (a) im Persönlichen Werte-Assessment haben Ihre Kunden mehr Werte zur Auswahl; (b) die Liste der Werte enthält auch einige potenziell limitierende Werte wie „Gemocht werden". Gemocht werden ist potenziell limitierend, denn wenn dieser Wert wichtig ist, kann es sein, dass man Dinge über sich selbst vor anderen Menschen verbirgt, um sich ihre Gunst zu sichern.

Das Wichtigste, woran Sie sich bei dieser Übung (die ja eine Selbsteinschätzung ist) erinnern sollten, ist, dass die Ergebnisse von den Ambitionen Ihrer Kunden verzerrt sein können. Sie zeigen, wie sie sich selbst sehen, nicht, wie andere sie sehen. Um herauszufinden, wie andere Menschen Ihre Kunden sehen, müssen sie ein Feedback-Assessment durchführen.

Hier sind einige Übungen, die Ihren Kunden helfen ihre unbewussten Motivationen zu entdecken.

Weitere Informationen zu diesen Übungen finden Sie in Anhang 2.

Meine „Nicht-im-Flow-sein“ Übung

Diese Übung ähnelt der in Anhang 1 beschriebenen „Meine Im-Flow-sein“ Übung. Der Unterschied besteht darin, dass sie Ihren Kunden nicht hilft, ihre primäre Motivation zu identifizieren, sondern ihre **unbewussten** sekundären Motivationen. Dies ist der Fall, weil sie aufgefordert sind, tief in das einzutauchen, was mit ihnen geschieht, wenn sie einen schlechten Tag haben.

Meine Ängste-Übung

Diese und die drei nachfolgenden Übung bringen Ihre Kunden auf eine tiefere Ebene. Sie hilft ihnen zu verstehen, welche unerfüllten Bedürfnisse sie haben, indem sie betrachten, was ihnen Sorgen bereitet. Angst entsteht aus unseren limitierenden Überzeugungen, z. B. dass wir nicht in der Lage sind, mit den Anforderungen, die wir oder andere an uns stellen, klarzukommen. Oder mit möglichen Folgen des Scheiterns. Diesen Sorgen liegen angstbasierte Schemata oder Überzeugungen zugrunde.

Meine Stressursachen-Übung

Diese Übung hilft Ihren Kunden, ihre Stressursachen zu identifizieren. Stress tritt auf, wenn Sorgen, die mit inneren Ängsten verbunden sind, die normale Funktionsfähigkeit ihres Körpers und Geistes beeinflussen. Wer sich über einen längeren Zeitraum gestresst fühlt, kann Erkrankungen wie Geschwüre,

Diabetes und Störungen des Verdauungs- und Herz-Kreislauf-Systems aber auch psychische Erkrankungen entwickeln.

Meine Ärger-Übung

Alle Gefühle von Widerstand, Ungeduld, Frustration oder Wut sind Zeichen einer inneren Fehlausrichtung des Egos und der Seele. Die Ursachen für diese Erschütterungen liegen in unseren bewussten und unbewussten angstbasierten Überzeugungen, wir seien nicht in der Lage, die eigenen Bedürfnisse zu erfüllen.

Meine Konflikte-Übung

Alle Konflikte entstehen aus Meinungsverschiedenheiten darüber, wie man ein bestimmtes Bedürfnis erfüllen kann oder aus dem Wettbewerb, um Ressourcen zur Erfüllung dieses Bedürfnisses. Sie verursachen ein Gefühl der Trennung und Entfremdung, das den Zusammenhalt und die Wirksamkeit eines Paares, eines Teams oder einer Gruppe untergräbt.

Meine Inventur von Ängsten und Bedürfnissen

Viele der Herausforderungen, vor denen man im Leben steht, sind selbstgemacht. Sie entstehen aus Gedanken, die von bewussten oder unbewussten, angstbasierten Überzeugungen herrühren – Gedanken dahingehend, dass man nicht in der Lage sei, die eigenen Mangelbedürfnisse zu erfüllen. Diese ständige Sorge, man könne die eigenen Bedürfnisse nicht erfüllen, sind die Hauptursache für Ängste, Stress, Ärger und Konflikte.

Diese Übung konsolidiert die Ängste, die Sie in den vorangegangenen vier Übungen mit Ihrem Kunden identifiziert haben, so dass Sie die unbewussten, angstbasierten Überzeugungen, die zu innerer Instabilität und äußerem Ungleichgewicht führen, besser begreifen können.

Feedback von anderen

Nachdem Sie die vier vorangehenden Übungen mit Ihrem Kunden bearbeitet haben und er seine sekundären Motivationen durch die Durchführung der

Inventur seiner Ängste und Bedürfnisse besser verstanden hat, ist es an der Zeit, diese Erkenntnisse durch Feedback von Dritten überprüfen zu lassen.

Dazu eignet sich eine 360°-Feedbackübung wie das Leadership Values Assessment (LVA) oder der Leadership Development Report (LDR). Sie sind Teil von Barrett Analytics des Barrett Values Centre und werden von Consultants weltweit eingesetzt. Weitere Informationen zu diesen Tools finden Sie in Kapitel 10 des Buches Values-Driven Organisation3 oder auf der folgenden Website: https://www.valuescentre.com/leadership-development/

Sinn und Zweck des LVA und des LDR ist es, Feedback von Kollegen, Mitarbeitenden und Vorgesetzten einzuholen, um zu sehen, wie sie ihren Kunden bei der Arbeit erleben, d.h. welche Werte sie in seinem Verhalten wahrnehmen. Diese Einschätzungen können Sie dann mit den Werten vergleichen, die Ihr Kunde gewählt hatte. Der Vorteil dieses Ansatzes liegt darin, dass Ihre Kunden ihre blinden Flecken aufdecken; zudem erhalten sie ein objektives Maß ihrer persönlichen Entropie. Die persönliche Entropie ist die Menge an angstgetriebener Energie, die eine Person in der alltäglichen Interaktion mit anderen Menschen zum Ausdruck bringt.

Fast jeder Mensch (Ausnahmen sind selten) zeigt ein gewisses Maß an persönlicher Entropie. Das Problem mit der persönlichen Entropie ist, dass sie, wenn man nicht lernt, sie zu beherrschen, kontraproduktiv für das Erreichen der eigenen kurz-, mittel- und langfristigen Ziele ist. Wenn Sie Führungskraft, Manager oder Vorgesetzter sind, wird sich Ihre persönliche Entropie in Ihrem Team, Ihrer Abteilung oder Organisation als kulturelle Entropie ausdrücken, die die Leistung und das Engagement Ihres Teams untergräbt.

Die persönliche Entropie entsteht aus Ihren frühen Lebenserfahrungen. Ihre angstgetriebenen Bedürfnisse sind: Nicht genug von dem zu bekommen, was Sie brauchen, um sich sicher und geborgen zu fühlen (Lebensfähigkeit); nicht genug von dem zu bekommen, was Sie brauchen, um sich geliebt und respektiert zu fühlen (Beziehungen); oder nicht genug von dem zu bekommen, was Sie brauchen, um sich gesehen und anerkannt zu fühlen (Leistung). Die persönliche Entropie ist ein Spiegelbild der elterlichen und kulturellen Programmierung, die Sie während Ihrer Kindheit erfahren haben.

Diese Programmierung kann letztendlich zur Entwicklung eines frühen maladaptiven Schemas führen.

Die Durchführung eines Leadership Values Assessments beginnt mit der Anpassung der Wertevorlage des Barrett Values Centre entsprechend der gelebten Führungskultur in der Organisation. Danach werden die Führungskräfte gebeten, auf einer passwortgeschützten Website aus der genannten Liste zehn Werte auszuwählen, die am ehesten ihrer Arbeitsweise entsprechen. Daneben werden sie gebeten, ihre eigenen Stärken aufzuführen, und Bereiche, in denen sie sich verbessern möchten. Fünfzehn bis 20 Feedbackgeber, die von der Führungskraft ausgewählt wurden, wählen dann ebenfalls zehn Werte, die aus ihrer Sicht die Arbeitsweise der Führungskraft beschreiben. Daneben benennen sie Verhaltensweisen, die die Führungskraft beenden, beginnen oder verbessern sollte, und fügen weitere Erläuterungen hinzu. Die Feedbackgeber können ihren Namen nennen oder sich anonym äußern. Auf der Grundlage aller Feedbacks entsteht ein individueller LVA-Report, der im Rahmen einer zwei- bis dreistündigen Einzelsitzung von der Führungskraft und ihrem Coach besprochen wird. Basierend auf dem Feedback entwickeln beide gemeinsam einen detaillierten Aktionsplan zur Verbesserung der Leistung der Führungskraft.

Wenn alle Mitglieder eines Führungsteams ein LVA gleichzeitig machen, kann eine gemeinsame Group Leadership Auswertung erstellt werden. Diese Auswertung zeigt die zusammengefassten Werte der Gruppe und wie sie von anderen gesehen werden. Die Team-Auswertung stellt die gemeinsamen Stärken sowie die Themenbereiche der Gruppe dar und zeigt ihre kollektiven blinden Flecken.

Der Hauptunterschied zwischen LDR und LVA besteht darin, dass der LDR standardisiert ist. Verwendet wird eine Standardvorlage mit den gängigsten Werten, die in Zusammenarbeit mit Hunderten von Führungskräften im Laufe mehrerer Jahre erfasst wurden. Kunden können diese Vorlage gegen einen Aufpreis anpassen. Auf der passwortgeschützten Website werden die Führungskräfte aufgefordert, zehn Werte auszuwählen, die am ehesten ihrer Arbeitsweise entsprechen. Außerdem schätzen sie sich zu 26 typischen Führungs-Verhaltensweisen selbst ein und benennen anhand vorformulierter Aussagen ihre Stärken sowie Bereiche, in denen sie sich verbessern wollen.

Fünfzehn bis 20 Feedbackgeber, die von der Führungskraft benannt wurden, gehen ebenfalls auf die passwortgeschützte Website, und wählen zehn Werte aus, die den Arbeitsstil der Führungskraft widerspiegeln, und weitere zehn Werte, die ihrer Meinung nach wichtig sind, damit sich die Führungskraft entwickeln kann. Außerdem schätzen auch sie die Führungskraft anhand der 26 oben genannten Führungs-Verhaltensweisen ein und fügen eigene Kommentare hinzu.

Die Ergebnisse des LDR werden wie auch beim LVA gemeinsam mit einem Coach in einer zwei- bis dreistündigen Einzelfeedback-Sitzung besprochen. Basierend auf dem Feedback entwickeln die Führungskraft und der Coach gemeinsam einen detaillierten Aktionsplan zur Verbesserung der Leistung der Führungskraft.

Hier die verschiedenen Ergebnisse von zwei LVA, das eine für eine Führungskraft mit geringer Entropie (siehe Abbildungen 10.1 und 10.2) und das andere für eine Führungskraft mit hoher Entropie (siehe Abbildungen 10.3 und 10.4).

Führungskraft mit geringer Entropie

Diese Führungskraft ist etwa Mitte 50, so dass man erwarten kann, dass ihre Hauptmotivation darin besteht, eine andere Bewusstseinsebene zu erreichen. Auf der linken Seite der Abbildung stehen die zehn Werte, die die Führungskraft ausgewählt hat, um ihren eigenen Führungsstil zu beschreiben; auf der rechten Seite stehen die Top-Werte, die am häufigsten von ihren 19 Feedbackgebern ausgewählt wurden.

Es gibt vier übereinstimmende Werte zwischen der Werteauswahl der Führungskraft und der der Feedbackgeber: Zuhören, offen für neue Ideen, ist ein Team-Builder und Vision. Die Feedbackgeber sehen in ihr eine authentische, enthusiastische und fürsorgliche Person, die ihre Mitarbeiter coacht und betreut. Sie arbeitet mit anderen zusammen, um etwas zu bewirken. Sie wird von ihren Mitarbeitern geschätzt, weil sie offen ist für neue Ideen, Menschen zuhört und integer handelt.

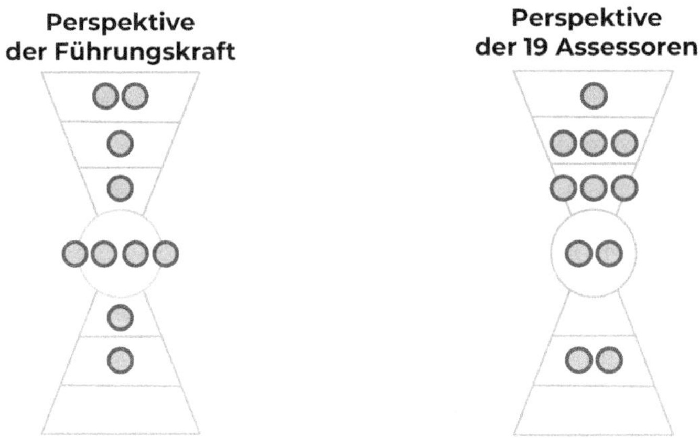

Perspektive der Führungskraft
Vertrauensvoll
Mut
Empatie
Hohe Standards
Lernen
Zuhören
Offen für neue Ideen
Ist ein Team-Builder
Vision
Weiheit

Perspektive der 19 Assessoren	
Fürsorge	14
Fördern und Entwickeln	8
Begeisterung	8
Kollaboratives Arbeiten	7
Einen Unterschied machen	7
Authentisch	6
Integrität	6
Zuhören	6
Offen für neue Ideen	6
Ist ein Team-Builder	6
Vision	6

Abbildung 10.1 LVA: Führungskraft mit geringer persönlicher Entropie

Aus den Top-Werten (Punkte) in Abbildung 10.1 lässt sich gut ablesen, dass die Feedbackgeber die Werte dieser Führungskraft vorwiegend auf den Stufen 5 und 6 sehen, während sie sich selbst eher auf Stufe 4 agierend sieht. Dieses Unterschätzen der eigenen Fähigkeiten oder das Zeigen von Bescheidenheit ist relativ typisch für Führungskräfte, die von höheren Bewusstseinsebenen aus operieren.

Wenn man sich die Werteverteilung der Feedbackgeber in Abbildung 10.2 genau ansieht, wird deutlich, dass 27% der von den Feedbackgebern beobachteten Werte der Führungskraft auf der Ebene eines sich selbst transformierenden Geist, 43% auf der Ebene eines sich selbst autorisierenden Geist und 30% auf der Ebene eines sozialisierten Geist liegen.[4] Das Gesamtniveau der persönlichen Entropie liegt mit 4 Prozent im gesunden Bereich.

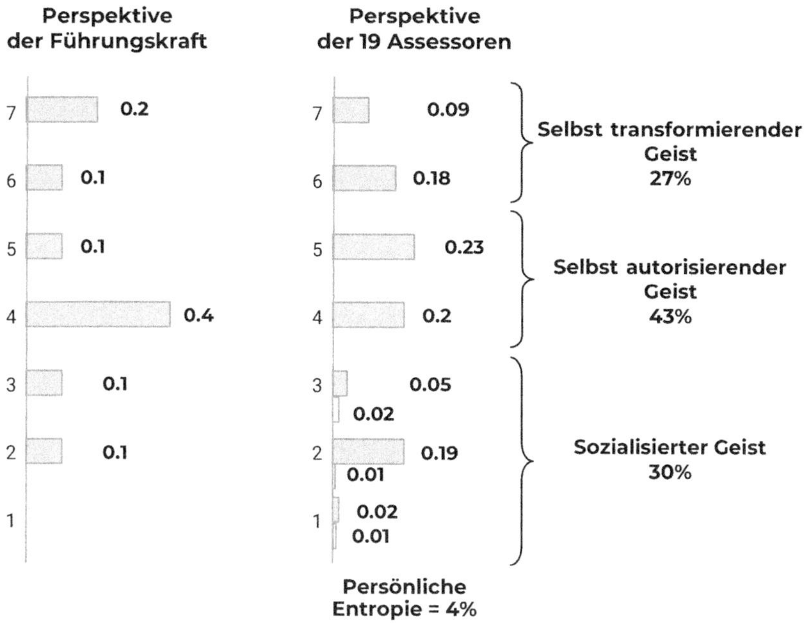

Abbildung 10.2 LVA: Werteverteilung einer Führungskraft mit geringer persönlicher Entropie

Basierend auf dem Feedback, das diese Führungskraft von ihren Kollegen erhalten hat, können wir sagen, dass ihre Hauptmotivation darin besteht, ihr Bedürfnis nach Veränderung zu befriedigen – das integrative Stadium der Entwicklung, wie es angesichts ihres Alters zu erwarten war.

Sie arbeitet auch an ihrem Bedürfnis, durch ihre Arbeit (Phase der Selbstfindung) einen Sinn zu finden. Ihre sekundären Motivationen liegen hauptsächlich auf der Evolutions- und Beziehungsebene des Bewusstseins. Wir können diese Motivationen nicht als unerfüllte Bedürfnisse betrachten, sondern vielmehr als positiven Ausdruck ihres Charakters, denn ihre Bedürfnisse auf diesen Ebenen werden durch positive Werte angezeigt. Sie scheint sehr wenige (4%) entropische Werte zu haben, die sie daran hindern könnten, den Weg ihrer psychischen Entwicklung weiter zu beschreiten.

Führungskraft mit hoher Entropie

Diese Führungskraft ist etwa Mitte 40, so dass man erwarten würde, dass seine primäre Motivation mit den Entwicklungsphasen der Individualisierung oder Selbstfindung verbunden ist. Er ist Gründungspartner einer kleinen Organisation. Zum Zeitpunkt der Bewertung bestand die Organisation seit etwa fünf Jahren und war recht erfolgreich. Die Ergebnisse der LVA sind in den Abbildungen 10.3 und 10.4 dargestellt.

Perspektive der Führungskraft

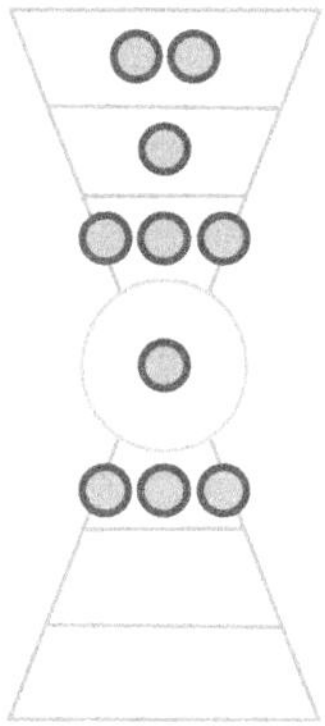

Ehrgeizig
Mut
Kreativität
Exzellenz
Integrität
Langzeitperspektive
Leidenschaft
Ergebnisorientierung
Strategische Allianzen
Vision

Perspektive der 15 Assessoren

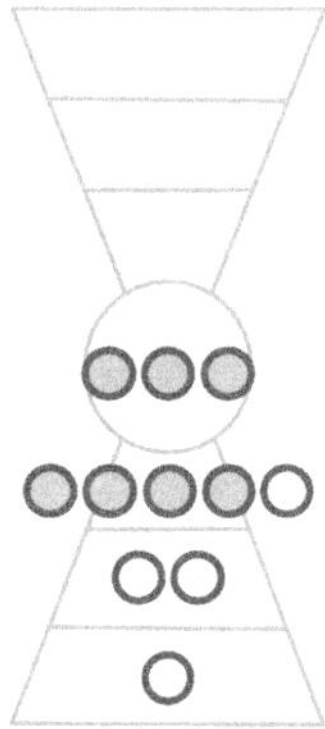

Leistungsorientiert	12
Authoritär (L)	10
Der Beste sein	8
Konkurrierend (L)	8
Anspruchsvoll /Fordernd (L)	8
Bestimmtheit	7
Exzellenz	7
Wissen	7
Macht (L)	6
Ergebnisorientierung	6
Risikofreudig	6

Abbildung 10.3 LVA: Führungskraft mit hoher persönlicher Entropie

Was an Abbildung 10.3 zuerst auffällt ist, dass die Perspektive der Führungskraft und die der Feedbackgeber stark voneinander abweichen. Die Führungskraft sieht sich vor allem auf den oberen Bewusstseinsebenen; die Feedbackgeber sehen sie eher auf den unteren.

Wenn man sich die Perspektive der Führungskraft auf ihre eigenen Werte genau ansieht, muss man zustimmen, dass die von ihr gewählten Werte sich ausgezeichnet eignen, um eine Organisation am Laufen zu halten.

Die Führungskraft bringt sowohl Ehrgeiz als auch Leidenschaft für die Vision mit. Er hat Mut, ist kreativ und konzentriert sich darauf, Ergebnisse zu erzielen. Er baut strategische Allianzen auf, ist integer und setzt auf Exzellenz. Ein wichtiger Hinweis auf die Art und Weise, wie seine Kollegen ihn sehen, ist, dass er keine positiven Beziehungswerte in seinen Top Ten Werten hat; er ist kein „Beziehungs-Mensch„.

Während die Menschen in der Organisation viele seiner Stärken anerkennen, insbesondere seinen Fokus auf Ergebnisorientierung und Exzellenz (Übereinstimmende Werte), wirkt er autoritär, anspruchsvoll/fordernd, konkurrierend und machtgierig.

Wenn man sich zudem die Werteverteilung (Abbildung 10.4) ansieht, wird klar, dass es sich um eine Person handelt, deren Verhalten von ihren Ängsten bestimmt wird. Er erhält seinen Antrieb von einem sich selbst autorisierenden Geist (27% der Werte), nutzt aber die angstbasierten Werte seines sozialisierten Geistes (36% entropische Werte: 9% + 18% + 9%), um Menschen zu zwingen, ihm das zu geben, was er will: Keiner der von den Feedbackgebern gewählten Werte fällt in die Kategorie eines sich selbst transformierenden Geistes. Die gering ausgeprägte Selbstwahrnehmung der Führungskraft zeigt sich an dem großen Unterschied zwischen seiner eigenen Sicht auf seine Werte und der seiner Feedbackgeber.

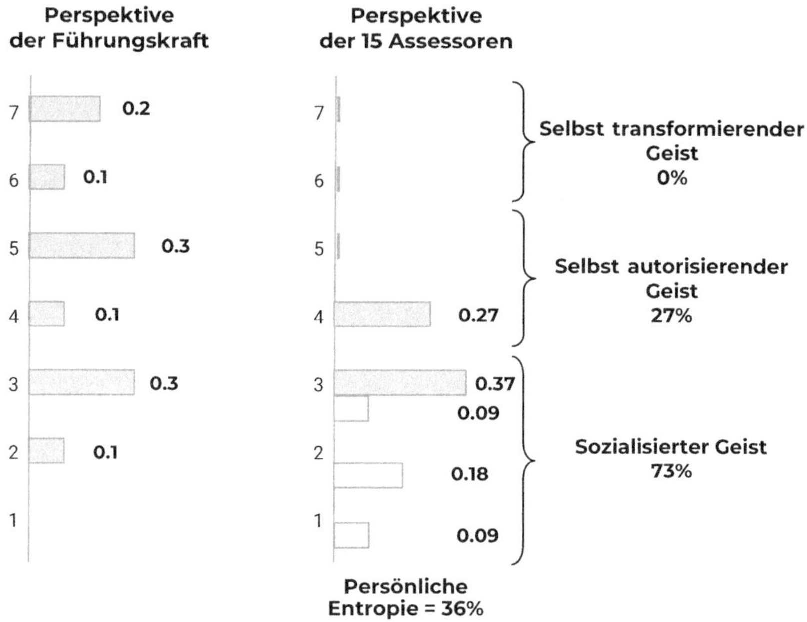

Abbildung 10.4 LVA: Werte-Verteilung einer Führungskraft mit hoher persönlicher Entropie

Bei der Besprechung der Feedbacks stellte sich natürlich die Frage, wie der Kunde seine Energie und Talente am besten zum Wohle des Unternehmens einsetzen kann. Er erkannte schnell, dass er sich weniger für die Unternehmensführung eignet, sondern vielmehr für Kundenkontakte und den Aufbau des Unternehmens. Das Feedback aus dem LVA kam für ihn nicht überraschend. Er war sich seiner Grenzen in Bezug auf seine Fähigkeiten im Bereich des Personalmanagements bewusst und erkannte, dass seine Talente woanders liegen – obwohl ihn das Ergebnis auch enttäuschte.

Basierend auf den Feedbacks, die der Kunde erhielt, können wir sagen, dass seine primäre Motivation darin besteht, sein Bedürfnis nach Anerkennung, Freiheit und Autonomie zu befriedigen. Er scheint am Übergang von der Differenzierungsphase zur Individualisierungsphase zu stehen. Angesichts seines Alters würden wir erwarten, dass er in seiner Individualität weiter fortgeschritten ist. Seine Selbstwahrnehmung ist, dass er aus den differenzierenden, selbstverwirklichenden und dienenden Entwicklungsstadien heraus handelt; ganz im Gegensatz zu den Feedbackgebern. Basierend auf den persönlichen Entropiewerten (9% auf der Lebensfähigkeitsebene, 18% auf der Beziehungsebene und 9% auf der Leistungs-Ebene) können wir sagen, dass diese Führungskraft erhebliche sekundäre Motivationen hat, die durch seine limitierenden angstbasierten Überzeugungen auf den ersten drei Bewusstseinsebenen erzeugt werden. Diese Motivationen (unerfüllte Bedürfnisse) hindern ihn daran, in seiner psychischen Entwicklung voranzukommen.

Zusammenfassung

Hier noch einmal die Hauptpunkte dieses Kapitels:

1. Nachdem Sie gemeinsam mit Ihren Kunden deren primäre Motivation erkannt haben, richten Sie im nächsten Schritt die Aufmerksamkeit auf die Identifikation der sekundären Motivationen. Diese spiegeln die bewussten und unbewussten unerfüllten Bedürfnisse Ihrer Kunden auf den Ebenen der psychischen Entwicklung, die sie bereits durchlaufen haben.
2. Es gibt zwei Arten von sekundären Motivationen – bewusste und unbewusste.
3. Bewusste sekundäre Motivationen können sich aus den besonderen Umständen der Lebenssituation Ihrer Kunden oder aus den unerfüllten Bedürfnissen früherer Phasen der psychischen Entwicklung ergeben.
4. Es gibt zwei Arten von unbewussten Motivationen - Ego-Motivationen und Seelen-Motivationen.
5. Fast jeder Mensch hat einige unbewusste, angstbasierte Ego-Motivationen - limitierende Überzeugungen.
6. Es gibt drei Arten von limitierenden Überzeugungen: limitierende Überlebensüberzeugungen, limitierende Beziehungsüberzeugungen und limitierende Selbstwertüberzeugungen.
7. Bis zur Individualisierungsphase der psychischen Entwicklung sind sich Menschen ihrer sekundären Motivationen nicht bewusst.
8. Es gibt zwei Ansätze, mit denen Sie die sekundären Motivationen Ihrer Kunden aufdecken können: die Selbsteinschätzung, welche die ***bewussten***

Motivationen offenbart, und das Feedback-Reporting, das sowohl die ***bewussten*** Motivationen als auch die ***unbewussten*** Motivationen offenbart.

9. Anhand von Feedbacks aus dem Leadership Values Assessment (LVA) oder dem Leadership Development Report (LDR) können Sie das Ausmaß der persönlichen Entropie Ihrer Kunden feststellen.

Im nächsten Kapitel beschreibe ich, wie man einschätzen kann, in welchen psychischen Entwicklungsphasen sich die Kulturen befinden, in denen Ihre Kunden leben und wirken.

Notizen

1. Jeffrey E. Young, ***Cognitive Therapy for Personality Disorders: A schema-focused approach (revisted edition)*** (Sarasota: Professional Resource Press), 1994, S. 11.
2. ***https://andrea-maria.com/wertetest/***
3. Richard Barrett, ***The Values-Driven Organisation*** (London: Routledge), 2013.
4. Die Zuordnung von Werten zu den drei Arten von Geist ist meine Interpretation des konzeptionellen Rahmens von Kegan.

Kapitel 11: Bewertung der kulturellen Kompatibilität

Wie ich bereits im Vorwort erklärt habe, kann es für Ihre Kunden schwierig sein, ihr volles Potential auszuschöpfen, wenn sie sich innerhalb von Kulturen bewegen, die in ihrer Entwicklung weniger fortgeschritten sind als sie selbst.

Wenn andererseits diese Kulturen weiter fortgeschritten sind als sie selbst, werden sich Ihre Kunden bei ihrer Entwicklung unterstützt fühlen, zumindest bis zum Grad der psychischen Entwicklung, den diese Kulturen bereits erreicht haben – oder zu tolerieren bereit sind. Es gibt vier kulturelle Ebenen, die Sie in dieser Hinsicht berücksichtigen müssen.

- Die Kultur der Familie
- Die Kultur des Gemeinwesens
- Die Kultur der Gesellschaft
- Die Kultur der Organisation

Es gibt zwei Möglichkeiten, diese vier Kulturen zu bewerten: Entweder Sie ermitteln das in der jeweiligen Kultur vorherrschende Weltbild, oder Sie messen die in der Kultur gelebten Werte.

Die Durchführung einer Wertemessung verursacht natürlich Kosten. Die einfachste Art eine Kultur zu bestimmen, liegt darin, Ihren Kunden die Liste der Weltbilder aus Kapitel 6 vorzulegen und sie einschätzen zu lassen, welche Weltbilder in ihrer Familie, ihrem Gemeinwesen, ihrer Gesellschaft und Organisation am weitesten verbreitet sind.

Wenn Sie dies getan haben, können Sie anhand von Tabelle 11.1 die identifizierten Weltbilder mit den Phasen der psychischen Entwicklung verknüpfen. Bestimmen Sie anhand des Ergebnisses, inwieweit die psychische Entwicklungsphase Ihres Kunden mit der psychischen Entwicklungsphase der Kulturen, innerhalb derer sie sich bewegen, übereinstimmt.

Tabelle 11.1 Stufen der psychischen Entwicklung und des und des Weltbilds

<table>
<tr><th>Phasen der psychischen Entwicklung</th><th>Weltbilder</th></tr>
<tr><td>Dienen</td><td>Ganzheitlich</td></tr>
<tr><td>Integration</td><td>Integrativ</td></tr>
<tr><td>Selbstfindung</td><td rowspan="2">Menschen</td></tr>
<tr><td>Individuation</td></tr>
<tr><td rowspan="3">Differenzierung</td><td>Status</td></tr>
<tr><td>Autorität</td></tr>
<tr><td>Macht</td></tr>
<tr><td>Anpassung</td><td>Gruppenzugehörigkeit</td></tr>
<tr><td>Überleben</td><td>Überleben</td></tr>
</table>

Falls die Analyse der Weltsichten in Familie, Gemeinwesen und Gesellschaft ergibt, dass die dort gelebten Kulturen auf einem niedrigeren Entwicklungsstadium stehen als Ihre Kunden, können letztere nicht viel an der Situation ändern. Ihnen bleibt höchstens die Möglichkeit, in ein anderes Gemeinwesen oder ein anderes Land zu ziehen, das bereits ein höheres Entwicklungsstadium erreicht hat.

Wenn Ihre Kunden hingegen feststellen, dass sich die Kultur der Organisation auf einem niedrigeren Entwicklungsstand befindet als sie selbst, ist der Handlungsspielraum ungleich größer. In dem Fall können Sie Ihre Kunden dabei unterstützen, zu beurteilen, ob sie sich hinsichtlich ihres eigenen Entwicklungsstands in der richtigen Organisation befinden. Die Schlüsselfrage lautet: „Unterstützt oder hemmt die Kultur der Organisation, in der sie tätig sind, ihren erreichten Entwicklungsstand?"

Sie können die Weltbilder aus Kapitel 6 nutzen, um die Organisationskultur zu analysieren. Noch besser ist es, die primären und sekundären Phasen der

Entwicklung der Organisation anhand der in diesem Kapitel beschriebenen Phasen zu bestimmen.

Daneben können Sie auch einen Individuellen Werte-Assessment (Individual Values Assessment, IVA) oder eine wertebasierte Kulturmessung (Cultural Values Assessment, CVA) durchführen.1 Das IVA stellt die Perspektive Ihres Kunden auf die Organisationskultur dar, während das CVA den aggregierten Blick aller Mitarbeitenden auf die jeweilige Organisation oder Geschäftseinheit abbildet.

Wenn Sie jemanden in einer Organisation coachen, in der ein CVA durchgeführt wurde, dann können Sie diese Ergebnisse nutzen, um das Stadium der psychischen Entwicklung der Organisation zu beurteilen. Wenn Sie jemanden in einer Organisation coachen, in der noch kein CVA durchgeführt wurde, dann bitten Sie Ihren Kunden am besten, ein IVA durchzuführen.

Im Idealfall liegen die Ergebnisse eines IVA ***und*** eines CVA vor, insbesondere wenn das CVA auch die jeweilige Funktionsgruppe (Team, Einheit oder Abteilung) oder Hierarchieebene (Gruppenleiter, Manager oder Führungskraft) umfasst, zu der Ihr Kunde gehört.

Der Grund: die Perspektive Ihres Kunden (IVA) stimmt nicht immer mit der der Gruppe (CVA) überein. Wenn das IVA Ihres Kunden dem gruppen- oder unternehmensweiten CVA ähnelt, dann wissen Sie, dass die Wahrnehmung Ihres Kunden nicht verzerrt ist. Wenn sich hingegen das IVA Ihres Kunden signifikant vom CVA des Bereichs oder der Organisation abweicht, dann müssen Sie mit Ihrem Kunden eruieren, warum dem so ist. Dabei gewinnen Sie einen Eindruck davon, wie verzerrt Ihr Kunden seine Umgebung wahrnimmt.

Entwicklungsstufen einer Organisation

Unternehmen wachsen und entwickeln sich genauso wie Einzelpersonen, indem sie erfolgreich ihre Bedürfnisse erfüllen. Die erfolgreichsten Organisationen sind diejenigen, die ein ganzheitliches „full-spectrum" Bewusstsein entwickeln. Sie sind in der Lage die mit jeder Bewusstseinsebene verbundenen Bedürfnisse zu meistern. Damit können sie auf alle

Herausforderungen des Marktes angemessen reagieren. Oder, im Falle von Organisationen des öffentlichen Sektors, sich an Bedingungen und Unwägbarkeiten in ihrem institutionellen Umfeld anzupassen.

In Tabelle 11.2 sind die existentiellen Bedürfnisse, die den sieben Stufen der Organisationsentwicklung/Bewusstseinsebenen zugrunde liegen und die damit verbundenen Entwicklungsaufgaben aufgeführt. Die Entwicklungsaufgaben sind zugleich Phasen, die eine Organisation vom Start bis zum Erreichen des „full spectrums" durchläuft. Sie sind vergleichbar mit den Entwicklungsaufgaben in den sieben Phasen der persönlichen psychischen Entwicklung.

Tabelle 11.2 Phasen der Organisationsentwicklung

Phase der psychischen Entwicklung/ Bewusstseinsebenen		**Maßnahmen und Bedürfnisse**	**Entwicklungsaufgaben**
7	Mitwirkung	Schaffung einer langfristig nachhaltigen Zukunft für die Organisation durch soziale Fürsorge und den Schutz der ökologischen Lebensgrundlagen.	Dienen: Schutz der Umwelt und der Gesellschaft im Sinne zukünftiger Generationen.
6	Kooperation	Stärkung der Widerstandsfähigkeit der Organisation durch Zusammenarbeit mit anderen Organisationen und lokalen Gemeinwesen, in denen die Organisation ihre Geschäftstätigkeit ausübt	Kooperation: Zusammenarbeit mit gleichgesinnten Organisationen und lokalem Gemeinwesen im Sinne gegenseitiger Unterstützung und zum Nutzen aller.
5	Übereinstimmung	Verbesserte Fähigkeit zu kollektivem Handeln durch Ausrichtung der Mitarbeitermotivation auf gemeinsame Werte und eine inspirierende Vision.	Zusammenhalt schaffen: einen inneren Zusammenhalt schaffende Kultur des Vertrauens aufbauen, die die Organisation in die Lage versetzt, ihren Zweck zu erfüllen

4	Evolution	Gesteigerte Innovationskraft durch Mitsprache der Mitarbeiter bei Entscheidungen und durch Übertragung von Verantwortung für ihre eigene Zukunft und den Gesamterfolg der Organisation.	Mitsprache ermöglichen: Gewährung von Freiheit und Selbstbestimmung der Mitarbeiter; in die Lage versetzen, sich an Entscheidungsprozessen zu beteiligen.
3	Leistung	Schaffung von Strukturen, Richtlinien und Verfahrensweisen, die Ordnung schaffen, die Leistung der Organisation stützen und den Stolz der Mitarbeiter fördern.	Leistung: Aufbau leistungsfähiger Systeme und Prozesse, ein effizientes Funktionieren der Organisation gewährleisten.
2	Beziehungen	Konfliktlösung und Aufbau harmonischer Beziehungen, die die Loyalität der Mitarbeiter und eine starke Kundenbindung fördern.	Harmonische Beziehungen schaffen: Mitarbeitern ein Gefühl der Zugehörigkeit und des gegenseitigen Respekts vermitteln und sich um die Bedürfnisse der Kunden kümmern
1	Lebensfähigkeit	Die Grundlagen schaffen für finanzielle Stabilität und Rentabilität sowie Gesundheit und Sicherheit aller Mitarbeiter.	Überleben: Finanziell überlebensfähig und unabhängig werden.

Die ersten drei Bewusstseinsebenen beziehen sich auf die unternehmerischen Grundbedürfnisse nach finanzieller Stabilität und Rentabilität, Mitarbeiter- und Kundenzufriedenheit sowie leistungsfähigen Systemen und Prozessen.

Der Fokus der vierten Bewusstseinsebene liegt auf Anpassungsfähigkeit, kontinuierlicher Erneuerung und Transformation – wir sehen eine Verschiebung weg von angstbasierten, starren, autoritären Hierarchien und Silos hin zu offeneren, integrativeren, anpassungsfähigeren und demokratischeren Governance-Systemen, die die Mitarbeiter darin bestärken, eigenverantwortlich und freier zu handeln (Verantwortung).

Der Fokus der oberen drei Bewusstseinsebenen liegt auf dem organisatorischen Zusammenhalt, dem Aufbau von wechselseitig nützlichen Allianzen und

Partnerschaften und der Sicherung des Wohlergehens der menschlichen Gesellschaft.

Unternehmen, die sich ausschließlich auf die Befriedigung ihrer Grundbedürfnisse konzentrieren, sind in der Regel keine Marktführer. Zwar können sie in ihrer spezifischen Nische erfolgreich sein, aber im Allgemeinen sind sie zu sehr auf sich selbst konzentriert oder zu starr und bürokratisch, um zu Innovatoren in ihren Marktsegmenten zu werden. Sie passen sich nur langsam an veränderte Marktbedingungen an und stärken ihre Mitarbeiter nicht. Das Mitarbeiterengagement ist schwach; Innovation und Kreativität werden blockiert. Solche Organisationen werden von autoritären Führungskräften geleitet, die eine Kultur der Angst erschaffen. Von emotional gesunder Arbeit keine Spur. Die Mitarbeiter fühlen sich frustriert oder machtlos und klagen über Stress.

Unternehmen, die sich ***ausschließlich*** auf die Befriedigung der höheren Bedürfnisse konzentrieren, fehlt es an den grundlegenden unternehmerischen Fähigkeiten, die notwendig sind, um wirksam und profitabel zu arbeiten. Sie sind finanziell ineffektiv und nicht gut aufgestellt; Kundenorientierung und die für eine starke Marktleistung nötigen Systeme und Prozesse fehlen. Kurzum: Sie sind nicht auf die unternehmerische Wirklichkeit ausgerichtet.

Entwicklungsaufgaben

Die erste Aufgabe bei der Gründung einer Organisation ist es, Wege zu finden, um finanziell zu überleben. Es gilt, einen kontinuierlichen Einkommensstrom zu generieren, der die laufenden Ausgaben übersteigt. Gelingt dies nicht, geht das Unternehmen bankrott.

Wenn ein nachhaltiger Einkommensstrom erreicht wurde, besteht die nächste Aufgabe darin, gute Beziehungen zu etablieren. Dazu gehören das Bewältigen interner Konflikte sowie die Schaffung interner Harmonie und einer hohen Kundenzufriedenheit mit Blick auf den Kundenservice, die Produkte und Dienstleistungen. Wenn Harmonie nicht erreicht wird, kommt es zu Reibungen, Frustration und Entfremdung, die wiederum die Leistung der Organisation untergraben. Und wenn die Kunden nicht zufrieden sind, werden sie schnell zu anderen Anbietern wechseln.

Die nächste Entwicklungsaufgabe für die Organisation besteht darin, Ordnung in der Struktur und Effizienz in den Abläufen zu schaffen, indem Sie sich auf Werte wie Exzellenz, Qualität und Professionalität konzentrieren. Sie wollen produktiv sein, und Sie möchten, dass Ihre Mitarbeiter stolz sind auf die Organisation. Sie müssen einen guten Ruf auf der Grundlage von Zuverlässigkeit und Agilität entwickeln, und rasch auf die Bedürfnisse des Marktes reagieren.

Um dies zu gewährleisten, müssen Sie innovativ sein. d.h. die Köpfe Ihrer Mitarbeiter ansprechen. Dazu müssen Sie sie in Entscheidungen einbeziehen und ihnen ein Gefühl der Eigenverantwortung vermitteln.

Ein Unternehmen kann nicht in die Evolutionsphase eintreten, ohne seinen Mitarbeitern Mitsprache bei Entscheidungen zuzugestehen. Erst wenn Sie ihnen verantwortungsvolle Freiheit geben, befähigen Sie sie dazu, Verantwortung für ihren Beitrag zum unternehmerischen Erfolg zu tragen. Diese Entwicklungsphase hängt entscheidend davon ab, inwieweit sich die Unternehmensleitung für die Anwendung demokratischer Governance-Prinzipien entscheidet.

Sobald Sie Ihre Mitarbeiter befähigt haben, indem Sie ihnen verantwortungsvolle Freiheit geben, ist der nächste Schritt, sich mit allen auf eine gemeinsame Stoßrichtung zu einigen und geteilte Werte zu leben. Dazu müssen Sie eine gemeinsame Vision erschaffen, die Ihren Unternehmenszweck beschreibt, und Ihre Werte definieren, die künftig die Entscheidungsfindung erleichtern. Die Vision sollte einer höheren Sache dienen - einem Zweck, der das Wohlergehen der Menschheit oder des Planeten im Auge hat. Die Werte sollten die Herzen und Köpfe der Mitarbeiter ansprechen.

Nur wenn die Organisation ein starkes Gefühl des inneren Zusammenhalts (eine starke Vertrauenskultur) erschaffen hat, kann sie erfolgreich die nächste Entwicklungsstufe erklimmen: die Zusammenarbeit mit gleichgesinnten Organisationen, Partnern und Gemeinwesen im Sinne der gegenseitigen Unterstützung und des Nutzens. Ziel dieser Entwicklungsphase ist es, die langfristige Widerstandsfähigkeit der Organisation zu sichern.

Die letzte Entwicklungsstufe schließlich dient der Unterstützung der menschlichen Gemeinschaft. Die Organisation muss zu einem verantwortungsbewussten ***global citizen*** werden, indem sie alles in ihrer Macht Stehende tut, um die lokalen Gemeinwesen, in denen sie ihre Geschäftstätigkeit ausübt, und die Menschheit im Allgemeinen zu unterstützen und eine nachhaltige Zukunft zu erschaffen. Dies tut sie, indem sie Armen und Benachteiligten hilft und die Lebensgrundlagen des Planeten schützt.

Jede dieser Entwicklungsaufgaben spiegelt eine andere Bewusstseinsebene wider - der Fokus der sieben Ebenen des organisatorischen Bewusstseins wird im Folgenden erläutert.

Überleben

Das erste und grundlegendste Bedürfnis aller Organisationen ist die Sicherung des finanziellen Überlebens. Ohne Gewinne oder einen kontinuierlichen Strom an finanziellen Mitteln gehen Organisationen schnell zugrunde. Jede Organisation muss die finanzielle Stabilität zu ihrem vorrangigen Anliegen machen. Eine Voraussetzung für den Erfolg auf dieser Bewusstseinsebene ist eine gesunde Ausrichtung auf den Cashflow und das Jahresergebnis. Wenn Unternehmen allerdings zu sehr im Überlebens-Bewusstsein verhaftet bleiben, entwickeln sie einen ungesunden, kurzfristigen Fokus auf den Shareholder Value. In solchen Situationen kann die Erstellung der Quartalszahlen, die an den Bedürfnissen der Finanzmärkte ausgerichtet sind, die Köpfe der Führungsteams in einem Ausmaß beschäftigen, dass alle anderen Faktoren, einschließlich die Bedürfnisse der Mitarbeiter, unbeachtet bleiben. Eine Tendenz zu übermäßiger Kontrolle, Mikromanagement, Vorsicht und Risikoaversion sind die Folgen.

Unternehmen, die aus dem Lebensfähigkeitsbewusstsein heraus operieren, sind nicht an strategischen Allianzen interessiert; Übernahmen sind eher ihr Spiel. Sie kaufen Unternehmen um ihre Vermögenswerte zu plündern. Sie sehen Menschen und die Erde als Ressourcen, die es auszunutzen gilt. Wenn sie aufgefordert werden, sich an die Vorschriften zu halten, tun sie das Minimum. Geltende Gesetze halten sie nur widerwillig ein.

Der Schlüssel zum Erfolg auf der ersten Bewusstseinsebene ist eine starke finanzielle Leistung und der Fokus auf die Gesundheit und Sicherheit der

Mitarbeiter. Ohne Gewinne können Unternehmen nicht in ihre Mitarbeiter investieren, neue Produkte entwickeln oder starke Beziehungen zu ihren Kunden und den lokalen Gemeinwesen aufbauen, in denen sie arbeiten.

Harmonie

Die zweite Grundvoraussetzung für Organisationen ist die Schaffung harmonischer zwischenmenschlicher Beziehungen und einer gut funktionierenden internen Kommunikation. Ohne gute Beziehungen zu Mitarbeitern, Kunden und Lieferanten ist das Überleben jedes Unternehmens gefährdet. Das entscheidende Thema auf dieser Bewusstseinsebene ist es, ein Gefühl der Loyalität und Zugehörigkeit unter den Mitarbeitern sowie ein Gefühl der Fürsorge und Verbindung zwischen dem Unternehmen und seinen Kunden und Lieferanten zu schaffen. Voraussetzungen sind offene Kommunikation, gegenseitiger Respekt und Anerkennung der Mitarbeiter. Kundenseitig sind Freundlichkeit, Reaktionsfähigkeit und Zuhören entscheidend. Wenn diese Aspekte gegeben sind, werden die Loyalität und Zufriedenheit der Mitarbeiter und Kunden hoch sein. Traditionen und Rituale helfen zudem, diese Bindungen zu festigen.

Ängste wegen mangelndem Zugehörigkeitsgefühl und Respekt führen zu Zersplitterung, Meinungsverschiedenheiten und geringer Loyalität. Wenn sich Führungskräfte hinter verschlossenen Türen treffen oder nicht offen kommunizieren, vermuten die Mitarbeiter das Schlimmste: Cliquenbildung und Klatsch sind dann allgegenwärtig. Wenn die Führungskräfte mehr auf ihren eigenen Erfolg als auf den Erfolg der Organisation achten, beginnen sie, miteinander zu konkurrieren. Wenn Führungskräfte territoriales Verhalten an den Tag legen, entstehen Schuldgefühle, interner Wettbewerb und Mikropolitik. Familienunternehmen operieren oft aus der zweiten Bewusstseinsebene heraus, weil sie patriarchalisch geführt werden, auf Familienbeziehungen aufbauen und Außenstehenden in Führungspositionen nur geringes Vertrauen entgegenbringen.

Leistung

Der Fokus der dritten Ebene des Bewusstseins einer Organisation liegt auf Leistung, Exzellenz, Qualität und Professionalität. Hier gilt es, alle wichtigen Leistungsindikatoren im Auge zu behalten. Auf dieser Bewusstseinsebene konzentriert sich die Organisation darauf, agil zu bleiben und das Beste herauszuholen, indem sie bewährte Verfahren anwendet und Produktivität und Effizienz in den Vordergrund stellt. Strategien, Systeme und Prozesse werden entwickelt, um gewünschte Ergebnisse zu erzielen. Re-engineering, Six Sigma und Total Quality Management sind typische Antworten.

Organisationen, die aus der dritten Bewusstseinsebene heraus operieren, sind in der Regel hierarchisch strukturiert, um zentrale Kontrolle zu ermöglichen. Entscheidungen werden vorwiegend Top-down gefällt. Tendenziell werden Personen belohnt, die sich auf ihren persönlichen Erfolg konzentrieren. Steile Hierarchien sind oft dazu da, den Bedürfnissen der Führungskräfte nach Anerkennung, Status und Selbstwertgefühl gerecht zu werden. Im Sinne einer zentralen Kontrolle neigen Organisationen, die aus der dritten Bewusstseinsebene heraus operieren, dazu, umfassende Regelwerke zu formulieren. Ziel ist, alle Facetten des Geschäfts zu steuern und Ordnung zu schaffen. In Unternehmen, die auf dieser Bewusstseinsebene verharren, führen leicht zu machtbasierten Silos oder starren, autoritär geführten Bürokratien. Wenn dem nicht Einhalt geboten wird, kommt es schließlich zum Scheitern oder Zusammenbruch der Organisation – es sei denn, sie schafft den Sprung auf die nächste Bewusstseinsebene.

Fördern

Auf der vierten Ebene des organisatorischen Bewusstseins stehen Anpassungsfähigkeit, Mitarbeiterbefähigung, ständige Erneuerung und kontinuierliches Lernen im Mittelpunkt. Die entscheidende Frage ist, wie man Innovationen stimulieren kann, so dass neue Produkte und Dienstleistungen entwickelt und Marktchancen ergriffen werden. Dies erfordert, dass die Menschen in der Organisation flexibel sind und Risiken eingehen. Um den Herausforderungen dieser Bewusstseinsebene gerecht zu werden, muss die Organisation die Mitarbeiter ermutigen, ihre Ideen und Meinungen einzubringen. Jeder muss spüren, dass seine Stimme gehört wird. Manager und Führungskräfte sollten zudem verdeutlichen, dass sie nicht alle Antworten haben, und die Mitarbeiter zur aktiven Mitwirkung einladen. Für viele Führungskräfte und Manager ist dies eine neue Rolle, die neue

Fähigkeiten erfordert. Deshalb ist es wichtig, die emotionale und soziale Intelligenz von Führungskräften zu entwickeln. Sie müssen in der Lage sein, die Leistung vieler Menschen zu fördern – Menschen, die Gleichheit und verantwortungsvolle Freiheit erwarten. Die Mitarbeiter wollen selbst Verantwortung tragen; Mikromanagement und ständige Überwachung weisen sie zurück.

Eine der Gefahren auf dieser Bewusstseinsebene liegt allerdings darin, dass man zu sehr in Richtung Konsens geht, und sich dabei verzettelt. Sicher ist ein gewisses Maß an Konsens wichtig, es müssen aber letztendlich Entscheidungen getroffen werden. Zu viel Konsens kann Innovation ersticken.

Voraussetzung für den Erfolg auf dieser Bewusstseinsebene ist die Ermutigung aller Mitarbeiter, unternehmerisch zu denken und zu handeln. Jedem wird mehr Verantwortung übertragen, und die Strukturen werden flacher. Teamarbeit wird gefördert und der persönlichen Entwicklung und Beziehungsfähigkeit wird mehr Aufmerksamkeit geschenkt. Vielfalt wird als positiver Faktor bei der Erforschung neuer Ideen wertgeschätzt. Dieser Wandel bringt den Arbeitnehmern mehr verantwortungsbewusste Freiheit und Gleichheit; er kann allerdings nur dann die gewünschten Ergebnisse erzielen, wenn alle Mitarbeiter und Teams ähnliche Werte teilen und auf ein gemeinsames Ziel und eine gemeinsame Zukunftsvision hinarbeiten. Dies erfordert die Weiterentwicklung auf der fünften Bewusstseinsebene.

Bindung

Der Fokus auf der fünften Bewusstseinsebene liegt auf dem Aufbau einer intern gut vernetzten Organisation, die in der Lage ist, kollektiv zu handeln. Dies erfordert, dass Führungskräfte und Manager ihre persönliche Agenda in den Hintergrund stellen und lernen, das Wohl aller mitzudenken. Entscheidende Anforderungen auf dieser Bewusstseinsebene sind die Entwicklung einer geteilten, inspirierenden Zukunftsvision, eines gemeinsamen Wertesystems, das als Grundlage für Entscheidungen dient, und ein organisatorischer Zweck, der weit über die Gewinnerzielung hinausgeht. Die gemeinsame Vision, die gemeinsamen Werte und der gemeinsame Zweck sollten die Absichten der Organisation in Bezug auf alle ihre Interessengruppen zum Ausdruck bringen.

Die Werte sollten in konkrete Verhaltensweisen übersetzt werden, damit sie im Performance Management eingesetzt werden können. Die Werte sollten sich in allen Systemen und Prozessen des Unternehmens widerspiegeln, mit entsprechenden Konsequenzen für jene, die sich nicht anpassen wollen.

Eine Voraussetzung für den Erfolg auf dieser Bewusstseinsebene ist der Aufbau eines Klimas des Vertrauens, das verantwortungsvolle Freiheiten ermöglicht. Engagement und Begeisterung steigen, wenn jeder Mitarbeitende versteht, wie sich sein Beitrag auf den Gesamterfolg der Organisation auswirkt. In Organisationen, die ab der fünften Bewusstseinsebene arbeiten, werden Misserfolge als Lernerfahrungen gesehen, und das Arbeiten macht Spaß. Der Schlüssel zum Erfolg auf dieser Bewusstseinsebene ist die Etablierung einer einzigartigen, starken, positiven kulturellen Identität, die die Organisation von ihren Wettbewerbern unterscheidet. Die Kultur der Organisation wird zum Spiegelbild der Marke. Dies ist besonders wichtig in Dienstleistungsunternehmen, in denen die Mitarbeiter in engem Kontakt zu Kunden und zur Öffentlichkeit stehen. Auf dieser und den nachfolgenden Bewusstseinsebenen bewahren Organisationen in der Regel ihre einzigartige Kultur, indem sie die Positionen intern besetzen.

Kooperation

Die sechste Ebene des organisatorischen Bewusstseins stellt eine stärkere Verbundenheit mit Stakeholdern innerhalb wie außerhalb der Organisation in den Mittelpunkt, denn auf diese Weise wird sie widerstandsfähiger.

Intern liegt der Schwerpunkt auf der Unterstützung der Mitarbeiter, damit sie sich bei der Arbeit persönlich entfalten können. Nach außen hin liegt der Schwerpunkt auf dem Aufbau von Partnerschaften und Allianzen mit Geschäftspartnern, mit lokalen Gemeinwesen, und unter bestimmten Umständen mit Nichtregierungsorganisationen. Auf dieser Bewusstseinsebene erkennen Mitarbeiter und Kunden, dass das Unternehmen in der Welt etwas bewegt, nicht nur durch seine Produkte und Dienstleistungen, sondern auch durch sein Engagement auf lokaler Ebene, oder durch Initiativen mit sozialem oder ökologischem Fokus. Mitarbeiter und Kunden haben das Gefühl, dass sich das Unternehmen um sie, ihre Bedürfnisse und ihre Zukunft kümmert.

Unternehmen, die auf dieser Bewusstseinsebene tätig sind, gehen die Extrameile als verantwortungsbewusste ***global citizens***. Sie unterstützen und fördern die Aktivitäten der Mitarbeiter in lokalen Gemeinwesen, etwa durch Förderung von freiwilligen Einsätzen oder durch finanzielle Beiträge an Wohltätigkeitsorganisationen, an denen die Mitarbeiter beteiligt sind. Auf dieser Bewusstseinsebene schaffen Organisationen ein Umfeld, in dem die Mitarbeiter persönliche Erfüllung finden. Das Unternehmen unterstützt sie in ihrer beruflichen wie persönlichen Entwicklung, um ihr Potential auszuschöpfen.

Eine Voraussetzung für den Erfolg auf dieser Ebene ist die Entwicklung von Führungskräften mit starkem Einfühlungsvermögen. Sie müssen anerkennen, dass sie für die Ausrichtung der Organisation zuständig sind und zugleich den Mitarbeitenden dienen müssen. Es gilt, ein Umfeld zu schaffen, das jeden Mitarbeiter dabei unterstützt, sich an der Vision oder Mission des Unternehmens auszurichten, und dabei einen Sinn zu erkennen. Auf dieser Bewusstseinsebene werden Führungskräfte zu Mentoren und schaffen Talentpools, auch mit Blick auf die Nachfolgeplanung. Die Weiterentwicklung der Führungskräfte wird auf dieser Bewusstseinsebene groß geschrieben.

Dienen

Der Fokus auf der siebten Ebene des organisatorischen Bewusstseins ist eine Fortsetzung der vorherigen Ebene, eine weitere Vertiefung der inneren Verbundenheit und eine weitere Ausweitung der äußeren Verbundenheit. Intern steht der Aufbau eines Klimas der Demut und des Mitgefühls im Mittelpunkt. Extern liegt der Fokus auf lokalem, nationalem oder weltweitem Aktivismus zur Förderung einer nachhaltigen Zukunft für die Menschheit und den Planeten. Das entscheidende Thema auf dieser Bewusstseinsebene ist die soziale Verantwortung, die tief in der gesamten Organisation verankert ist. Daraus resultiert ein hohes Engagement aller für soziale Gerechtigkeit, Menschenrechte und die globale Umwelt.

Eine Voraussetzung für den Erfolg auf dieser Bewusstseinsebene liegt im selbstlosen Dienst für das Gemeinwohl und Wohlergehen zukünftiger Generationen. Um auf dieser Bewusstseinsebene erfolgreich zu sein, müssen Unternehmen in all ihren Beziehungen zu Mitarbeitern, Lieferanten, Kunden, Partnern, Investoren und den lokalen Gemeinwesen höchste ethische

Standards einhalten. Sie sollten stets die langfristigen Auswirkungen ihrer Entscheidungen und Maßnahmen auf alle Interessensgruppen im Auge behalten.

Verwendung eines IVA zur Messung der Entwicklungsebene einer Organisation

Anhand von zwei verschiedenen Anwendungsbeispielen des Individuellen Werte-Assessments (Individual Values Assessment, IVA) möchte ich aufzeigen, wie Sie beurteilen können, ob die Kultur der Organisation, in der Ihre Kunden arbeiten, ihre psychische Entwicklung fördert oder behindert. Im Rahmen des IVA füllt Ihr Kunde eine Online-Befragung aus, die drei Fragen umfasst. Die erste Frage betrifft die Auswahl von zehn Werten/Verhaltensweisen, die den Menschen am besten beschreiben (persönliche Werte). Die zweite Frage betrifft die Auswahl von zehn Werten/Verhaltensweisen, die ihrer Meinung nach am besten die Organisation beschreiben, in der sie tätig sind. Im dritten Schritt sollen sie zehn Werte/Verhaltensweisen auswählen, die ihrer Meinung nach eine leistungsstarke Organisation ausmachen.

Die Listen der Werte/Verhaltensweisen, aus denen sie auswählen (Vorlagen), haben zwischen 90 und 100 Wörter. Alle in der Vorlage genannten Werte/Verhaltensweisen werden vier verschiedenen Arten zugeordnet:

- Bewusstseinsebenen
- Positiv oder potentiell limitierend
- Individuum, Beziehungen, Organisation, Gesellschaft
- Organisationale Perspektiven

Eine vollständige Beschreibung dieser Klassifizierungen mit Beispielen finden Sie in Kapitel 6 von Richard Barrett's Buch ***The Values-driven Organisation***.

Arbeiten in einer toxischen Kultur

Das erste Beispiel zeigt einen ehrgeizigen Manager mit einer ausgeprägten Selbststeuerung, der in einer entropischen, toxischen Organisation tätig ist (siehe Abbildung 11.1).

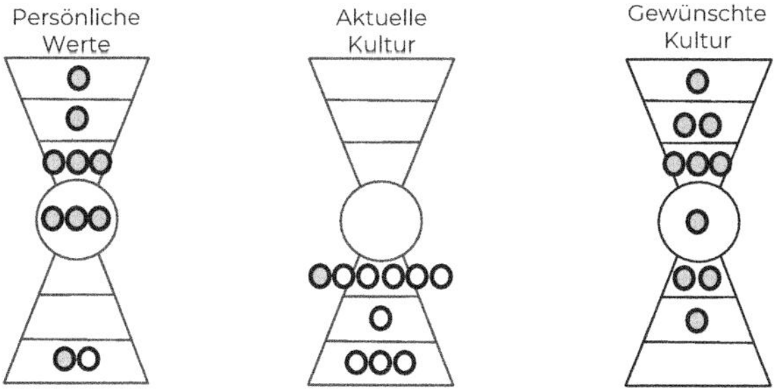

Persönliche Werte	Aktuelle Kultur	Gewünschte Kultur
1. Anpassungsfähigkeit	1. Bürokratie (L)	1. Leistungsorientierung
2. Einsatzbereitschaft/ Engagement	2. Verwirrung (L)	2. Einsatzbereitschaft/ Engagement
3. Kontrolle (L)	3. Kontrolle (L)	3. Zusammenarbeit mit Kunden
4. Mühelos mit Ungewissheit umgehen	4. Kostenreduzierung (L)	4. Kundenzufriedenheit
5. Humor/Spaß	5. Imperien errichten (L)	5. Mühelos mit Ungewissheit umgehen
6. Integrität	6. Hierarchie (L)	6. Ehrlichkeit
7. Beharrlichkeit	7. Arbeitsplatzunsicherheit (L)	7. Einbeziehen
8. Risikobereitschaft	8. Lange Arbeitszeiten (L)	8. Beteiligung der Partner
9. Selbstdisziplin	9. Ergebnisorientierung	9. Professionalität
10. Wohlbefinden	10. Silomentalität (L)	10. Vertrauen

Abbildung 11.1 IVA: Leben in einer toxischen Kultur

Auf der linken Seite dieser Abbildung stehen seine zehn wichtigsten persönlichen Werte, die auf die sieben Bewusstseinsebenen verteilt sind. In der Mitte sein Blick auf die aktuell im Unternehmen gelebte Kultur und rechts sein Blick auf die gewünschte Kultur, die das Unternehmen für die Zukunft gut aufstellen würde.

Auf den ersten Blick sieht man, dass dieser Manager relativ ehrgeizig ist und unabhängig denkt. Seine persönlichen Werte Risikobereitschaft, Selbstdisziplin und Beharrlichkeit, kombiniert mit dem gewünschten kulturellen Wert Leistungsorientierung, deuten darauf hin, dass er wirklich daran arbeitet, das zu bekommen, was er wünscht. Bezeichnenderweise befinden sich auch 60 Prozent seiner persönlichen Werte auf den Ebenen 4 und 5, den Ebenen der Selbstermächtigung. Er sucht nach Herausforderungen und Möglichkeiten, sich zu beweisen.

Er versteht, was erforderlich ist um ein erfolgreiches Unternehmen aufzubauen, denn die von ihm gewünschten Kulturwerte sind über fast alle Ebenen verteilt (***full spectrum*** Kultur), mit mehr als 50 Prozent der Werte auf Ebenen 5 und 6.

Zudem sind sie gut verteilt auf die Werttypen: er hat vier individuelle Werte, zwei Beziehungswerte und vier Organisationswerte gewählt. Er erkennt die Bedeutung von Kundenzufriedenheit und Zusammenarbeit und ist sich der Notwendigkeit von Partnerschaften bewusst.

Auch im persönlichen Bereich ist er ausgeglichen: Der Wert des Wohlbefindens deutet darauf hin, dass er das Gleichgewicht seiner körperlichen, emotionalen, mentalen und spirituellen Bedürfnisse im Blick hat.

Er betrachtet die aktuelle Kultur seiner Organisation als extrem toxisch. Fast jeder würde es schwierig finden, in einer solchen Kultur zu arbeiten. Die Tatsache, dass er Selbstdisziplin und Kontrolle (ein potenziell limitierender Beziehungswert) unter seinen persönlichen Werten hat und keine positiven Beziehungswerte (alle anderen sind individuelle Werte), deutet darauf hin, dass er in dieser Kultur länger aushalten könnte als jemand, der beziehungsorientiert ist.

Bei der Besprechung der IVA Ergebnisse des Managers sollte der Coach auf jeden Fall fragen, inwieweit seine Werte „Kontrolle" und „Selbstdisziplin" miteinander zusammenhängen. Es ist wahrscheinlich, dass diese beiden Werte zusammenwirken, um dieser Person dabei zu helfen, in der toxischen Unternehmenskultur zu bestehen. In diesem Fall bedeutet der Wert Kontrolle für ihn eher Selbstkontrolle und wäre daher kein potentiell limitierender Beziehungswert, sondern eher ein positiver individueller Wert. Diese Vermutung liegt nahe, denn normalerweise passen persönliche Werte wie „Kontrolle" einerseits und „Mühelos mit Ungewissheit umgehen" und „Risikobereitschaft" andererseits nicht gut zusammen. Kontrolle und Risikobereitschaft sind Gegensätze

Basierend auf den Ergebnissen dieses IVA vermute ich, dass diese Person auf dem Sprung von der individuellen Phase der psychischen Entwicklung zur selbstverwirklichenden Phase (der vierten und fünften Bewusstseinsebene) befindet. Gleichzeitig befindet sich das Unternehmen in der Differenzierungsphase und hat zahlreiche sekundäre Motivationen auf den ersten drei Bewusstseinsebenen. In dieser Organisation zu bleiben, verheißt nichts Gutes für die Zukunft des Managers. Er wird sich in seinem Wachstum und seiner Entwicklung nicht unterstützt fühlen.

Die Geschäftsgrundlagen stärken

Abbildung 11.2 stellt das zweite Beispiel eines individuellen IVA dar. Das Ergebnis ist typisch für Berater, die im Bereich der kulturellen Transformation und des Führungscoachings tätig sind. Sie haben Werte in den oberen Bewusstseinsebenen; sie haben Vision und Weisheit und wollen mit anderen zusammenarbeiten, um in der Welt etwas zu bewegen. Was ihnen zuweilen fehlt, sind Werte auf den ersten drei Ebenen des organisatorischen Bewusstseins.

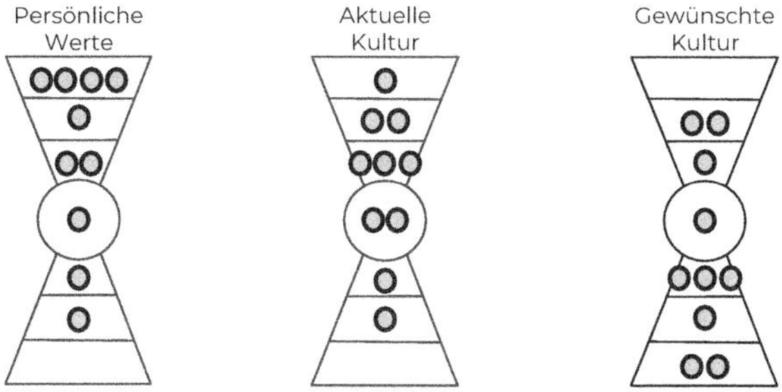

Persönliche Werte	Aktuelle Kultur	Gewünschte Kultur
1. Anpassungsfähigkeit	1. Ergebnisverantwortung	1. Ergebnisverantwortung
2. Kooperation	2. Kooperation	2. Marken Image
3. Globales Bewusstsein	3. Exzellenz	3. Exzellenz
4. Bescheidenheit	4. Ehrlichkeit	4. Interdependenz
5. Humor/Spaß	5. Interdependenz	5. Etwas bewirken
6. Interdependenz	6. Zuhören	6. Wachstum der Organisation
7. Zuhören	7. Langzeitperspektive	7. Gewinn
8. Qualität	8. Etwas bewirken	8. Qualität
9. Vision	9. Persönlichkeitsentwicklung	9. Respekt
10. Weisheit	10. Gemeinsame Vision	10. Vertrauen

Abbildung 11.2 IVA: Die Geschäftsgrundlagen stärken

Diese Person ist um die Mitte Vierzig. Sie hat drei Übereinstimmungen bei den persönlichen Werten und der aktuell gelebten Kultur: Kooperation, Interdependenz und Zuhören; außerdem vier Übereinstimmungen bei den aktuell gelebten und den gewünschten Kulturwerten: Ergebnisverantwortung, Exzellenz, Interdependenz und Etwas bewirken; sowie zwei übereinstimmende bei den persönlichen Werten und den Werten der gewünschten Kultur: – Qualität und Interdependenz, von denen eine – Interdependenz – in allen drei Listen erscheint.

Der Hauptunterschied zwischen der aktuellen Kultur und der gewünschten Kultur sind vier grundlegende organisatorische Werte, die als Teil der gewünschten Kultur genannt wurden: Markenimage, Wachstum der Organisation, Gewinn und Qualität. In der aktuellen Kultur gibt es nur zwei organisatorische Werte: Langzeitperspektive und Gemeinsame Vision.

Intuitiv weiß diese Person, dass sie den ersten drei Ebenen des organisatorischen Bewusstseins viel mehr Aufmerksamkeit schenken muss, um eine ***full spectrum*** Führungskraft ihres eigenen Unternehmens zu werden. Das wird für sie schwierig sein, denn die Stärkung der Geschäftsgrundlagen liegt ihr nicht.

Basierend auf den Ergebnissen dieser IVA scheint diese Person in einem hohen Stadium der psychischen Entwicklung zu arbeiten, sogar über das hinaus, was ihr Alter vermuten lässt. Um zu klären, in welchem Stadium der psychischen Entwicklung diese Person tätig ist, können Sie sie entweder bitten, einige der primären Motivationsübungen in Kapitel 10 durchzuführen oder ein Leadership Values Assessment (LVA) durchzuführen.

Ihr Alter legt nahe, dass sich diese Person in der selbstverwirklichenden Phase ihrer Entwicklung befindet. Die Organisation scheint sich auch in diesem Entwicklungsstadium zu befinden. Das scheint also ziemlich gut zu passen. Die Person fühlt sich wahrscheinlich in ihrem Wachstum und ihrer Entwicklung in dieser Organisation unterstützt. Doch die Herausforderung ist ihr klar: Die Organisation muss sich um die blinden Flecken auf den ersten drei Bewusstseinsebenen kümmern, um effektiver zu werden.

Diese Art von IVA ist typisch für Menschen, die in Non-Profit-Organisationen (NGOs) arbeiten. Die Menschen, die von solchen Organisationen angezogen werden, sind so entschlossen, ihre Leidenschaft auszuleben und etwas zu bewegen, dass sie wenig Interesse oder Energie für die Leitung einer Organisation haben. Dies kann zu Problemen führen, da es die Effektivität der Organisation einschränken kann.

Organisationen des privaten Sektors tendieren dazu, aus den ersten drei Entwicklungsebenen der Differenzierung und Individuation heraus zu agieren. Menschen zu unterstützen, die auf den Ebenen der Selbstfindung oder Integrieren agieren, fällt ihnen schwer. NGOs hingegen tendieren dazu, aus der Entwicklungsphase der Selbstfindung oder Integration heraus zu agieren, und obwohl sie Menschen unterstützen können, die auf der Selbstfindungs-Ebene arbeiten, verhindern ihre blinden Flecken auf der Ebene der Lebensfähigkeit, der Konformität und Differenzierung, dass sie so erfolgreich werden, wie sie könnten. Für eine erfahrene Fachkraft, die aus der Entwicklungsphase der Selbstfindung oder darüber hinaus arbeitet, sind diese blinden Flecken frustrierend; sie könnte sich veranlasst sehen, einen anderen Arbeitgeber zu suchen.

Zusammenfassung

Hier sind die Hauptpunkte dieses Kapitels:

1. Im dritten Schritt des evolutionären Coachings identifizieren wir die Phasen der psychischen Entwicklung der Kultur, in der Ihr Kunde arbeitet. Auf diese Weise stellen wir fest, ob die Kultur das psychologische Wachstum Ihres Kunden unterstützt oder hemmt.
2. Es gibt zwei Möglichkeiten, die Kultur zu bewerten: Durch die Bestimmung des in der Kultur vorherrschenden Weltbildes oder durch eine Wertemessung.
3. Es gibt zwei Arten von Wertemessungen, um die Organisationskultur zu messen: eine individuelle Wertemessung (Individual Values Assessment, IVA) oder eine organisationale Wertemessung (Cultural Values Assessment, CVA).
4. Unternehmen wachsen und entwickeln sich auf die gleiche Weise wie Individuen, indem sie lernen, ihre Bedürfnisse zu erfüllen.
5. Es gibt sieben Stufen in der Entwicklung des organisatorischen Bewusstseins.
6. Die erfolgreichsten Organisationen sind diejenigen, die ein ganzheitliches Bewusstsein entwickeln und die Fähigkeit, ihre Bedürfnisse zu erfüllen, die mit jeder Ebene des organisatorischen Bewusstseins verbunden sind.

Im nächsten Teil des Buches werde ich die Praxis des evolutionären Coachings diskutieren: Was evolutionäre Coaches wissen müssen, um ihre Kunden bei der Erfüllung ihrer Bedürfnisse über alle Phasen der psychischen Entwicklung hinweg zu unterstützen.

Hinweis

1 Siehe https://www.valuescentre.com/tools-assessments/

TEIL III: DIE PRAXIS DES EVOLUTIONÄREN COACHINGS – MEISTERSCHAFT

Teil III dieses Buches soll dem Leser einen Überblick über die wichtigsten Fachgebiete geben mit denen Coaches vertraut sein müssen, um ihren Klienten zu helfen, die höheren Stufen der psychischen Entwicklung meistern zu können. Genauer gesagt die Phasen der Individualisierung, Selbstfindung, Integration und des Dienens.

Kapitel 12 bietet eine Einführung in das Thema Meisterschaft aus evolutionärer Sicht. Kapitel 13 behandelt die wichtigsten Erkenntnisse, die erforderlich sind, um das Meistern der Individualisierungsphase der psychischen Entwicklung zu unterstützen. Kapitel 14 behandelt die wichtigsten Erkenntnisse, die zur Unterstützung des Meistern der Selbstfindungsphase der psychischen Entwicklung erforderlich sind. Kapitel 15 behandelt die wichtigsten Erkenntnisse, die erforderlich sind, um das Meistern der Integrationsphase der psychischen Entwicklung zu unterstützen. Kapitel 16 behandelt die wichtigsten Erkenntnisse, die erforderlich sind, um das Meistern der Phase des Dienens zu unterstützen.

Kapitel 12: Einführung in die Meisterschaft

Die in Teil II dieses Buches vorgestellten Übungen und Umfragen wurden entwickelt, damit ihre Klienten ein klares Verständnis ihrer primären und sekundären Motivationen sowie der persönlichen Probleme und kulturellen Hindernisse erhalten, die sie daran hindern oder verhindern, ihre menschliche Entwicklung voranzutreiben.

Der dritte Teil dieses Buches erklärt, wie Sie diese Informationen nutzen können, um ihren Klienten auf dem Weg durch die individuellen, selbstverwirklichenden, integrierenden und dienenden Phasen ihrer psychischen Entwicklung zu unterstützen. Außerdem finden Sie zusätzliche Übungen, die speziell darauf zugeschnitten sind, ein tieferes Verständnis einige der Wachstumsphasen der Entwicklung zu erreichen.

Ich habe den dritten Teil dieses Buches „Meisterschaft" genannt, weil dieses Konzept den Kern der menschlichen psychischen Entwicklung beschreibt: Sie müssen in der Lage sein, die Fähigkeiten zu beherrschen, die notwendig sind, um die Bedürfnisse der Phase der psychischen Entwicklung zu erfüllen, in der Sie sich befinden, bevor Sie erfolgreich in die nächste Phase eintreten können.

Das bedeutet beispielsweise nicht, dass Sie nicht anfangen können, an ihrer Selbstfindung zu arbeiten, bevor Sie ihre Individualisierung abgeschlossen haben. Das ist möglich! Aber: Die Fähigkeit, die Phase der Selbstfindung erfolgreich zu meistern, wird in dem Maße beeinträchtigt, in dem Sie die Phase der Selbstfindung oder eine der früheren Phasen ihrer Entwicklung nicht vollständig gemeistert haben – zum Beispiel überleben, sich anpassen und differenzieren. Dies gilt für alle Stufen. Zum Beispiel wird die Fähigkeit, die Integrationsphase zu meistern, durch eine mangelnde Beherrschung einer der vorherigen Phasen behindert. Warum dies so ist, werde ich später erklären, nachdem ich die beiden Arten von sekundären Motivationen erläutert habe.

Zwei Arten von sekundären Motivationen

Wenn Sie als Coach keine kleinen Kinder betreuen, wovon ich ausgehe, dann wird sich jeder ihrer Klienten (über 20 Jahre) entweder im Stadium der Differenzierung oder höher befinden. Das bedeutet, dass ihre erste Aufgabe als evolutionärer Coach, nachdem Sie die primäre Motivation Ihres Kunden identifiziert haben, darin besteht, ihm zu helfen, seine sekundären Motivationen zu identifizieren und zu beherrschen – die unerfüllten Bedürfnisse, die er noch aus den früheren Phasen seiner Entwicklung hat.

Wie in Kapitel 10 besprochen, können wir die sekundären Motivationen der Menschen in zwei Arten unterteilen: die bewussten und unbewussten Motivationen, die mit der Erfüllung der (Ich-)Defizitbedürfnisse verbunden sind (aus den Überlebens-, konformen und differenzierenden Phasen der Entwicklung); und die bewussten und unbewussten Motivationen, die mit der Erfüllung der (Seelen-)Wachstumsbedürfnisse verbunden sind (aus der individualisierenden, selbstverwirklichenden und integrierenden Phase der Entwicklung).

Der Unterschied zwischen diesen beiden Arten von Bedürfnissen - Defizitbedürfnisse und Wachstumsbedürfnisse - besteht darin, dass sekundäre Motivationen, die mit den Defizitbedürfnissen Ihres Klienten verbunden sind, aus den bewussten und unbewussten angstbasierten Überzeugungen (auch bekannt als frühes maladaptives Schema) stammen, während die sekundären Motivationen, die mit den Wachstumsbedürfnissen ihres Coachees verbunden sind, aus dem Fehlen einer energetischen Ausrichtung zwischen Ego und Seele stammen. Es wird äußerst hilfreich für den Fortschritt ihres Coachees sein, wenn Sie ihm helfen können, seine unerfüllten Defizitbedürfnisse zu meistern, bevor er an der Bewältigung seiner unerfüllten Wachstumsbedürfnisse arbeitet.

Um diesem Ansinnen gerecht zu werden, habe ich Teil III dieses Buches wie folgt strukturiert: Kapitel 12 konzentriert sich auf das allgemeine Konzept der Meisterschaft, da es sich auf alle Phasen der psychischen Entwicklung bezieht. Jedes der folgenden Kapitel konzentriert sich auf die Fähigkeiten und das Fachwissen, das ihre Klienten beherrschen müssen, um ihre Wachstumsbedürfnisse zu erfüllen. Kapitel 13 konzentriert sich auf das, was erforderlich ist, um die Ich-Seele-Angleichung auf der Individuationsstufe der Entwicklung zu beherrschen. Kapitel 14 konzentriert sich auf das, was erforderlich ist, um Ego-Seele Ausrichtung im Selbstfindungsstadium der Entwicklung zu beherrschen. Kapitel 15 konzentriert sich auf das, was erforderlich ist, um die Ego-Seele Ausrichtung in der Integrationsphase der Entwicklung zu beherrschen, und Kapitel 16 auf das, was erforderlich ist, um die Ego-Seele Ausrichtung in der dienenden Phase der Entwicklung zu beherrschen.

Meisterschaft

Die häufigste Definition des Konzepts der Meisterschaft, auf die ich gestoßen bin, ist:

> *Meisterschaft ist die Fähigkeit, die notwendige Expertise zu beherrschen, um mühelos ein Thema, eine Aktivität oder einen Prozess handhaben zu können.*

Aus der Perspektive der menschlichen Evolution bedeutet Meisterschaft etwas anderes:

> *Entwicklung der Fähigkeiten und Fachkenntnisse, die erforderlich sind, um innere Stabilität und äußeres Gleichgewicht in der Phase der psychischen Entwicklung zu erreichen und zu erhalten, die dem gegenwärtigen sozialen und physischen Rahmen der Existenz entspricht.*

Aus der evolutionären Perspektive betrachtet, können wir sagen, dass Meisterschaft ein lebenslanger Prozess des emergenten Lernens ist. Jedes Mal, wenn Sie in eine neue Phase der psychischen Entwicklung eintreten, werden ihre innere Stabilität und ihr äußeres Gleichgewicht gestört. Um den neuen Bedürfnissen gerecht zu werden, müssen Sie in der neuen Entwicklungsphase neue Fähigkeiten entwickeln und neue Verhaltensweisen annehmen, damit Sie ihre innere Stabilität und ihr äußeres Gleichgewicht wiederherstellen können.

Der Schritt von einer Phase der psychischen Entwicklung zur nächsten ist nicht die einzige Möglichkeit unsere innere Stabilität und unser äußeres Gleichgewicht zu stören. Wir stören unsere innere Stabilität und unser äußeres Gleichgewicht auch dann, wenn wir uns neuen Herausforderungen stellen oder uns von unseren unbewussten, angstbasierten Überzeugungen leiten lassen und zulassen, dass unsere Sicherheitsbedürfnisse Vorrang vor unseren Wachstumsbedürfnissen haben.

Eine neue Herausforderung annehmen

Egal in welchem Entwicklungsstadium Sie sich befinden, wenn Sie eine neue Herausforderung in Ihrem externen Weltwandel annehmen, werden Sie automatisch ihr externes Gleichgewicht stören: Zum Beispiel beim Wechsel von der Schule zur Universität, von der Universität in den ersten bezahlten Job, wenn Sie eine größere Beförderung erhalten, oder wenn Sie eine wichtige neue Aufgabe oder ein großes Projekt übernehmen, das Sie noch nie zuvor gemacht haben – das äußere Gleichgewicht wird beeinträchtigt und wird sich auf die innere Stabilität auswirken. Es kann sein, dass sich Fragen, ob man gut genug ist stellen, oder ob man in der Lage ist die eigenen und die Erwartungen der anderen zu erfüllen. Alles was den Schritt in einen anderen existenziellen Lebensrahmen begleitet, wird sich auf das Innenleben auswirken. Wenn die Bedürfnisse im neuen Lebensrahmen erfüllt werden, werden auch die Sorgen und Ängste verschwinden und die innere Stabilität und das äußere Gleichgewicht werden wieder hergestellt. Wenn Sie dies oft genug tun, werden Sie alle Ängste überwinden, die Sie haben, wenn Sie sich neuen Herausforderungen stellen. Vielleicht werden Sie neue Herausforderungen mit ihren Ängsten irgendwann sogar als spannend oder aufregend ansehen.

Unbewusste, angstbasierte Überzeugungen

In welchem Entwicklungsstadium Sie sich auch befinden, wenn Sie sekundäre Motivationen (unerfüllte Bedürfnisse) haben, die mit Ihren (bewussten) defizitären Bedürfnissen verbunden sind, werden Sie immer wieder durch Ihr frühes maladaptives Schema getriggert werden. Die Erinnerungen an den Schmerz, der mit den unerfüllten Bedürfnissen aus der Kindheit verbunden ist, werden in das Bewusstsein einströmen und Sie veranlassen, eine Form von emotionaler Reaktion oder emotionaler Not zu erleben. Sie können ungeduldig, fordernd oder schwer zu verstehen sein, oder Sie können frustriert, wütend oder verärgert werden. Während oder eher nach einer dieser Erfahrungen, kann es sein, dass Sie sich über sich selbst ärgern, weil Sie sich nicht an die Situation angepasst haben, und Sie können sich schuldig fühlen für den Schmerz, den Ihre Worte oder Taten anderen Menschen verursacht haben. Wenn etwas von diesen Dingen passiert, werden Sie eine Störung ihrer inneren Stabilität erleben. Aufgrund der negativen Auswirkungen, die ihre Reaktionen oder Ausbrüche auf andere Menschen haben können, können Sie auch Unstimmigkeiten oder Disharmonien erleben und dadurch eine Störung Ihres äußeren Gleichgewichts erfahren.

Sicherheitsbedürfnisse haben Vorrang vor Wachstumsbedürfnissen

Wenn Sie sich für Sicherheit statt für Wachstum entscheiden - wenn die bewussten oder unbewussten angstbasierten Überzeugungen Ihres Egos der Erfüllung der Bedürfnisse Ihrer Seele im Weg stehen – werden Sie eine Störung Ihrer inneren Stabilität spüren. Diese Ich-Seele-Fehlausrichtung wird sich als eine Form von Unbehagen, Widerstand, Vorsicht oder in Gefühlen von Traurigkeit, Scham oder Schuld zeigen. Sie können sich sogar deprimiert fühlen. All diese Gefühle sind ein Hinweis darauf, dass Ihr Ego und Ihre Seele nicht übereinstimmen und Ihre innere Stabilität gestört ist. Nur wenn sich das Ego und die Seele in energetischer Übereinstimmung befinden, erleben wir innere Stabilität.

Sie können auch ihre innere Stabilität (Ego-Seele-Ausrichtung) stören, wenn Sie etwas tun, das nicht ehrlich ist; wenn Sie weniger als ehrlich zu jemandem sind oder andere für Ihre Fehler verantwortlich machen, um Strafen zu vermeiden. In solchen Zeiten ist es wichtig zu erkennen, dass Ihre Ängste Sie daran hindern, ein authentisches Leben zu führen. Sie können nicht authentisch sein, solange Sie ökonomisch denkend oder kreativ mit der Wahrheit umgehen.

Störungen im Energiefeld

Egal, wie die Störung Ihrer inneren Stabilität verursacht wird, was Sie tatsächlich erleben, ist eine Störung in Ihrem Energiefeld. Je höher das Stadium, in dem Sie sich in Ihrer psychischen Entwicklung befinden, desto akuter werden Sie die Störungen spüren, die durch die Auslösung Ihrer unbewussten angstbasierten Überzeugungen oder Ihrer Ego-Seele-Fehlausrichtungen verursacht werden. Umgekehrt, je niedriger Sie in Ihrer psychischen Entwicklung sind, desto akuter werden Sie die Störungen spüren, die durch die Annahme neuer Herausforderungen verursacht werden.

Mit anderen Worten, die Annahme neuer Herausforderungen wird normalerweise einfacher, wenn man Fortschritte in seiner psychischen Entwicklung macht (wenn man älter und selbstbewusster wird), und der Umgang mit den Auswirkungen seiner unbewussten angstbasierten Überzeugungen und seiner Ego-Seele-Fehlausrichtungen wird normalerweise schwieriger, es sei denn, man betreibt eine Form der persönlichen Meisterschaft. Mit jedem Wechsel in eine höhere Entwicklungsstufe erhöht sich auch die Schwingungsfrequenz Ihres Energiefeldes. Folglich spüren Sie die Auswirkungen Ihrer Ängste und Ego-Seele-Fehlausrichtungen mit ihren niedrigen Schwingungsfrequenzen stärker.

Wenn Sie Störungen in Ihrem Energiefeld vermeiden oder reduzieren wollen, sollten Sie lernen, wie Sie mit Ihren sekundären Motivationen umgehen können, indem Sie die Ängste zu überwinden lernen, die mit Ihren unerfüllten Bedürfnissen verbunden sind, und die Fehlausrichtung Ihres Egos mit Ihrer Seele reduzieren.

Die Bedürfnisse der drei Minds

Die Definition der Meisterschaft, die wir verwendet haben – ***die** Entwicklung der Fähigkeiten und Expertise, die erforderlich sind, um Ihre innere Stabilität und Ihr äußeres Gleichgewicht in jeder Phase Ihrer psychischen Entwicklung im sozialen und physischen Rahmen Ihrer Existenz zu erreichen und aufrechtzuerhalten* – soll nicht nur die eingebettete Natur unseres Lebens in unserer sozialen und physischen Umgebung anerkennen, sondern auch die ganzheitliche Natur dessen, wer wir sind – Körper-Geist, Ego-Geist und Seele-Geist, die mit einem physischen menschlichen Körper verbunden sind.

Jeder dieser Minds hat Bedürfnisse, die erfüllt sein müssen, bevor wir in innerer Stabilität und äußerem Gleichgewicht leben können. Wenn man nicht in der Lage ist, diese Bedürfnisse zu erfüllen, wird man nicht in der Lage sein, die innere Stabilität seines Energiefeldes lange zu erhalten. Wenn der Körper Nahrung braucht, wird man hungrig werden. Wenn sich das Ego verletzt fühlt, wird man wütend. Wenn sich die Seele ignoriert fühlt, wird man depressiv. Jede dieser Situationen stört das Energiefeld, was zu Empfindungen oder Gefühlen führt, die die Aufmerksamkeit binden und daran hindern, sich auf die primäre Motivation zu konzentrieren. Wenn man in der Lage ist, die Bedürfnisse aller drei Minds zu befriedigen, erlebt man Gefühle des inneren Zusammenhalts – Leichtigkeit, Komfort, Glück, Zufriedenheit und Freude.

Von diesen drei Sätzen von Bedürfnissen – Körper-Geist, Ego-Geist und Seelen-Geist – sind zwei fest und konstant und für jeden Menschen genau gleich. Das sind die Bedürfnisse des Körper-Geistes und des Seelen-Geistes. Jeder menschliche Körper braucht saubere Luft, sauberes Wasser, gesunde, vollwertige Nahrung, Bewegung und Schutz. Jede menschliche Seele muss die Freiheit haben, ein werte- und sinnorientiertes Leben zu führen.

Der Körper-Geist und der Seelen-Geist leben auf natürliche Weise in Harmonie miteinander, denn die (bewusste) Wahrnehmung jedes Atoms, Moleküls, jeder Zelle und jedes Organs im menschlichen Körper ist mit dem Willen der Seele durchdrungen, in unserer dreidimensionalen physischen Realität präsent zu sein (zu überleben). Daher ist die einzige Variable in der inneren Stabilität und des äußeren Gleichgewichts der Wille des Ego-Geistes.

In den ersten vier Phasen der psychischen Entwicklung richtet sich der Wille des Ego-Geistes auf die Befriedigung seiner überlebensnotwendigen, konformen und differenzierenden Bedürfnisse. Erst wenn wir die Selbstfindungsphase der psychischen Entwicklung erreichen, richtet sich der Wille des Ego-Geistes nach dem Willen des Seelen-Geistes. Die individuelle Phase bereitet uns darauf vor, indem sie uns veranlasst, die Werte und Überzeugungen in Frage zu stellen, die wir in den ersten drei Phasen unserer Entwicklung angenommen oder entwickelt haben.

Da das menschliche Energiefeld aus den Energiefeldern des Körper-Geistes (ätherisches Feld), des Ego-Geistes (emotionales Feld) und des Seelen-Geistes (spirituelles Feld) sowie des mentalen Feldes besteht, in dem all unser bewusstes Denken stattfindet, haben die vom Ego-Geist erzeugten Gedanken und Gefühle einen wesentlichen Einfluss auf das Funktionieren des Körper-Geistes und des Seelen-Geistes. Wenn die Störungen im Ego-Geist häufig sind, können sie den Körper krank machen und die Funktion des Immunsystems beeinträchtigen und wenn der Wille des Ego-Geistes nicht mit dem Seelen-Geist übereinstimmt, kann der Ego-Geist den Seelen-Geist veranlassen, sich traurig und deprimiert zu fühlen.

Ego-Geist

Der Ego-Geist ist der Aspekt Ihrer Persönlichkeit, der sich mit Ihrem Körper identifiziert: Es ist die Schnittstelle zwischen Ihnen und dem Rest der physischen Welt. Der Ego-Geist konzentriert sich auf eine Sache – die

Aufrechterhaltung seiner inneren Stabilität und seines äußeren Gleichgewichts (und der inneren Stabilität und des äußeren Gleichgewichts derjenigen, mit denen es sich identifiziert) in der Phase der psychischen Entwicklung, die er durch die bewusste Erfüllung seiner Bedürfnisse erreicht hat.

Der Ego-Geist hat drei Grundbedürfnisse, die den Aufgaben der ersten drei Stufen der psychischen Entwicklung entsprechen – zu überleben und zu gedeihen (Überleben), zu lieben und geliebt zu werden (Konformität) und respektiert und anerkannt zu werden (Differenzierung).

Während der Hauptzweck Ihres Körper-Geistes darin besteht, Ihren Körper am Leben zu erhalten, ist der Hauptzweck des Ego-Geistes, sich selbst und alles, womit er sich identifiziert (dem Körper und diejenigen, die er liebt), vor körperlichen und emotionalen Schäden in seinem sozialen und kulturellen Lebensraum zu schützen.

Eine der Möglichkeiten wie das Ego seine innere Stabilität schützt, besteht darin, schwierig zu akzeptierende Gefühle wie Scham und Schuld, auf andere in seiner Außenwelt zu übertragen. In der psychologischen Literatur wird dies als Schatten bezeichnet. In schweren Fällen von Traumata wird sich das Ego von solchen Gefühlen distanzieren, indem es eine Subpersönlichkeit schafft. Eine weitere Möglichkeit sich selbst zu schützen, insbesondere wenn das Ego das Gefühl hat, gescheitert zu sein, ist in die Opferrolle zu wechseln.

Immer wenn Ihr Ego-Geist eine Entscheidung aus Angst trifft, verlieren Sie Ihre innere Stabilität. Angst behindert auch Ihre Fähigkeit, Ihre mentalen Möglichkeiten (Neokortex) zu nutzen, weil unser Gehirn darauf programmiert ist, der Verarbeitung von Angst Priorität einzuräumen. Wann immer das Ego Angst empfindet oder in einer Situation mit Angst reagiert, wird die Fähigkeit des Seelen-Geistes oder des Ego-Geistes, die Fähigkeiten des Verstandes zur Erfüllung seiner Bedürfnisse zu nutzen, negativ beeinflusst. Wenn Ihr Ego bewusste oder unbewusste Ängste hegt, kann dies das gesamte Energiefeld, das Sie ausmacht, stören.

Der Körper-Geist

Der Körper-Geist ist die Schnittstelle zwischen den Atomen, Molekülen, Zellen und Organen des Körpers und der äußeren physikalischen Umgebung des

Körpers. Er funktioniert unbewusst, denn der Ego-Geist ist sich der Millionen von Entscheidungen nicht bewusst, die unsere Atome, Moleküle, Zellen und Organe jeden Tag in unserem Leben treffen. Der Körper-Geist konzentriert sich auf eine Sache – die Aufrechterhaltung der inneren Stabilität und des äußeren Gleichgewichts unseres physischen Wesens.

Der Körper-Geist ist das natürliche (DNA-kodierte) Antwortsystem, das alle ***Kreaturen*** haben, um am Leben zu bleiben und den Fortbestand ihrer Spezies zu sichern. Der Körper-Geist reguliert das innere Funktionieren des Körpers und hilft uns, mit äußeren Bedrohungen wie Krankheiten und Wunden umzugehen, die das Funktionieren des Körpers beeinträchtigen oder gefährden könnten, sowie mit lebensbedrohlichen Begegnungen mit anderen Menschen oder unserer Umwelt.

Im Gegensatz zum Körper-Geist, der mit Bedrohungen seines äußeren Gleichgewichts nur durch Kampf oder Flucht umgehen kann, kann sich der Ego-Geist schützen, indem er seine Bedürfnisse unterdrückt und sein Verhalten ändert. Die dadurch hervorgerufene Angst, Frustration und Stress führt dazu, dass der Körper-Geist chemische Stoffe produziert, die den Körper-Geist langfristig in einen Zustand der inneren Instabilität versetzen können. Die Wurzeln dieser chemischen Instabilität sind die Sorgen des Egos, die aus bewussten und unbewussten Ängsten entstehen.

Die Bedürfnisse des Körper-Geistes haben im Allgemeinen Vorrang vor den Bedürfnissen des Ego-Geistes und den Bedürfnissen des Seelen-Geistes. Sie sollten nicht zu lange Ihren körperlichen Bedürfnissen wie Wasser, Nahrung, Stuhlgang, Urinieren und Atmen widerstehen, egal was sonst noch in Ihrem Leben passiert. Wenn Sie das dennoch tun, werden Sie sich unwohl fühlen, und vielleicht die lebenserhaltenden Fähigkeiten Ihres Körpers gefährden und sich so im direkten Gegensatz zu den Bedürfnissen Ihrer Seele verhalten.

Seelen-Geist

Der Seelen-Geist ist die Schnittstelle zwischen Ihrem Energiefeld und den Energiefeldern von allem, was in unserer dreidimensionalen physischen Welt existiert. Ihr Seelen-Geist konzentriert sich darauf, ein wert- und sinnorientiertes Leben in Ihrem physischen Körper zu führen. Das Einzige, was Ihre Seele daran hindert, das zu tun, ist der Fokus Ihres Ego-Geistes, der die Bedürfnisse des aktuell erreichten Entwicklungsstadiums erfüllen möchte genau wie die unerfüllten Bedürfnisse aus früheren Entwicklungsstadien.

Während Ihr Bewusstsein (mentales Feld) auf die Bedürfnisse Ihres Egos ausgerichtet ist, kann es sich nicht gleichzeitig auf die Bedürfnisse Ihrer Seele konzentrieren. Nur wenn das Ego: (a) sich energetisch an der Seele ausrichtet und seine Ängste überwindet; (b) beschließt, ein werteorientiertes Leben zu führen; und (c) sich nach dem Lebenssinn der Seele ausrichtet, ist Ihr Bewusstsein vollständig verfügbar, um sich auf die Erfüllung der seelischen Bedürfnisse zu konzentrieren. Dies beginnt in der psychologischen Entwicklungsphase der Selbstfindung.

Wenn Ihr Ego-Geist nicht bis zur Lebensmitte begonnen hat, sich an den Bedürfnissen Ihres Seelen-Geistes zu orientieren, wird der Seelen-Geist anfangen, den Ego-Geist dazu anzuregen, seine Bedürfnisse zu erfüllen. Wenn Sie diesen Aufforderungen nicht nachkommen, werden Sie eine Art von existentiellen Unannehmlichkeiten spüren – die mangelnde Ausrichtung zwischen den Energiefeldern Ihres Ich-Geistes und Ihrem Seelen-Geist. Die häufigste Form wie Menschen dieses existentielle Unbehagen erleben, ist ein tiefes Gefühl der Leere oder ein Gefühl von Sinnlosigkeit. Ich werde dieses Thema in Kapitel 14 näher erläutern.

Flow

Basierend auf dem oben Gesagten können wir deutlich sehen, dass die Kernfragen bei der Aufrechterhaltung der inneren Stabilität und des äußeren Gleichgewichts sind: (a) die Fähigkeit des Egos, in einer stimmigen Beziehung mit dem Körper zu leben; (b) die Fähigkeit des Egos, in einer guten Beziehung mit der Seele zu leben; und (c) die Fähigkeit des Egos, in einer stimmigen Beziehung mit seiner sozialen und physischen Umgebung in der jeweils erreichten psychischen Entwicklungsphase zu leben. Dies ist der Schlüssel zur Entwicklung von Menschlichkeit und Meisterschaft. Wenn Sie diese Bedingungen erfüllen können, werden Sie Ihr Leben als einen Zustand von Flow erleben.

Flow-Zustände können grundsätzlich auf jeder Ebene der psychischen Entwicklung erlebt werden, doch die stärksten und dauerhaftesten Flow-Zustände werden mit der Phase der Selbstfindung erreicht und noch mehr, sobald Sie sich mit dem Willen Ihrer Seele in Einklang befinden.

Während in den unteren Entwicklungsstadien Flow-Erfahrungen für einige Minuten oder Stunden auftreten können, dauern in den höheren Entwicklungsstadien Flow-Zustände manchmal tage-, wochen- oder monatelang an. Immer wenn Sie Flow erleben, arbeiten Sie (scheinbar mühelos) im Hochleistungsbereich: Sie leben in innerer Stabilität und äußerem Gleichgewicht.

Was Flow-Zustände verhindert, ist laut Milhaly Csikszentmihalyi, Autor des Bestsellers ***Flow,*** die psychische Entropie.[1] Psychische Entropie entsteht durch emotionale Störungen wie Angst, Wut, Sorgen und Eifersucht. Das ist es, was ich in Kapitel 10 als persönliche Entropie bezeichne.

Eines der wichtigsten Anzeichen dafür, dass Sie sich in einem Flow-Zustand befinden, ist die Anwesenheit von Synchronizität in Ihrem Leben. Der Psychologe Carl Jung beschrieb Synchronizität als „unzusammenhängende Ereignisse mit einer gemeinsamen Bedeutung". Die folgenden Worte von William H. Murray, die in seinem Buch 'The Scottish Himalayan Expedition' (1951) erschienen, veranschaulichen das Konzept der Synchronizität besonders gut:

> ***Bei allen Handlungen der Initiative (und Schöpfung) gibt es eine elementare Wahrheit, deren Unwissenheit unzählige Ideen und großartige Pläne tötet: dass in dem Moment, in dem man sich fest entscheidet (Anmerkunge des Übersetzers: für ein Projekt, eine Idee oder einen Plan), auch sich die Vorsehung bewegt. Ein ganzer Strom von Ereignissen geht von der bewussten Entscheidung aus, die zu ihren Gunsten alle möglichen unvorhergesehenen Ereignisse, Begegnungen und materielle Hilfe ins Leben bringen, die sich niemals jemand hätte erträumen können.***

Ich lese Murrays Worte so, dass wenn man sich zu einem kreativen Akt verpflichtet, der sich an den Wünschen seiner Seele orientiert, das Schicksal in Gestalt der Synchronizität in seinem Leben auftaucht. Du weißt, dass dir deine Seele Eingebungen schickt, wenn deine Aufmerksamkeit scheinbar „versehentlich" mehrmals innerhalb weniger Tage auf denselben Gedanken, dasselbe Buch oder dieselbe Person gelenkt wird. Früher bemerkte ich diese Art von Situationen und Ereignissen und fragte mich, warum sie passierten. Sobald ich erkannte, dass es synchrone Ereignisse – Eingebungen der Seele – sind, begann ich, ihnen meine volle Aufmerksamkeit zu schenken.

Eine weitere Form der Seeleneingebung oder Aufforderung, auf die Murray verweist, sind unvorhergesehene Vorfälle, Begegnungen und materielle Hilfe. Im Laufe der Jahre habe ich festgestellt, dass solche Erlebnisse immer mehr zu meinem Alltag gehören: So sehr, dass ich sie nicht mehr für ungewöhnlich halte. Ich bin sicher, dass jeder, der dieses Buch liest, in seinem Leben bereits Synchronizität oder Seelen-Eingebungen erlebt hat. Frag dich selbst: „Hast du diese als Wünsche deiner Seele erkannt?". „Sind sie aufgetreten, als du in einem Flow-Zustand warst?"

Zehn Strategien, um in Flow zu kommen

Dies wirft eine wichtige Frage auf: Wie kommt man und wie bleibt man bewusst in einem Flow-Zustand? Die Antwort ist leider, dass es nicht möglich ist. Man kann sich nicht bewusst in einen Flow-Zustand begeben, denn Flow ist ein Geschenk der Seele, das als Nebenprodukt entsteht, wenn man sich den Wünschen seiner Seele widmet. Obwohl man Flow nicht einfach einschalten kann, kann man die Wahrscheinlichkeit dafür erhöhen, indem man sich bewusst den Wünschen und dem Sinn seiner Seele widmet und versucht, so viele der folgenden Strategien wie möglich umzusetzen.

- Werden Sie unglaublich anpassungsfähig.
- Geben Sie sich ganz dem Prozess hin.
- Belügen Sie sich nicht, dass Sie denken Sie wüssten die beste Antwort.
- Seien Sie unbesorgt mit dem, was ist.
- Konzentrieren Sie sich auf das, was vor Ihnen liegt.
- Fühlen Sie sich wohl mit Unsicherheit und Ungewissheit.
- Versuchen Sie, alles mit einzubeziehen.
- Betrachten Sie immer das gesamte System.
- Bleiben Sie Ihren Werten treu.
- Folgen Sie Ihrer Leidenschaft.

Werden Sie unglaublich anpassungsfähig: Lassen Sie jede Vorstellung davon los, wie die Dinge sein müssen. Das sind nur Ihre Annahmen. Was auch immer entstehen will und sich energetisch richtig anfühlt, ist das Richtige. Konzentrieren Sie sich auf das, wofür Sie Energie haben, und lassen Sie alles los, wo sich das Feuer Ihrer Leidenschaft nicht entzündet. Lassen Sie sich von Ihrer Inspiration (ver)führen. Die erfolgreichsten Menschen und Unternehmen sind unglaublich anpassungsfähig. Sie sind nicht Sklave ihrer eigenen Vorstellung davon, wie die Dinge sein müssten. Diese Menschen können sich und ihren Geist selbst transformieren. Sie interpretieren die Realität ständig neu. Die Weltkarte, die sie für die Bedeutungsbildung verwenden, ist immer im Wandel (work in progress).

Geben Sie sich ganz dem Prozess hin: Das ist am Anfang schwierig, besonders wenn es bedeutet, Dinge loszulassen, mit denen man sich identifiziert. Ich habe mich von Beziehungen, Häusern und sogar von der Rolle des CEO meines eigenen Unternehmens gelöst. Loslassen ist keine leichte Aufgabe. In vielen Situationen findet man nur durch Loslassen die Freiheit, das zu tun, was man wirklich tun möchte und sollte. Sie müssen sich den Eingebungen Ihrer Seele hingeben, wenn Sie Ihr Schicksal leben und damit Erfüllung erleben möchten. In diesem Falle bedeutet eine Kapitulation alles andere als eine Niederlage. Sie steht für Wachstum und vor allem für den Sieg über die Angst.

Belügen Sie sich nicht, dass Sie denken Sie wüssten die beste Antwort: Vergessen Sie alles, was Sie glauben zu wissen. Es dient nur dazu, Ihre Intuition und Inspiration zu blockieren. Wissen stoppt die Entstehung neuer Ideen und ist ein zweischneidiges Schwert. Es kann erstaunlich brillant darin sein, Ihnen bei der Lösung von Problemen zu helfen, und es kann erstaunlich hinderlich sein, wenn es darum geht, über den Tellerrand hinauszuschauen. Was Sie glauben zu wissen, ist ein Filter, den Sie auf Ihre Erfahrung anwenden. Stellen Sie Ihre Annahmen und Glaubenssätze immer in Frage. Ich sage mir immer wieder und oft auch vor anderen, dass ich nichts weiß. Ich tue das ganz bewusst, damit ich offen bleiben kann. Ich weiß, dass nur leere Becher gefüllt werden können. Nur wer wirklich leer ist, kann die Dinge, das Leben und neue Erfahrungen durch sich hindurch fließen lassen.

Seien Sie unbesorgt mit dem, was ist: Sie geben allem was in Ihrem Leben passiert den Sinn, den es für Sie hat. Ich weiß, dass es schwer zu glauben ist, dass alles was passiert neutral ist. Es mag sich richtig oder falsch oder gut oder schlecht anfühlen, aber aus der Quantenperspektive (ein urteilsfreier Ort) ist es einfach das, was es ist. Es ist nichts anderes als ein Ereignis oder eine Situation. Solange Sie das wissen und sich daran erinnern, steht es Ihnen frei, Ihre Gefühle und Emotionen von einem Ort der Neutralität aus zu untersuchen. Indem Sie nicht urteilen, lassen Sie zu, dass sich die wahre Bedeutung des Ereignisses entfaltet. Sehr oft musste ich feststellen, dass was sich in dem Moment, in dem es passierte, schlecht anfühlte im Nachhinein als etwas richtig Gutes entpuppte. Wenn Sie es lernen Ihr Urteil zurück zu halten, können Sie beginnen mit den Augen der Weisheit zu sehen.

Konzentrieren Sie sich auf das, was vor Ihnen liegt: Lassen Sie sich nicht von Ihrer Lebens-/Seelenaufgabe ablenken. Wenn Sie die höheren Entwicklungsstufen erreichen, werden Sie als „einflussreicher, wichtiger" Mensch anerkannt. Sie werden „jemand" sein. Die Leute werden Ihre Aufmerksamkeit wollen: Sie werden Sie um Ihre Unterstützung bei ihren Projekten fragen. Das kann zur Falle für Ihr Ego werden. Wenn Sie zu sehr abgelenkt werden, werden Sie von Ihrem Weg abkommen. Sie müssen Ihre Energie auf Ihren Lebenssinn und Ihre Seelenaufgabe und den für Sie nächsten wichtigen Schritt konzentrieren und sich gleichzeitig Ruhe- und Rückzugsphasen zum Nachdenken oder Meditieren gönnen, damit weitere Inspiration fließen kann. Suchen Sie nicht das Rampenlicht. Wählen Sie ihre Freunde sorgfältig aus. Lassen Sie sich nicht in Projekte verwickeln, die Sie nicht wirklich begeistern. Lernen Sie, nein zu sagen. Wenn Sie sich von Ihrer Seele leiten lassen, werden Sie wissen, worauf Sie Ihre Energie wirklich verwenden möchten.

Fühlen Sie sich wohl mit Unsicherheit und Ungewissheit: Manchmal ist die beste Antwort auf eine scheinbar problematische Situation einfach nichts zu tun. Zurücktreten und die Situation sich so wie sie kommen mag, entfalten zu lassen, kann die perfekte Lösung sein. Manchmal ist es hilfreich, die Dinge einfach zerbrechen zu lassen. Zu anderen Zeiten ist es vielleicht besser, in eine Situation einzugreifen. Zu wissen, ob es sich lohnt einzugreifen oder nicht, ist eine wertvolle Fähigkeit, die Intuition und Inspiration bedarf. Das bedeutet, dass es Zeiten geben wird, in denen Sie sich bewusst entscheiden mit Unsicherheit zu leben. Unsicherheit auszuhalten und mit ihr zu leben, ist unmöglich solange das Ego an der Angst festhält. Das Ego möchte Sicherheit und klare Ergebnisse und erzeugt deshalb den Drang, das Geschehen zu kontrollieren. Mit Unsicherheit zu leben bedeutet, sich von der Notwendigkeit zu lösen, unbedingt zu einem Ergebnis kommen zu wollen.

Versuchen Sie, alles einzubeziehen: Seien Sie unglaublich neugierig. Hören Sie nie auf, Fragen zu stellen. Jedes Mal, wenn Sie darüber nachdenken, wie Sie ein Problem lösen können, bringen Sie alles, was irgendwie damit zusammenhängt ins Bild, auch wenn der Zusammenhang zunächst nur schwach erscheint. Binden Sie das gesamte System in Ihren Gedankenprozess ein. Dann beginnen sich Muster zu zeigen. Auf den ersten Blick nicht sichtbare Muster stecken in allen Themen, die das Leben für Sie bereithält. Sie werden diese Muster nicht entdecken können, wenn Sie sich nicht auf die Suche begeben. Fordern und nutzen Sie ihre Intuition und Inspiration auf der Suche nach der Wahrheit.

Betrachten Sie immer das gesamte System: Bleiben Sie in Kontakt mit dem Großen und Ganzen. Was auch immer gerade passiert und welche Themen anstehen, fragen Sie sich selbst: „Was braucht das Gesamtsystem?" Es ist so leicht, beim Versuch, ein Problem zu lösen einfach steckenzubleiben, insbesondere wenn die Situation, die es zu lösen gilt, lediglich ein Symptom eines größeren Problems darstellt. Es gibt immer ein größeres und umfassenderes Bild von allem. Alles existiert in einem Rahmen, und jeder Rahmen existiert in einem weiteren Rahmen. Es gibt nichts in der physischen Welt, das nicht innerhalb mehrerer Rahmen existiert. In welchem Rahmen befinden Sie sich und in welchem Rahmen gehen Sie die Problemlösung an?

Bleiben Sie Ihren Werten treu: Die einzige Möglichkeit, authentisch zu bleiben und zu leben, ist indem man Entscheidungen auf der Grundlage seiner persönlichen Werte trifft. Lassen Sie Ihre Werte Ihre Entscheidungen leiten in allem was Sie tun. Jedesmal wenn Sie vor einer Entscheidung stehen, fragen Sie sich selbst: „Von welchen Werten möchte ich mich in dieser Situation leiten lassen?" Ihre Werte repräsentieren Ihre Bedürfnisse, und Ihre Bedürfnisse repräsentieren Ihre Beweggründe. Indem Sie Ihre Werte leben, bleiben Sie authentisch und integer.

Folgen Sie ihrer Leidenschaft: Was auch immer sich in Ihrem Leben als Sinn oder Seelenaufgabe herausstellt, leben Sie danach, bis Sie sterben. Das ist Ihre Eintrittskarte zu einem erfüllten, sinnvollen und leidenschaftlichen Leben.

Sobald Sie Ihr Ego in den Dienst Ihrer Seele stellen, werden Sie beginnen zu erkennen, dass es nur eines gibt, was Sie wirklich tun müssen: Das Leben leben, das Ihre Seele für Sie bestimmt hat.

Diese zehn Strategien, um in Flow zu kommen und zu bleiben, werden wie ein Schritt zu weit erscheinen, solange man mit Sorgen und ungelösten bewussten oder unbewussten Ängsten lebt. Das ist in Ordnung. Konzentrieren Sie sich auf die Strategien, die Sie heute gut umsetzen können. Der Prozess der persönlichen Evolution ist eine Lebensreise. Nur weil Ihnen einige dieser Strategien heute noch zu viel sind, heisst das nicht, dass sie falsch sind. Es bedeutet nur, dass sie noch nicht richtig zu Ihnen passen.

Reduzierung der Entropie

Wenn Sie in der Lage sind, in einem Flow-Zustand zu leben, verbessert sich alles in Ihrem Leben. Lassen Sie mich erklären, warum.

Menschen und menschliche Sozialstrukturen (Organisationen, Gemeinschaften und Nationen) nutzen (Lebens-)Energie auf drei Arten: (a) um ihre innere Stabilität zu erhalten; (b) um ihr äußeres Gleichgewicht zu erhalten; und (c) um nützliche Arbeit zu leisten, welche die Fähigkeit zum Überleben und Gedeihen in ihrem aktuellen Entwicklungsstand verbessert – sich weiter entwickeln und wachsen durch Arbeit, die das Leben allgemein verbessert oder vereinfacht.

Die Menge an Lebensenergie, die uns jeden Tag insgesamt zur Verfügung steht ist ziemlich festgelegt. Je mehr Energie wir also für die Aufrechterhaltung unserer inneren Stabilität und unseres äußeren Gleichgewichts aufwenden müssen, desto weniger Energie steht uns für lebensverbessernde Arbeit zur Verfügung; je mehr Meisterschaft wir entwickeln, desto mehr können wir die Energie für Wachstum, Entwicklung und das Ausführen von wertschöpfender Arbeit maximieren.

Wir nennen die Energie, die zur Aufrechterhaltung der inneren Stabilität und des äußeren Gleichgewichts verwendet wird, ***Entropie***. Wir erleben eine geringe Entropie, wenn es Ordnung, Richtung und Harmonie in unserem

Leben gibt. Ein anderer Begriff für Ordnung, Richtung und Harmonie ist der ***innere Zusammenhalt***. Wir erleben eine hohe Entropie, wenn es Unordnung, Verwirrung und emotionale Störungen gibt. Meisterschaft ermöglicht es uns, die Entropie in unserem Leben zu reduzieren und den inneren Zusammenhalt zu verbessern.

Die primäre Quelle der Entropie in unserem Leben sind angstbasierte Überzeugungen – der Glaube, dass wir nicht in der Lage sind, die unerfüllten Bedürfnisse der Überlebens-, Anpassungs- und Differenzierungs-Phase unserer psychischen Entwicklung zu befriedigen – die sekundären Motivationen, die wir haben, die mit unseren unerfüllten Defizitbedürfnissen verbunden sind. Alle Energie, die Sie aufwenden, um Ihre sekundären Motivationen zu erfüllen (die unerfüllten Bedürfnisse der Entwicklungsstufen, die bereits durchlaufen wurden), ist Energie, die nicht verfügbar ist, um an der primären Motivation zu arbeiten (die wertschöpfende, lebensverbessernde Arbeit der psychischen Entwicklungsphase, in der Sie sich aktuell befinden).

Ihre Aufgabe als Coach ist es, Ihren Klienten zu helfen, ihre angstbasierten sekundären Motivationen zu meistern, damit sie die Energiemenge maximieren können, die sie für ihre primäre Motivation nutzen möchten. Und ihnen zu helfen, alle Fähigkeiten zu lernen, die sie benötigen, um das aktuell erreichte Stadium der psychischen Entwicklung zu meistern. Die folgenden Fähigkeiten sind die wichtigsten, die in jeder der höheren Phasen der psychischen Entwicklung gebraucht werden:

Individualisierung: Die Freiheit finden, du selbst zu sein, indem du deine Ängste überwindest.

Selbstfindung: Lernen, ein werte- und sinnorientiertes Leben zu führen.

Integration: Zusammenarbeit mit anderen, um in der Welt etwas zu bewegen.

Dienen: Ein Leben im selbstlosen Dienst zum Wohle der Menschheit und des Planeten führen.

Zusammenfassung

Hier sind die Hauptpunkte dieses Kapitels:

1. Meisterschaft bedeutet, die Fähigkeiten und Fachkenntnisse zu entwickeln, die erforderlich sind, um innere Stabilität und äußeres Gleichgewicht in der Phase der psychischen Entwicklung zu erreichen und zu erhalten, die dem gegenwärtigen sozialen und physischen Rahmen der Existenz entspricht.
2. Es gibt vier Möglichkeiten, wie wir unsere innere Stabilität und unser äußeres Gleichgewicht stören können – wann immer wir von einer Phase der psychischen Entwicklung zur nächsten übergehen; wenn wir neue Herausforderungen annehmen; wenn uns unsere unbewussten angstbasierten Überzeugungen triggern und steuern; wenn wir zulassen, dass unsere Sicherheitsbedürfnisse Vorrang vor unseren Wachstumsbedürfnissen haben.
3. Das menschliche Energiefeld besteht aus vier Energiefeldern: dem Energiefeld des Körper-Geistes (ätherisches Feld); dem Energiefeld des Ego-Geistes (emotionales Feld); dem Energiefeld des Neokortexes (mentales Feld, Verstand); dem Energiefeld des Seelen-Geistes (spirituelles Feld).
4. Die vom Ego-Geist erzeugten Gedanken und Gefühle haben einen signifikanten Einfluss auf das Funktionieren von Körper-Geist und Seele-Geist.
5. Um in einen Flow-Zustand zu gelangen, muss das Ego: in der richtigen Beziehung mit dem Körper leben; in der richtigen Beziehung mit der Seele leben; und in der richtigen Beziehung mit seiner sozialen und physischen Umgebung leben.
6. Es gibt zehn Strategien, die man anwenden kann, um in einen Flow-Zustand zu kommen.

Im nächsten Kapitel des Buches werde ich die wichtigsten Elemente zur erfolgreichen Bewältigung der Individualisierungsphase der psychischen Entwicklung beschreiben.

Hinweis

1 Milhaly Csikszentmihalyi, Flow (New York: Harperpereninial), 2008, S. 36.

Kapitel 13: Die Individualisierungsphase der psychischen Entwicklung meistern

Die individuelle Phase der psychischen Entwicklung beginnt in der Regel in den 30er Jahren, obwohl sie früher beginnen könnte, wenn man von selbstverwirklichten Eltern in einer liberalen Demokratie erzogen wird. Wenn Sie nicht von selbstverwirklichten Eltern erzogen wurden oder in einem autokratischen Regime aufgewachsen sind, können Sie auf Schwierigkeiten oder Hindernisse stoßen, um durch die individuelle Entwicklungsphase zu gelangen.

Wir sollten nicht vergessen, dass viele Menschen unter physischen Bedingungen und in kulturellen Umgebungen leben, die Individuen behindern oder aktiv unterdrücken. In einigen Regimen kann der Weg der Individuation gefährlich oder potenziell lebensbedrohlich sein, insbesondere für Frauen.

Das Markenzeichen des individuellen Entwicklungsstadiums ist der Wille zu Autonomie, Freiheit und Unabhängigkeit. Es kann sich auch als der Wunsch nach Abenteuer, Engagement in Extremsportarten oder Aktivitäten zeigen, die lebensbedrohlich oder gefährlich sein könnten.

Die Individuation beginnt in der Regel mit einem Gefühl des Widerstands, das schließlich zur Rebellion reifen kann. Widerstand entsteht, wenn Sie sich unter Druck gesetzt fühlen, Dinge zu tun, die Sie nicht tun wollen, weil Sie nicht sehen können, wie die Dinge, zu denen Sie aufgefordert werden, eines Ihrer Bedürfnisse erfüllen. Umgekehrt sind die Dinge, die Sie vielleicht nicht tun dürfen, Dinge, die Sie vielleicht tun wollen, weil Sie glauben, dass sie Ihnen helfen werden, Ihre Bedürfnisse zu erfüllen. Widerstand entsteht auch dann, wenn von Ihnen erwartet wird, dass Sie Regeln befolgen, die aus Ihrer Sicht keinen Sinn oder Zweck haben.

Im Anpassungsstadium ist die Resistenz gegen elterliche und kulturelle Anforderungen in der Regel gering, denn Ihr überwältigendes Bedürfnis in diesem Entwicklungsstadium ist es, sich durch die Zugehörigkeit zu einer

Gruppe sicher zu halten. Widerstand baut sich in der Differenzierungsphase auf, wenn Sie von Ihren Eltern unter Druck gesetzt werden, einem bestimmten Lebensweg oder einer Studienrichtung zu folgen, die nicht mit Ihren Interessen übereinstimmt.

Wenn Sie Ende 20 sind und in einer Kultur leben, die den Status, die Menschen oder das integrative Weltbild (Nationen in der westlichen Welt) umfasst, sollten Sie sich als lebensfähige unabhängige Person etabliert haben, und Sie werden sich frei fühlen, auf den Sog zu reagieren, den Sie für sich zur Individualisierung fühlen. Sie werden nach Möglichkeiten suchen, die Welt zu erkunden und neue Herausforderungen anzunehmen, die Ihre Grenzen ausloten. Sie werden bereit sein, Autorität in Frage zu stellen und sich nach Ihren Bedürfnissen auszulasten, denn der Wunsch nach Unabhängigkeit wird größer sein als Ihre Angst, nicht zum kulturellen Rahmen Ihrer Existenz zu gehören oder nicht anerkannt zu werden. Ihr Bedarf an Wachstum wird sich zu einem wichtigen Faktor für Ihren Mangel entwickelt haben.

Andererseits, wenn Sie in einer Kultur leben, die das Überleben, das Stammes-, Macht- oder autoritäre Weltbild umfasst, kann der Anpassungsdruck so überwältigend sein, dass Sie es nicht wagen, in Betracht zu ziehen, „Ihren Träumen zu folgen“. besonders wenn Sie eine Frau oder homosexuell sind oder erklären sollen, wer Sie wirklich sind. Sie werden den Teil von sich unterdrücken müssen, der Sie ruft, um vollständiger auszudrücken, wer Sie wirklich sind.

Was Sie in diesem Entwicklungsstadium fühlen, ist der frühe Sog/Einfluss Ihrer Seele auf die Entdeckung der Attribute Ihres einzigartigen Selbst. In dieser Phase der Entwicklung suchen Sie nach Herausforderungen, die Ihnen helfen, zu wachsen, zu entwickeln und Erfahrungen zu sammeln, die Ihre Seele nutzen kann, wenn Sie die nächsten Stufen der Entwicklung erreichen.

Tun

Normalerweise ist der erste Sog der Seele während der Individuation in Richtung des ***TUN***-Teils des Lebens und nicht in Richtung des ***SEINS***-Teils. Mit anderen Worten, Sie versuchen, Ihre Fähigkeiten und Erfahrungen in

Bereichen aufzubauen, die für Ihre Seele in späteren Phasen Ihrer Entwicklung von Vorteil sind. Normalerweise sind Sie sich dessen nicht bewusst. Sie folgen nur dem Weg, der für Sie richtig erscheint. Sie treffen Entscheidungen, die auf Ihren bewussten Gedanken und unbewussten Gefühlen basieren. Sie sind sich vielleicht nicht bewusst, dass Gedanken und Gefühle direkt aus Ihrer Seele kommen können.

Seien Sie sich auch bewusst, dass der Inhalt dessen, wohin Sie sich berufen fühlen, sich zu konzentrieren, für die Seele weniger wichtig sein kann als der Kontext, in dem Sie arbeiten werden. Das ist mir passiert. Die ersten zwanzig Jahre meines Lebens verbrachte ich in einer Karriere, die ich später ganz aufgab. Was in diesen Jahren wichtig war, so erfuhr ich später, ist das, was ich über den Kontext erfuhr, in dem ich arbeitete. Ich bereiste die Welt, setzte mich mehr als siebzig verschiedenen Kulturen aus und lernte, wie die internationalen Entwicklungsbanken und die Vereinten Nationen arbeiteten. Meine Seele bereitete mich auf die Arbeit im globalen Kontext vor, indem sie mir ein tiefes Verständnis dafür gab, wie Politik, Finanzen und Wirtschaft das Weltgeschehen beeinflussten.

Aus diesem Grund habe ich im vorherigen Kapitel den Schwerpunkt auf das „going with the flow" gelegt. Insbesondere, sich dem Prozess hinzugeben, mit dem, was ist, vertraut zu sein, seiner Leidenschaft zu folgen und unglaublich anpassungsfähig zu werden. Wenn Sie all diese Dinge tun können, bleiben Sie offen für den Einfluss Ihrer Seele. Sie wissen vielleicht nicht, warum Sie tun, was Sie tun, aber was Sie wissen, ist, dass es sich richtig anfühlt. Das ist der Schlüssel.

Sein

Nachdem Sie sich mehrere Jahre lang mit dem ***Tun*** als Teils Ihres Lebens beschäftigt haben, werden Sie mit ziemlicher Sicherheit den Sog spüren, Teil Ihres Lebens zu ***Sein***. Sie werden erkennen, dass Ihre Art, in der Welt zu ***Sein,*** Ihren Erfolg erheblich beeinflussen kann. Mit anderen Worten, Sie werden anfangen zu erkennen, dass die ***Art und Weise, wie*** Sie mit anderen Menschen interagieren, einen positiven oder negativen Effekt auf Ihre Fähigkeit haben kann, Ihre Bedürfnisse zu erfüllen.

In seinem Buch, ***How: Why HOW We Do Anything Means Everything....*** sagt Dov Seidman:

> ***Es ist nicht mehr das, was du tust, was dich von anderen unterscheidet, sondern wie du tust, was du tust. Nachhaltiger Vorteil und nachhaltiger Erfolg – sowohl für Unternehmen als auch für die Menschen, die für sie arbeiten – liegen nun im Bereich des Wie, der neuen Verhaltensweisen.*** [3]

Wenn Ihre Art zu sein einen negativen Einfluss auf Ihre Fähigkeit hat, Ihre Bedürfnisse zu befriedigen, dann werden Sie Zeit dafür aufbringen zu verstehen, wie Sie auf andere zugehen können und welche Aspekte Ihres Verhaltens Sie daran hindern, das zu bekommen, was Sie wollen. Die Übungen in Kapitel 10, insbesondere das Leadership Values Assessment, können dabei helfen.

Es gibt zwei Dinge, auf die Sie sich fokussieren sollten, wenn Sie merken, dass Ihre Art zu sein Sie daran hindern kann, das zu bekommen, was Sie wollen – Ihr Weltbild und Ihre persönliche Entropie.

Weltbild

Mein erster Punkt zum Sein ist, wenn Sie Manager oder Führungskraft mit über 50 Jahren sind und in einer liberalen Demokratie leben, werden Sie erkennen, dass das Weltbild, in dem Sie aufgewachsen sind, nicht das Weltbild sein wird, die die jüngeren Menschen in Ihrer Organisation annehmen. Umgekehrt, wenn Sie unter 30 Jahre alt sind und in einer liberalen Demokratie aufgewachsen sind, müssen Sie erkennen, dass sich das Weltbild der Führungskräfte Ihrer Organisation von Ihrer eigenen unterscheiden wird. Vor ein oder zweihundert Jahren wäre dies nicht der Fall gewesen.

Im Laufe des zwanzigsten Jahrhunderts, insbesondere in der zweiten Hälfte, hat sich die Geschwindigkeit des Wandels des Weltbildes beschleunigt, so dass Menschen verschiedener Generationen, die im selben Land leben, unterschiedliche Weltbilder haben. Deshalb schenken die Menschen in der Wirtschaft den Bedürfnissen der Generation X und der Generation Y so viel Aufmerksamkeit. Führungskräfte erkennen heute, dass Menschen aus diesen Generationen in einem anderen Lebensumfeld aufgewachsen sind als sie es getan haben und daher andere Bedürfnisse haben, die ihre unterschiedlichen Weltbilder widerspiegeln.

Wenn Sie zu einer dieser jüngeren Generationen gehören, verstehen Sie, dass Sie immer noch die gleichen Phasen der psychischen Entwicklung durchlaufen mussten wie Ihre Eltern, aber Ihr Ansatz, Ihre Bedürfnisse in jeder Entwicklungsphase zu erfüllen, wird von einem anderen Weltbild geprägt sein.

Das bedeutet, dass Sie sich während deiner Individuationsphase der Entwicklung mehr auf die Bedürfnisse anderer (die Weltsicht der Menschen) und die Bedürfnisse des Systems (die integrative Weltsicht) konzentrieren werden als frühere Generationen. Mit anderen Worten, die Werte und der Zweck der Kulturen, in denen Sie arbeiten, werden für Sie wichtiger sein als für jede frühere Generation. Diese Konzentration auf Werte und Ziele bringt Sie in eine engere Verbindung mit Ihrer Seele und könnte zu einer Beschleunigung Ihrer psychischen Entwicklung führen.

Persönliche Entropie

Mein zweiter Punkt über das Sein ist, wenn Sie bewusste und unbewusste sekundäre Motivationen haben, die mit der Erfüllung Ihrer Defizitbedürfnisse verbunden sind (Überleben, Anpassung und Differenzierung), könnte dies Sie veranlassen, sich in einer Weise zu verhalten, die nicht förderlich ist, um die Unterstützung zu gewinnen, die Sie von Ihren Kollegen und Ihrer Familie benötigen. Mit anderen Worten, Sie können mit einem hohen Maß an persönlicher Entropie arbeiten.

Wenn Ihre persönliche Entropie Sie daran hindert, Ihre Bedürfnisse zu befriedigen, ist es erforderlich, dass Sie tief über Ihre Werte nachdenken und die unbewussten, angstbasierten Überzeugungen aufdecken, die Ihr Verhalten beeinflussen: Sie sollten sich darauf konzentrieren, sich selbst zu führen. Wenn Sie sich nicht selbst führen können, werden Sie nicht in der Lage sein, andere zu führen. Im „New Leadership Paradigm" finden Sie über hundert Seiten und mehr als dreißig Übungen, die dem Prozess des Lernens, wie man sich selbst führt, gewidmet sind. Der Schlüsselaspekt der Selbstführung, der sich auf das individuelle Stadium der psychischen Entwicklung bezieht, ist die persönliche Meisterschaft.

Persönliche Meisterschaft

Um fähig zu sein, die persönliche Meisterschaft zu erlangen, müssen Sie erkennen, dass keine Person oder keine Situation Sie ärgern kann. Sie haben sich schon immer selbst geärgert. Jeder Anfall von Ungeduld, Frustration oder Wut wird selbst erzeugt. Die Situation, Handlungen oder Worte der anderen Person sind einfach nur Auslöser, die bewusste oder unbewusste Ängste Ihres Egos hervorrufen und Sie dazu bringen, entweder das Gift Ihrer ungelösten emotionalen Narben in die Welt zu projizieren oder Ihre Irritation zu pflegen und zunehmend mürrisch und ausgegrenzt zu werden. Wenn Sie aufhören wollen, sich auf diese Weise zu verhalten, lernen Sie Ihre Reaktionen zu kontrollieren und machen Sie sich selbst verantwortlich, stehen Sie zu der Verantwortung für jede Emotion, jedes Gefühl und jeden Gedanken, den Sie haben. Bitte verstehen Sie das. Niemand verärgert Sie jemals. Sie haben sich immer selbst geärgert und glauben es sind die anderen.

Um mit der persönlichen Meisterschaft erfolgreich zu sein, lernen Sie zu erkennen, dass die Bedeutung, die Sie einer Situation geben, Ihre Realität erschafft, und die Realität, die Sie erschaffen, ist eine Funktion Ihrer Überzeugungen, insbesondere Ihrer unbewussten, angstbasierten Überzeugungen. Zwei Menschen können genau das gleiche Ereignis erleben und auf ganz unterschiedliche Weise darauf reagieren oder handeln. Warum? Sie haben unterschiedliche Überzeugungen.

Ein Glaube ist eine Annahme, die wir für wahr halten. Es mag nicht wahr sein, aber es ist das, was wir im Moment, in dem wir unsere Realität erschaffen, für wahr halten. So kontrollieren Ihre Überzeugungen die Bedeutung, die Sie einer Situation geben, und Ihre Überzeugungen basieren auf Ihrer Vorgeschichte. Ihre Überzeugungen sind die Filter, die Ihrer Welt einen Sinn geben. Wenn Sie eine Klimaanlage haben und Ihre Filter nicht wechseln, werden Sie immer Atemluft haben, die durch den Schmutz und Staub aus der Vergangenheit kontaminiert wird.

Was Ihrer Meinung nach passiert, ist vielleicht nicht das, was tatsächlich passiert. Es ist die Bedeutung, die Ihr Verstand der Situation gegeben hat, die auf Ihrem unbewussten oder bewussten Glauben basiert. Wir werden nie aus den Gründen, die wir denken, verärgert. Was uns verärgert, ist das, was in unserem Kopf vor sich geht, genauer gesagt, im Energiefeld unseres Geistes. Selbst wenn Sie den Impuls haben zu reagieren, ist der beste Weg, um Ihre Bedürfnisse zu erfüllen, nicht sofort zu reagieren, sondern einen Weg zu finden, um zu antworten.

Achtsamkeit

Um die persönliche Meisterschaft zu beherrschen ist es wichtig die Praxis der Achtsamkeit zu entwickeln. Achtsamkeit ist die Fähigkeit, die Aufmerksamkeit auf den gegenwärtigen Moment zu richten, die eigenen Gefühle, Gedanken und körperlichen Empfindungen ruhig und unvoreingenommen anzuerkennen und zu akzeptieren.

Die erste Komponente der Achtsamkeit beinhaltet die Regulierung Ihrer Aufmerksamkeit, damit Sie sich auf die Erfahrung des gegenwärtigen Moments konzentrieren können. Die zweite Komponente der Achtsamkeit besteht darin, neugierig, offen und akzeptierend zu sein, welche Gedanken oder Gefühle Sie gerade erleben.

Achtsamkeit ermöglicht es, aus dem Zustand zu wechseln, der Gedanken und Gefühle ***erlebt***, was unser normaler Zustand des Seins ist, zu dem, der Gedanken und Gefühle ***beobachtet***. So werden Sie zum Beobachter des Erlebenden.

Dies wirft die Frage auf, wer das „Du“ ist, das erlebt und wer das „Du“ ist, das beobachtet.

Der Vorschlag, den ich in diesem Buch und meinen anderen Büchern vorlege, ist, dass der Teil von Ihnen, der Ihre emotionalen Reaktionen erlebt, Ihr Ego ist, und der Teil von Ihnen, der Ihre emotionalen Reaktionen beobachtet, wenn Sie in einem Zustand der Achtsamkeit sind, ist Ihre Seele. Um Achtsamkeit zu erfahren verlagern Sie den Mittelpunkt Ihres Bewusstseins von Ihrem Ego-Geist zu Ihrem Seelen-Geist .

Achtsamkeit ist nicht dasselbe wie Meditation, aber es ist relativ einfach, von einem Zustand der Achtsamkeit in einen Zustand der Meditation überzugehen. Nachdem Sie Ihre Aufmerksamkeit auf den gegenwärtigen Moment gerichtet und Ihren inneren Beobachter (Selbstbeobachtung) gefunden haben, lenken Sie die Aufmerksamkeit Ihres Beobachters nach innen: Soweit möglich, hören Sie auf, die Gedanken und Gefühle Ihres Egos zu beobachten und erleben Sie das reine Sein – werden Sie eins mit Ihrer Seele. Wenn Gedanken entstehen, während Sie in diesem Zustand sind, lassen Sie diese einfach gehen, ohne ihnen Energie zuzufügen; seien Sie nicht neugierig auf sie. Wenn Sie ihnen Aufmerksamkeit schenken, werden Sie sich aus der Meditation zurück in das Ego-Bewusstsein winden.

Achtsamkeit kann zu jedem Zeitpunkt des Tages und in jeder Situation praktiziert werden. Sie müssen einfach ruhig genug sein, um nach innen zu gehen und Ihr Bewusstseinszentrum von Ihrem Ego-Geist zum Seelen-Geist zu verlagern. Dies ist nicht möglich, wenn Sie mitten in einer emotionalen Reaktion stecken, denn Ihr mentales Feld wird Überstunden machen, negative Gedanken verarbeiten und Urteile fällen. Warten Sie, bis Sie sich beruhigt haben, bevor Sie die Achtsamkeitstechnik anwenden. Sobald Sie jedoch verstanden haben, was passiert, mit der Praxis und im Laufe der Zeit, werden Sie lernen, relativ schnell aus Ihrem Ego-Geist in Ihren Seelen-Geist zu springen.

Wenn Sie gelernt haben, Achtsamkeit zu üben, werden Sie zu der Erkenntnis kommen, dass Ihre Reaktionen und Aufregungen aus Ihren Erinnerungen an ungelöste vergangene Verletzungen stammen, weil Sie Ihre Defizitbedürfnisse nicht erfüllt haben.

Welche Emotionen Sie auch immer zu einem bestimmten Zeitpunkt erleben, sie werden entweder von den Überlebensinstinkten Ihres Reptiliengehirns oder von den angstbasierten Überzeugungen Ihres Limbischen Systems angetrieben. Jeder Anfall von Ungeduld, Frustration, Ärger, Wut oder Selbstverurteilung wird selbst erzeugt, meist unbewusst. Die Situationen, in denen Sie sich befinden, und die Handlungen oder Worte anderer Menschen lösen Ihre frühen maladaptiven Schemata aus. Es sind diese Schemata (Ihre unbewussten Ängste), die Sie veranlassen, die ungelösten Verletzungen Ihrer vergangenen emotionalen Narben in Ihre unmittelbare Welt zu projizieren. Wenn Sie Ihre Frustration, Wut oder Aufregung bewältigen wollen übernehmen Sie selbst die Verantwortung für jede Emotion und jeden Gedanken, den Sie haben. Sie lernen, dass Ihre Reaktionen auf Situationen das Ergebnis Ihrer unerfüllten Bedürfnisse und limitierenden Überzeugungen sind. Sie müssen sich davon nicht kontrollieren lassen – Sie können die Kontrolle ausüben.

Da viele Ihrer angstbasierten Überzeugungen unbewusst sind, sind Sie sich vielleicht nicht bewusst, dass Sie diese haben. Ihre Verärgerung sind der einzige Hinweis, den Sie haben, dass sie existieren. Eine Störung ist jede Form von emotionaler Reaktion, die Ihr energetisches Gleichgewicht stört – etwas, das Sie dazu bringt, Ihre Gelassenheit zu verlieren, indem es Ihre innere Stabilität stört.

Arten von Ärgernissen

Die verschiedenen Arten von Verärgerung, die Sie erleben können, reichen vom Widerstand an einem Ende bis hin zur Wut am anderen Ende der Skala.

Widerstand

Sie gehen in den Widerstand, wenn jemand will, dass Sie etwas tun, was Sie nicht tun wollen, oder wenn jemand eine Idee hat, die Sie auf eine Weise beeinflusst, die nicht mit Ihrer Idee übereinstimmt. Sobald Sie Widerstand spüren, fühlen Sie sich nicht mehr richtig ausgerichtet. Manchmal ist es schwierig zu verstehen, warum Sie Widerstand spüren. Die Herausforderung, mit der Sie konfrontiert werden, nachdem Sie Widerstand gespürt haben, besteht darin, das auszudrücken, was Ihnen auf dem Herzen liegt, ohne Angst zu haben, ohne zu spüren, dass Sie Ihre Beziehung zu der Person, zu der Sie im Widerstand sind, gefährden. Sagen Sie etwas in der Art von: „Ich muss dir sagen, dass ich aus irgendeinem Grund einen gewissen Widerstand gegen diese Idee spüre. Ich bin mir nicht sicher, warum.“ Die Wahrheit der Sache ist, dass Sie Ihre Beziehung gefährden werden, wenn Sie nicht zum Ausdruck bringen, wie Sie sich fühlen. Wenn Sie nichts sagen, ist es fast sicher, dass die andere Person Ihren Widerstand spüren wird, also ist es am besten, ihn nach außen zu bringen und transparent zu sein.

Ängste

Angst ist ein allgemeines, meist unbewusstes Gefühl von Furcht, Sorge und Unbehagen. Sie erleben Angst, wenn Sie das Gefühl haben, mit den Belastungen, die bei der Befriedigung Ihrer Defizitbedürfnisse auftreten, nicht fertig zu werden. Menschen mit schweren unbewussten, angstbasierten Überzeugungen leben in einem ständigen Zustand der Angst. Alle anderen Umwälzungen (Widerstand, Ungeduld, Frustration, Ärger und Wut) treten im Moment auf und sind situativ, während die Angst verallgemeinert und unkonzentriert ist. Angst ist nicht dasselbe wie Furcht. Furcht entsteht, wenn man mit etwas konfrontiert wird, das einschüchternd oder gefährlich ist: etwas, das direkt als Bedrohung erkannt werden kann. Wenn eine Situation, in der Sie sich befinden, Angst hervorruft, ist es am besten, zu erklären, wie Sie sich fühlen; etwas im Sinne von: „Ich bin mir nicht sicher, warum, aber ich habe eine gewisse Angst vor dieser Situation." Nur dann können Sie erforschen, was für Sie vor sich geht.

Ungeduld

Sie erleben Ungeduld, wenn Sie nicht in der Lage sind, das zu bekommen, was Sie wollen, wann Sie es wollen, weil Sie nicht leben können, ohne Ihre Bedürfnisse sofort zu erfüllen. Ungeduld ist ein Zeichen dafür, dass Sie Kontrolle brauchen über das, was in Ihrer Welt passiert, weil es Ihnen schwer fällt, zu vertrauen. Menschen, die unter schwerer Ungeduld leiden, gelten oft als arrogant, unsensibel und überheblich. Ungeduld kann dazu führen, dass eine Person andere mitten im Satz unterbricht und scheinbar uninformierte, schnelle Urteile fällt. Ungeduld kann dazu führen, dass Menschen bei Fragen oder Anliegen andere angreifen. Ungeduld kann sich negativ auf Ihre Karriere auswirken. Eine der Hauptursachen für Ungeduld ist Stress. Je mehr Stress eine Person empfindet, desto wahrscheinlicher ist es, dass sie ungeduldig auf zusätzliche Zeitwünsche reagiert.

Frustration

Wenn Sie eine Situation nicht lösen können – Sie können sich nicht holen, was Sie wollen, wann Sie es wollen – verwandelt sich Ihre Ungeduld in Frustration. Es ist eine häufige emotionale Reaktion auf Widerstand. Sie ergibt sich aus dem wahrgenommenen Widerstand gegen Ihren Willen. Sie erleben Frustration, wenn Sie es aus irgendeinem Grund für unmöglich halten, Ihre Bedürfnisse zu erfüllen. Frustration macht Sie noch ängstlicher als Ungeduld, denn der Glaube, dass Sie anderen nicht trauen können, Ihre Bedürfnisse zu decken, scheint sich zu bestätigen. Die Ursachen der Frustration können intern oder extern sein. Interne Frustration kann durch Herausforderungen bei der Erfüllung persönlicher Ziele oder im Umgang mit wahrgenommenen Defiziten entstehen, wie z.B. mangelndes Vertrauen beim Reden in der Öffentlichkeit. Der Umgang mit Konflikten kann auch eine interne Quelle der Frustration sein. Externe Ursachen der Frustration sind Dinge wie Staus oder bei einer Hotline in der Warteschlange ausharren zu müssen, und Inkompetenz von jemandem, der sich bemüht, ihnen zu dienen. Zu viel Frustration kann einen in Wut und Aggression versetzen.

Wut

Sie erleben Wut, wenn Sie ein Gefühl von Ungerechtigkeit oder mangelnder Fairness in der Art und Weise verspüren, wie Sie von anderen behandelt werden, oder in einer Situation, die Sie in irgendeiner Weise ausbremst – wenn Sie sich unfähig fühlen, Ihre unerfüllten Bedürfnisse zu befriedigen. Während Ihre angstbasierten Emotionen vor Frustration sprudelten, werden sie jetzt, durch Wut, entfesselt. Sie fangen an, sich zur Wehr zu setzen. Wenn Wut andauert, führt das zu Aggression. Wenn Sie Ihre Wut über einen langen Zeitraum zurückhalten, kann er sich schließlich als Zorn zeigen.

Zorn

Mit Zorn ist eine unkontrollierbare Wut, die Ihren Geist und Ihren Körper beherrscht, gemeint. Sie kann leicht zu Gewalt oder verbaler Entgleisung führen. Wenn Sie zornig sind, sind Sie außer Kontrolle: Sie erleben einen „Wutanfall". Zorn ist immer eine sofortige Reaktion auf eine Situation. Die Situation kann sehr bedeutend sein, wie der Verlust eines geliebten Menschen oder es kann ein Auslöser sein, der unausgesprochene Emotionen freisetzt, die sich seit vielen Jahren in Ihrem Kopf angestaut haben, weil Sie Ihre Bedürfnisse nicht erfüllen. Zorn bricht aus, wenn man diese aufgestauten Emotionen freisetzt.

All diese verschiedenen Arten von Ärgernissen haben eines gemeinsam: Sie alle entstehen aus Ihren unbewussten, angstbasierten Überzeugungen darüber, dass sie nicht Herr der Lage sind oder sie nicht in der Lage sind, Ihre Bedürfnisse zu befriedigen. Solche Ärgernisse reduzieren Sie, indem Sie lernen, Ihr eigener Selbstcoach zu werden.

Selbstcoaching

Es gibt zwei wichtige Dinge auf dem Weg zum Selbstcoaching: Erstens lernen Sie, Ihre Verwirrungen zu analysieren, damit Sie die unbewussten, angstbasierten Überzeugungen identifizieren können, die Quelle Ihrer unerfüllten Bedürfnisse sind. Zweitens lernen Sie, wie Sie neue neuronale Muster bauen, um Ihre angstbasierten Überzeugungen durch positive Überzeugungen zu ersetzen.

Identifizierung Ihrer angstbasierten Überzeugungen

Der in Tabelle 13.1 dargestellte und in den folgenden Abschnitten beschriebene Selbstcoaching-Prozess soll Ihnen helfen, die unbewussten, angstbasierten Überzeugungen zu identifizieren, die Ihre Verärgerung verursachen. Dieser Prozess ähnelt zwar der in Kapitel 10 beschriebenen Übungsreihe, der Zweck ist jedoch etwas anders. Während die in Kapitel 10 beschriebenen Übungen dazu dienen sollen, Ihre angstbasierten sekundären Motivationen zu identifizieren, soll der Selbstcoaching-Prozess Ihnen helfen, die durch diese sekundären Motivationen verursachten Ärgernisse zu überwinden. Sobald wie möglich, nachdem Sie eine Ärgernis erlebt haben, folgen Sie dem in Tabelle 13.1 beschriebenen Prozess.

Tabelle 13.1 Der Prozess des Selbstcoachings

Schritt	**Aktion**	**Erläuterung**
Schritt 1	Lassen Sie Ihre Emotionen los	Sobald Sie irgendeine aufgestaute emotionale Energie oder Verletzung bemerken, lösen Sie diese auf!
Schritt 2	Aktivieren Sie Ihr Selbstbeobachtung.	Gehen Sie auf den Balkon und beobachten Sie, was mit Ihnen auf der Bühne Ihres Lebens passiert.
Schritt 3	Identifizieren Sie Ihre Gefühle	Benennen Sie Ihre Gefühle, beschreiben Sie diese für sich selbst im Detail und schreiben Sie diese auf.
Schritt 4	Identifizieren Sie Ihre Gedanken	Beachten Sie, was Sie denken und welche Urteile Sie fällen, und schreiben Sie Ihre Gedanken auf.

Schritt 5	Identifizieren Sie Ihre Ängste	Was sind die Ängste, die hinter Ihren Gedanken stehen? Was fürchten Sie, was passieren könnte? Schreiben Sie Ihre Ängste auf.
Schritt 6	Identifizieren Sie Ihre Bedürfnisse	Welche Bedürfnisse haben Sie, die nicht erfüllt werden? Diese unerfüllten Bedürfnisse sind die Quelle Ihrer Ängste. Schreiben Sie Ihre Bedürfnisse auf.
Schritt 7	Identifizieren Sie Ihre Überzeugungen	Entwickeln Sie Glaubenssätze über: (a) was Sie glauben, dass es Ihnen fehlt und (b) was sie glauben, dass sie brauchen.
Schritt 8	Hinterfragen Sie Ihre Gedanken/ Überzeugungen!	Unterscheiden Sie zwischen Ihrer Wahrnehmung dessen, was geschieht, und der wahren Realität. Fragen Sie sich selbst, ob diese Überzeugungen wirklich wahr sind. Sie können eine Realitätsprüfung vornehmen, indem Sie Ihre engen Freunde nach ihren Meinungen fragen. Nachdem Sie mit dem Nachdenken fertig sind, gestalten Sie Ihre Gedanken und Überzeugungen neu und bewerten Sie Ihre Bedürfnisse neu.

Schritt 1: Lassen Sie Ihre Emotionen los

Sobald Sie erkennen, dass Sie verärgert sind, sagen und tun Sie so wenig wie möglich. Dies ist nicht der Zeitpunkt für Taten. Es ist der Moment, um anzuhalten, innezuhalten und den Schmerz, den sie spüren, sich auflösen zu lassen. Er hat Sie in Besitz genommen. Ihr rationaler Verstand steht nicht mehr unter Ihrer Kontrolle. Es gibt keine Möglichkeit, dass Sie Ihre Bedürfnisse erfüllen können, solange Ihre angstbasierten Emotionen Ihr Denken bestimmen.

Für ihr eigenes Wohl, minimieren Sie den Schaden, den Sie anrichten könnten, indem Sie besser nichts sagen oder tun. Atmen Sie tief durch, ziehen Sie sich zurück und finden Sie einen Weg, Ihre Emotionen loszulassen. Machen sie einen langen Spaziergang. Machen sie Sport. Sprechen sie mit einem Freund. Schreien sie laut. Verprügeln Sie ein Kissen. Während Sie fahren, finden Sie einen Ort, an dem Sie anhalten und eine Pause einlegen können. Lassen sie die Energie raus und ich wiederhole, sagen oder tun Sie nichts, was Sie später bereuen könnten, während Sie sich in einem Zustand der Verärgerung befinden.

Um Ihnen zu helfen, Ihre Kontrolle zurückzuerhalten, denken Sie an Folgendes:[5]

Jedes Ereignis ist neutral. Was auch immer passiert ist, das Ihre Verärgerung ausgelöst hat, es war ein neutrales Ereignis. Sie haben ihm all die Bedeutung gegeben, die es für Sie hatte, durch Ihre Überzeugung. Sie haben die Verärgerung durch die Annahmen verursacht, die Sie für wahr halten. Denken Sie daran, dass Überzeugungen Annahmen sind. Sie können wahr sein oder nicht.

Alles ist immer perfekt. Alles ist immer perfekt, denn es fühlt sich entweder wirklich gut an oder es fühlt sich wirklich schmerzhaft an. Realisieren Sie, dass auch Schmerz ein Geschenk ist. Schmerz und emotionales Unbehagen sind Signale aus dem Energiefeld, dass Sie nicht richtig ausgerichtet sind. Wenn Sie emotionale Schmerzen verspüren, wissen Sie, dass Sie Arbeit zu erledigen haben.

Probleme sind getarnte Chancen. Probleme belasten und entziehen Ihnen Ihre Energie, weil Sie in Angst versetzt werden: Sie fürchten, dass Sie nicht in der Lage sein werden, mit etwas umzugehen, oder Sie fürchten, nicht in der Lage zu sein , Ihre Bedürfnisse zu erfüllen. Sobald Sie die Angst identifiziert haben, die das Problem darstellt, haben Sie die Möglichkeit, Ihre Angst zu überwinden.

Schritt 2: Aktivieren Sie Ihr Selbstvertrauen.

Sobald Sie sich beruhigt haben, versuchen Sie, in die Position des Selbstbeobachters zu treten und erinnern Sie sich daran, dass Sie alles, was auch immer Sie gerade gefühlt haben, unbewusst durch Ihren Glauben erschaffen haben. Die Situation oder eine andere Person hat Ihre Gefühle nicht hervorgerufen. Sie haben sie erschaffen. Niemand hat diese Macht über Sie. Die Situation oder die andere Person löste Ihre emotionale Verärgerung, Wut oder Widerstand aus: sie haben es nicht verursacht.

Die beste Zeit, um Ihr Selbstbeobachtungsbewusstsein zu entwickeln, ist, wenn Ihr Leben gut läuft. Üben Sie, sich die folgende Frage zu stellen: „Was ist heute in mir lebendig?" Beobachten Sie, was für Sie dabei herauskommt. Hören Sie jetzt auf zu lesen und stellen Sie sich diese Frage. Was war das erste, was Ihnen in den Sinn kam? War es ein Gedanke oder ein Gefühl? War es etwas, worüber Sie sich freuen, was bald passieren wird? War es etwas, das Sie seit Tagen beunruhigt? Was auch immer es war, dort ist Ihr Bewusstsein konzentriert. Beobachten Sie es einige Minuten lang. Wenn Sie den Gedanken oder das Gefühl haben, verärgert zu sein, finden Sie einen Weg, sich zu beruhigen. Denken Sie an eine glückliche oder angenehme Situation oder an einen Ort, an dem Sie sich sicher fühlen.

Die meisten Menschen wissen nicht, dass sie ihre Gefühle beobachten können, weil die mit ihren Gefühlen verbundenen Gedanken sie völlig faszinieren. Wann immer wir uns aufregen, beginnen wir sofort, andere oder uns selbst zu beurteilen. Wenn wir einen echten oder imaginären Konflikt mit jemandem haben, probt unser Verstand ständig, was wir der Person sagen werden, wenn wir uns das nächste Mal treffen oder mit ihr am Telefon in Kontakt treten. Wir werden zu selbstgerechten Opfern.

Wenn Sie auf diese Weise arbeiten, werden sie Wörter und Sätze verwenden, die anderen nahelegen, dass sie selbst nicht für das Unglück in ihrem Leben verantwortlich sind. Sie werden wahrscheinlich nach jemandem oder etwas sucht, das Sie beschuldigen können. Dies ist ein sicheres Zeichen dafür, dass sie nicht die Verantwortung für Ihre Gedanken, Gefühle und Emotionen übernehmen. So sind sie nicht verantwortlich für die Realität, die sie erschaffen. Sie sind sich wahrscheinlich nicht einmal bewusst, dass sie Ihre Verärgerung selbst verursacht haben.

Schritt 3: Identifizieren Sie Ihre Gefühle

Um versiert darin zu werden, Ihre Selbstbeobachtung zu aktivieren, lernen Sie, wie Sie sich der Ebbe und Flut der subtilen und nicht so subtilen Gefühle (Energien) bewusst werden können, die mit Ihren Emotionen und den Gedanken verbunden sind. Um dies zu tun, entwickeln Sie eine Sprache für ihre Gefühle. Die folgende Tabelle enthält ein kurzes Lexikon der Gefühle, die Ihr Körper, Ihr Ego und Ihre Seele erleben. Die Gefühle, die Leichtigkeit erzeugen, werden durch die Ausrichtung getrieben (Liebe, Verbundenheit oder lebensfördernde Energie). Die Gefühle, die Schwere erzeugen, werden durch Fehlausrichtung (Angst, Trennung oder lebensfeindliche Energie) angetrieben.

Tabelle 13.2 Beispiele für Gefühle, die vom Körper-Geist, Ego-Geist und Seelen-Geist erzeugt werden.

	Körper-Geist-Gefühle	**Ego-Geist-Gefühle**	**Seelen-Geist-Gefühle**
Leichtigkeit und in Ausrichtung	Tatkräftig Belebt Verjüngt Erneuert Ausgeruht Wiederbelebt	Eifrig Freundlich Glücklich Stolz Zufrieden Sicher	Glückseligkeit Zentriert Mitfühlend Erfüllt Fröhlich Vertrauensvoll
Schwere und Fehlausrichtung	Erschöpft Lethargisch Lustlos Schläfrig Müde Träge	Ängstlich Besorgt Verärgert Ungeduldig Eifersüchtig Gestresst	Trauernd Deprimiert Getrennt sein Trauer Traurigkeit Zurückgezogen

Einige Ihrer Gefühle werden durch die Störung in Ihrem Ego-Geist getrieben; andere durch die fehlende Ausrichtung Ihres Ego-Geistes mit Ihrem Seelen-Geist; und wieder andere durch Ihren Seelen-Geist.

Auf der positiven Seite habe ich bemerkt, dass, wenn ich ein tiefes Gefühl der Resonanz mit jemandem oder einem Gedanken oder einer Idee empfinde, ich ein prickelndes Gefühl über meine gesamte Wirbelsäule spüre. Wenn dies geschieht, weiß ich, dass meine Seele in einem Zustand der Resonanz mit dem Energiefeld dieser Person, dem Gedanken oder der Idee ist.

Schritt 4: Identifizieren Sie Ihre Gedanken

Wenn sie sich ärgern, versuchen Sie, die Gedanken zu bemerken, die durch Ihren Geist gehen. Sie sind in der Regel Gedanken zu Urteil, Schuld, Scham oder Schuld. Schreiben Sie Ihre Gedanken auf, so schnell Sie können. Schreiben Sie alle nieder. Sie sind vielleicht nicht stolz auf Ihre Gedanken. Verurteilen Sie nicht. Speichern sie einfach aus. Ihr Ego erschafft diese Gedanken, um sich zu rechtfertigen und zu schützen. Sie sind die Hinweise, die Sie brauchen, um Ihre Ängste zu erkennen.

Schritt 5: Identifizieren Sie Ihre Ängste.

Um mit Ihren Ängsten umgehen zu können, müssen Sie sie nicht nur identifizieren, sondern auch benennen. Sie müssen sie aus der Dunkelheit des Unbewussten in das Licht Ihres Bewusstseins bringen. Erst wenn sie Ihr bewusstes Bewusstsein erreichen, sind sie formbar für Vernunft und Logik. Wenn Sie einen negativen Gedanken, ein negatives Gefühl oder eine negative Emotion erleben, sagen Sie zu sich selbst: (Geben Sie Ihren Namen ein), ich bemerke, dass ich wütend/verärgert/ungeduldig/frustriert/traurig/neidisch bin. (Wählen Sie ein negatives Gefühlswort, das beschreibt, was in Ihnen vor sich geht.) Sagen Sie sich dann selbst, (Tragen Sie Ihren Namen ein), was ist die Angst, an der ich festhalte, die mich zu diesem negativen Gedanken, Gefühl oder Regung veranlasst hat? Identifizieren Sie sich mit Ihrer Seele, während Sie diese Frage stellen. Was Sie versuchen zu tun, ist, die genaue Art Ihrer Ängste zu identifizieren.

Schritt 6: Identifizieren Sie Ihre Bedürfnisse

Letztendlich kann jede energetische Fehlausrichtung, die Sie erleben, entweder auf ein unerfülltes Bedürfnis oder ein Bedürfnis zurückgeführt werden, das zwar befriedigt wurde, indem Sie etwas bekommen haben, das Ihnen dann wieder weggenommen wurde. Z.B. verspüren Sie wahrscheinlich, Zorn, wenn jemand in Ihr Haus einbricht und Sie verspüren wahrscheinlich Trauer, wenn ein nahes Familienmitglied stirbt. Fragen Sie sich selbst: „Welche Bedürfnisse habe ich, die nicht erfüllt werden, die mich veranlasst haben, so zu reagieren?“

Schritt 7: Identifizieren Sie Ihre Überzeugungen

Fast alle Ihre Ängste basieren auf unbewussten oder bewussten Überzeugungen darüber, dass Sie Ihre Defizitbedürfnisse nicht erfüllen können. Folglich gibt es drei Arten von angstbasierten Überzeugungen, die Sie erleben:

- Ich habe nicht genug ...., um mein Bedürfnis nach Überleben und Sicherheit zu erfüllen.
- Ich habe nicht genug ...., um mein Bedürfnis nach Liebe und Zugehörigkeit zu befriedigen.
- Ich habe nicht genug ...., um mein Bedürfnis nach Anerkennung und Selbstwertgefühl zu erfüllen.

Nehmen Sie nun die Liste der Ängste, die in Schritt 5 und die Liste der Bedürfnisse, die in Schritt 6 erstellt wurden, und legen Sie Wörter so, dass sie einen Glaubenssatz bilden.

- Ich habe nicht genug ***Kontrolle***, um mein Bedürfnis nach ***Sicherheit zu*** befriedigen.
- Ich bekomme nicht genug ***Liebe***, um mein Bedürfnis nach ***Zugehörigkeit zu*** befriedigen.
- Ich bekomme nicht genug ***Anerkennung***, um mein Bedürfnis nach ***Selbstachtung*** zu befriedigen.

Ersetzen Sie die kursiv gedruckten Wörter durch die, die am meisten Ihre Ängste und Bedürfnisse repräsentieren. Den Satz der Überzeugung, den sie aufstellen, sollte angeben, was Sie nicht genug erhalten, und welches Bedürfnis Sie haben, das nicht erfüllt wird. Sie können sich auf die Liste der frühen maladaptiven Schemata in Anhang 3 beziehen, um eine Vorstellung davon zu bekommen, welche angstbasierten Überzeugungen Sie am meisten beeinflussen.

Lassen Sie mich Ihnen einige Beispiele nennen. Wenn Ihr angstbasierter Gedanke „Niemand mag mich" ist, verwandeln ihn in eine Glaubenserklärung, indem Sie sagen: „Ich bekomme nicht genug ***Aufmerksamkeit***, um mein Bedürfnis nach ***Akzeptanz*** zu befriedigen." Die folgende Tabelle enthält weitere Beispiele für Gedanken, die in Glaubensbekenntnisse umgewandelt wurden.

Tabelle 13.3 Aus Gedanken entwickelte Glaubenssätze

Gedanke	**Überzeugung**
Niemand liebt mich	Ich habe nicht genug ***vertraute Beziehungen***, um mein Bedürfnis nach ***Liebe*** zu befriedigen.
Ich werde nicht gemocht.	Ich bekomme nicht genug ***Aufmerksamkeit***, um mein Bedürfnis nach ***Zugehörigkeit zu*** befriedigen.
Ich genüge nicht.	Ich werde von anderen nicht genug ***anerkannt,*** um mein Bedürfnis nach ***Selbstachtung*** zu befriedigen.

Ich werde ignoriert	Ich werde nicht genug ***gehört,*** um mein Bedürfnis nach ***Respekt zu*** befriedigen.
Ich bin ein Versager	Ich bekomme nicht genug ***Anerkennung***, um mein Bedürfnis nach ***Selbstachtung*** zu befriedigen.
Niemand hört mir zu.	Ich kann nicht genug ***Aufmerksamkeit*** bekommen, um mein Bedürfnis nach ***Anerkennung*** zu befriedigen.

Schritt 8: Stellen Sie Ihre Gedanken/Überzeugungen in Frage

Der nächste Schritt ist, diese Überzeugungen in Frage zu stellen, um zu sehen, ob sie absolut wahr sind, und zu sehen, ob es andere Überzeugungen gibt, die wahrer sein könnten. Denken Sie daran, dass Überzeugungen einfach Annahmen sind, die wir für wahr halten. Frühe maladaptive Schemata sind Überzeugungen, die wir in der Kindheit gelernt haben und die damals vielleicht wahr waren, aber nicht mehr wahr sind oder nicht auf die Situation zutreffen, die diese Überzeugungen ausgelöst hat. Diese Technik, um die Realität Ihrer Gedanken/Überzeugungen in Frage zu stellen, wurde von vielen Menschen gefördert, einschließlich Byron Katie Reid.

Byron Katie, wie sie bekannt ist, entdeckte nach vielen persönlichen Leiden, die sie erlitt, wenn sie ihren Gedanken glaubte; wenn sie ihnen nicht glaubte, litt sie nicht. Das gilt für jeden Menschen. Mit anderen Worten, Leiden ist optional. Indem Sie Ihre Einstellung zu Ihren Überzeugungen ändern, befreien Sie sich von ihnen.

Nehmen Sie zum Beispiel eine der Überzeugungen in Tabelle 13.3 und stellen Sie sich eine Reihe von Fragen:

- Ist dieser Gedanke/die Überzeugung wahr?
- Kann ich mit absolut Sicherheit wissen, dass das wahr ist?
- Wie fühle ich mich, wenn ich diesen Gedanken/die Überzeugung glaube?
- Wer bin ich, wenn ich diesen Gedanken/diese Überzeugung nicht mehr hätte?
- Wie unterstützt mich dieser Gedanke/die Überzeugung dabei, meine Bedürfnisse zu erfüllen?
- Wie behindert mich dieser Gedanke/die Überzeugung dabei, meine Bedürfnisse zu erfüllen?

Wenn Sie also den Gedanken/Überzeugung „Ich bin ein Versager" haben, fragen Sie sich selbst: „Ist dieser Gedanke wahr?", „Kann ich mit absoluter Sicherheit wissen, dass dieser Gedanke wahr ist?", „Wie fühle ich mich, wenn ich diesen Gedanken glaube?", „Wer bin ich, wenn ich diesen Gedanken nicht mehr hätte?", „Wie unterstützt mich dieser Gedanke dabei, meine Bedürfnisse zu erfüllen?", „Wie behindert mich dieser Gedanke, meine Bedürfnisse zu erfüllen?„.

Wenn Sie erkennen, dass Scheitern, wie jedes andere Etikett, das Sie sich selbst auferlegen, ein künstliches Konstrukt des Geistes ist, das keine andere Realität als die Realität hat, die Sie ihm geben, können Sie es freilich etwas anderes nennen, das weniger emotional und wertend ist. Zum Beispiel könnten Sie den Gedanken „Ich bin ein Versager" durch den Gedanken ersetzen: „Ich bin jemand, der gerne Herausforderungen annimmt und nie aufgibt."

Eine weitere Möglichkeit, die Realität Ihrer Überzeugungen zu erforschen, ist, eine Überzeugung zu finden, der wahrer klingt. Zum Beispiel, wenn dein Gedanke „Mein Chef mag mich nicht" ist, drehen Sie ihn um, damit er wird zu: „Mein Chef mag mich wirklich". Oder machen Sie es zu einer Aussage über sich selbst, wie z. B. „Ich mag mich nicht" oder „Ich mag meinen Chef nicht". Der Zweck der Umkehrung ist es, zu sehen, ob einer dieser neuen Gedanken wahr ist. Wenn sie es sind, gibt es sofort eine Perspektive, die Sie vorher nicht in Betracht gezogen haben, das macht den ursprünglichen Gedanken weniger glaubwürdig.

Wenn Sie „Mein Chef mag mich" erkunden, denken Sie an all die Zeiten, in denen Ihr Chef mit Ihnen verbunden war oder Ihnen geholfen hat. Wenn Sie „Ich mag mich selbst nicht" erkunden, denken Sie an die Art und Weise, wie Sie sich selbst kritisieren oder wie Sie sich selbst verleugnen. Sehen Sie, ob dies in irgendeiner Weise mit dem Gedanken zusammenhängt, den Sie auf Ihren Chef projizieren. Wenn Sie „Ich mag meinen Chef nicht" erkunden, untersuchen Sie, was Ihnen an Ihrem Chef nicht gefällt. Sehen Sie, ob dies in irgendeiner Weise mit dem zusammenhängt, was Sie glauben, dass Ihr Chef an Ihnen nicht mag.

Die Umkehrung hilft Ihnen wirklich, Ihre Projektionen zu identifizieren – die Urteile, die Ihr Ego nicht über sich selbst akzeptieren will, die auf eine andere

Person übertragen werden, damit sich das Ego gut fühlen kann. Was auch immer Sie in Ihrer äußeren Welt verärgert, ist oft damit verbunden, was Sie über sich selbst verärgert.

Ich schlage vor, dass Sie diese Methode anwenden, weil sie funktioniert. Es ist ein hervorragendes Werkzeug zur Selbsthilfe. Es funktioniert, weil Sie es benutzen können, um Ihre Gedanken, Annahmen und Überzeugungen in Frage zu stellen, und es hilft Ihnen zu erkennen, dass Sie eine alte Überzeugung haben, die ihnen nicht mehr dient, und Sie werden feststellen, dass sie nicht mehr wahr ist.

Wie immer ist der Zweck dieser Selbsterforschung, Ihre Annahmen aufzudecken, damit sie ins Tageslicht kommen und untersucht werden können (bewusste Wahrnehmung). Ihre einschränkenden Überzeugungen oder Annahmen haben nur dann Energie, wenn sie in den dunklen Tiefen Ihres Geistes bleiben. Die ständige Einwirkung von Tageslicht und Rationalität wird Ihre einschränkenden Überzeugungen weniger glaubhaft machen. Was negativ ist, kann im Licht nicht überleben. Sie werden allmählich verkümmern, besonders wenn man sie durch positive Affirmationen ersetzt.

Letztendlich ist der Ort, an den Sie gelangen wollen, die Loslösung von Ihren inneren Urteilen darüber, was Sie annehmen, und Ihren festen Vorstellungen davon, wie die Dinge sein müssen. Das sind die „Soll" und „Soll nicht" des Lebens. Wenn man glaubt, dass die Dinge auf eine bestimmte Weise ablaufen müssen, blockiert man Spontanität, Begeisterung und Innovation. Der schnellste Weg, um diese lebenzerstörende Haltung zu überwinden, ist, das „Ist" ohne Urteil und ohne Angst anzunehmen.

Anstatt anzunehmen, dass Ihr Chef Sie nicht mag, wenn er Ihre Anrufe für ein paar Tage nicht beantwortet, lassen Sie einfach alle Gedanken über die Situation fallen, besonders den Gedanken „Er sollte mich anrufen" oder jede Angst um „Warum hat er mich nicht angerufen?"

Er hat Sie ein paar Tage lang nicht angerufen, also kommen Sie drüber weg. Es könnte alles Mögliche passiert sein. Er könnte überfordert sein. Er hätte sich vielleicht entschieden, eine Pause einzulegen und vergessen, es Ihnen zu sagen. Er könnte einen Unfall gehabt haben. Er könnte sich sogar darüber aufregen, dass **sein** Chef ihn in den letzten Tagen nicht angerufen hat. Sie haben keine Ahnung, was los ist. Also erfinden Sie keine Geschichte. Was auch immer geschieht, es ist das, was es ist. Es hat keinen Sinn, sich Sorgen zu machen.

Dies ist auch der beste Weg für den Umgang, um mit dem eigenen Widerstand gegenüber einer Idee oder der Aufforderung etwas zu tun, wo sie selbst denken, dass ist Zeitverschwendung oder es geht um etwas was sie nicht machen möchten, haben aber Angst es zu sagen. Wenn Sie sich mit dem, was ist, wohlfühlen, anstatt Ihrem Verstand zu erlauben, solche Situationen als Konflikt zu sehen, sollten Sie zuerst untersuchen, ob die Bitte, der Sie sich widersetzen, Sie bei der Erfüllung Ihrer Bedürfnisse, der Bedürfnisse der anderen Person oder der kollektiven Bedürfnisse der Gruppe, der Sie angehören, unterstützen könnte. Wenn es aus Ihrer Sicht den Bedürfnissen von niemandem entspricht oder Sie andere Bedürfnisse haben, die für Sie von größerer Priorität sind, dann erklären Sie dies der Person, die Ihre Teilnahme wünscht. Wenn Sie das, was ist, ohne Urteil, ohne Gedanken an Konflikte annehmen können, entfernen Sie Angst und Sorge aus Ihrem Leben und kommen in die Lage, wahrheitsgemäß und ehrlich zu antworten. Die Alternative ist, dass Sie zustimmen, das zu tun, was als Pflicht oder Verpflichtung gefordert wird, Sie Ihre Beteiligung jedoch verübeln und somit nicht Ihre volle Aufmerksamkeit schenken. Das ist für niemanden gut.

„Leichter gesagt als getan". könnte man sagen. Ja, das ist wahr. Aber Sie haben immer die Wahl, wie Sie über die Dinge denken. Sie können wählen, ob Sie durch die Augen von Bedrohung oder Konflikt oder durch die Augen von Offenheit oder Neutralität sehen möchten. Sie können sich entscheiden, sich um Dinge zu sorgen oder auch nicht. Möchten Sie die Kontrolle über Ihren Geist und Ihre Emotionen haben, oder möchten Sie, dass diese die Kontrolle über Sie haben? Das ist die Frage, die Sie sich stellen. Unsere angstbasierten Gedanken und einschränkenden Überzeugungen sind Teil unserer persönlichen Programmierung und kulturellen Konditionierung. Wenn Sie erkennen, dass Sie nicht mehr der Gefangene Ihrer Überzeugungen sein müssen, fühlen Sie sich befreit. Diese Arbeit ist ein wichtiger Teil des Individualisierungsprozesses.

Sie erlangen persönliche Meisterschaft, wenn Sie es sind: der (a) in der Lage ist, seine Emotionen erfolgreich zu managen, in einem Zustand der inneren Stabilität und des äußeren Gleichgewichts zu bleiben oder diesen schnell wiederherzustellen, nachdem Sie durch eine unbewusste, angstbasierte Überzeugung getriggert wurden; und (b) Sie wurden lebensfähig und unabhängig in Ihrem existenziellen rahmen - sie haben keine Verpflichtung gegenüber anderen oder sind abhängig von anderen für Ihr Überleben, Ihre Beziehung und Ihre Bedürfnisse an Selbstachtung.

Aufbau neuer neuronaler Wege

Aus der quantenenergetischen Perspektive existiert alles in all seinen Möglichkeiten so lange, bis ein Beobachter anwesend ist. Es ist der Beobachter, der die Welle der Informationen zu einem bestimmten Ergebnis zusammenfügt: Mit anderen Worten, wir erschaffen unsere Realität durch unseren Überzeugungen. Unsere Überzeugungen sind einfach gut verwurzelte neuronale Wege.

Mein Vater, segne ihn, er starb, als ich siebzehn war, sagte immer: ***„Du kannst deine Meinung ändern, auch wenn Du Deine Kleidung nicht wechseln kannst.***" Er hatte kein Verständnis für die Quantentheorie, aber was er erschloss, war eine der mächtigsten Möglichkeiten, die Realität zu verändern.

Während der ersten drei Stufen Ihrer psychischen Entwicklung interpretieren Sie die Welt durch die bewussten und unbewussten Überzeugungen Ihres Egos. Wenn Ihr Ego irgendwelche Ängste hat (bewusst oder unbewusst), werden dies die ersten Filter sein, mit denen Sie Ihre Realität interpretieren. Die Informationspakete, die Sie von Ihren Sinnen erhalten, werden durch die Ängste Ihres Egos gefiltert, bevor sie durch die Wünsche Ihres Egos gefiltert werden. Mit anderen Worten, Ihre Realität wird durch die Ängste Ihres Egos bedingt sein - durch die neuronalen Wege, die Sie in den prägenden Jahren Ihres Lebens geschaffen haben.

Es gibt drei Dinge, die Sie tun können, um neue neuronale Wege zu bauen, sobald Sie verstanden haben, was Ihre Ängste sind. Sie können die Macht, die Ihre Ängste über Sie haben, schwächen, indem Sie dem oben beschriebenen Prozess der persönlichen Meisterschaft folgen. Sie können dann eine

Affirmation entwickeln, die Ihnen hilft, einen neuen neuronalen Weg aufzubauen. Im oben genannten Beispiel habe ich den einschränkenden Glauben „Ich bin ein Versager" durch eine Umkehrung ersetzt „Ich bin jemand, der gerne Herausforderungen annimmt und nie aufgibt„.

Ich habe in meinem Leben häufig Affirmationen genutzt. Einige der effektivsten Affirmationen waren: ***Ich gestalte mein Leben so, wie ich es will, ich bin fit und gesund in Geist, Körper und Seele, und jeden Tag und in jeder Hinsicht richte ich mein Ego auf meine Seele aus.*** Die wichtigste Eigenschaft einer Affirmation ist, dass sie für Sie glaubwürdig ist. Sie werden nicht in der Lage sein, einen neuen neuronalen Weg zu schaffen, wenn Sie Ihre Affirmation nicht glauben können. Um die Affirmation zu festigen, wiederholen Sie sie jeden Tag.

Das dritte, was Sie tun können, ist, die kognitive Verhaltenstherapie (cognitive behavioural therapy CBT) einzusetzen, um Ihnen zu helfen, neue neuronale Wege zu bauen. Die kognitive Verhaltenstherapie ist ein psychotherapeutischer Ansatz, um frühe maladaptive Schemata (einschränkende Überzeugungen) durch zielorientiertes Verhalten zu behandeln. Es hilft dem Einzelnen, seinen Glauben in Frage zu stellen und Denkfehler durch realistische und effektive Gedanken zu ersetzen, wodurch emotionale Not und selbstzerstörerisches Verhalten verringert werden. Schritt 8 im Prozess der persönlichen Meisterschaft ist ein Beispiel für diese Art von Ansatz.

In *The Hidden History of Coaching* beschreibt Leni Wildflower CBT wie folgt:

> *Therapeut und Kunde arbeiten zusammen, um unproduktive Glaubenssysteme aufzudecken. Sie betrachten dann den Glauben eines Kunden als eine Hypothese für [wissenschaftliche] Tests und entwickeln Experimente, um diese Hypothese empirisch zu testen und in Frage zu stellen. Nach Abschluss eines Tests bewerten Therapeut und Kunde die Ergebnisse, um festzustellen, ob das Experiment die ursprüngliche Annahme des Kunden geändert hat.* [6]

Zusammenfassung

Dies sind die Hauptpunkte dieses Kapitels:

1. Das individuelle Stadium der psychischen Entwicklung beginnt in der Regel im Alter von 30 Jahren,
2. Die erste Anziehungskraft der Seele, die Sie spüren, ist die des ***Handelns*** in Ihrem Leben: Sie versuchen, Ihre Fähigkeiten und Erfahrungen in Bereichen aufzubauen, die für Ihre Seele in späteren Entwicklungsphasen von Vorteil sein werden.
3. Der zweite Zug Ihrer Seele wird auf das ***Sein als*** Teil Ihres Lebens gerichtet sein: Sie werden erkennen, dass Ihre Art, in der Welt zu sein, Ihren Erfolg beim Tun erheblich beeinflussen kann.
4. Es gibt zwei Dinge, auf die Sie sich konzentrieren müssen, wenn Sie bemerken, dass Ihre Art zu sein Sie daran hindern kann, das zu bekommen, was Sie wollen – Ihr Weltbild und Ihre persönliche Entropie.
5. Wir werden nie aus den Gründen, die wir denken, verärgert. Was uns verärgert, ist das, was in dem Energiefeld unseres Geistes vor sich geht.
6. Um die persönliche Meisterschaft zu erlangen, lernen Sie zu erkennen, dass keine Person oder Situation Sie verärgern kann. Sie haben sich immer selbst geärgert. Sie müssen auch die Praxis der Achtsamkeit entwickeln. Achtsamkeit ist die Fähigkeit, die Aufmerksamkeit auf den gegenwärtigen Moment zu richten, die eigenen Gefühle, Gedanken und körperlichen Empfindungen ruhig und unvoreingenommen anzuerkennen und zu akzeptieren.
7. Um die Unannehmlichkeiten in Ihrem Leben zu reduzieren, müssen Sie lernen, ihr eigener Selbstcoach zu werden.
8. Es gibt zwei Dinge, die Sie erkennen, um sich im Selbstcoaching zurechtzufinden: Erstens lernen Sie, Ihre Verwirrungen zu analysieren, damit Sie die unbewussten, angstbasierten Überzeugungen identifizieren können, die die Quelle Ihrer unerfüllten Bedürfnisse sind, und zweitens lernen Sie, wie Sie neue neuronale Wege bauen können, um Ihre angstbasierten Überzeugungen durch positive Überzeugungen zu ersetzen.

Im nächsten Kapitel des Buches werde ich die Schlüsselelemente bei der Bewältigung der Selbstfindungsphase der psychischen Entwicklung diskutieren.

Fußnoten:

1. Armut oder raue physische Umgebung.
2. Kulturen, die mit Überleben, Stammes-, Macht- und autoritärem Weltbild arbeiten.
3. Dov Seidman, ***How: Why How we do anything Means Everything .... in Business (and in Life)*** (New York: John Wiley & Sons), 2007.
4. Richard Barrett, ***The New Leadership Paradigm*** (Bath: 2010), S. 131-245.
5. Eine ausführlichere Beschreibung dieser verschiedenen Methoden, um wieder in die Kontrolle zu kommen, finden Sie in Kapitel 10: Verbindung mit Ihrer Seele, ***What My Soul Told Me***, von Richard Barrett.
6. Leni Wildflower, The Hidden History of Coaching (McGraw Hill: London), 2013, S. 94.

Kapitel 14: Die Selbstfindungsphase der psychischen Entwicklung meistern

Die Selbstfindungsphase der psychischen Entwicklung beginnt in der Regel im Alter von vierzig Jahren. Abhängig vom Umfang der angstbasierten elterlichen Programmierung und der kulturellen Konditionierung, die Sie in Ihren prägenden Jahren erhalten haben, kann sie etwas früher oder etwas später beginnen.

Das Kennzeichen der Selbstfindungsphase ist die existentielle Sinnsuche: der Wunsch, einen Lebenszweck zu haben, der mehr ist als die Befriedigung eigener Mangelbedürfnisse und mehr als der Wunsch nach Herausforderungen und Abenteuern. In der Selbstfindungsphase der Entwicklung spüren Sie den Wunsch Ihrer Seele, ein werte- und sinnorientiertes Leben zu führen.

Wenn Sie das Glück haben, von selbstverwirklichenden Eltern in einer liberalen Demokratie erzogen worden zu sein, die Gelegenheit zur Selbstfindung hatten, wenn Sie eine Hochschulbildung sowie anschließend die Möglichkeit bekommen haben, eine Karriere aufzubauen, werden Sie bis zum Erreichen ihrer vierziger Jahre in Ihrem Leben und Ihrer Gemeinschaft gut etabliert sein. Sie werden die Individuationsphase Ihrer Entwicklung abschließen und, obwohl Sie es vielleicht nicht wissen, werden Sie auf die Phase der Selbstfindung vorbereitet sein.

Wenn Sie einer der vielen Menschen sind, deren Eltern keine Gelegenheit zur Selbstfindung hatten, wenn sie in einem undemokratischen Regime leben, keine Hochschulbildung und wenig Karrieremöglichkeiten hatten, kann es sein, dass Sie bis zum Erreichen Ihrer vierziger Jahre noch immer darum kämpfen, Ihre Bedürfnisse hinsichtlich Überleben, Beziehungen und Selbstwertgefühl zu erfüllen. Sie stellen vielleicht fest, dass diese Bedürfnisse Ihre bewusste und unbewusste Aufmerksamkeit fast unaufhörlich und wahrscheinlich Ihr ganzes Leben lang beschäftigen. Diese Bedürfnisse können so dominant sein, dass man nie die Möglichkeit bekommt, sich zu individualisieren oder selbst zu verwirklichen. In dieser Situation befanden sich meine Eltern und die Mehrheit der Menschen in Europa und Nordamerika in der ersten Hälfte des 20. Jahrhunderts. In dieser Situation befindet sich auch heute noch die Mehrheit der Menschen, die auf der ganzen Welt in Ländern mit mittlerem und niedrigem Einkommen leben.

Sinnsuche

Für viele Menschen fühlt sich der Start in die Selbstfindungsphase der Entwicklung unglücklich an und sie beginnt mit Langeweile oder Unzufriedenheit – Unzufriedenheit darüber, dass in Ihrem Leben scheinbar wenig Sinn zu finden ist, oder mit Langeweile in Ihrem Job oder Ihrer Karriere. Was als junger Mensch wie ein großartiges Aufgabengebiet aussah, in das es sich einzusteigen lohnte, oder wie eine tolle Beschäftigung, vermittelt einem nun nicht mehr das Gefühl von Begeisterung. Ihnen graut davor, jeden Tag zur Arbeit zu gehen. Sie spüren, dass Ihrem Leben etwas fehlt. Vielleicht können Sie sogar ein Gefühl der Leere spüren.

Um diese existentielle Lücke zu füllen, kann Ihr Ego-Geist anfangen, nach Ablenkung oder Erregung zu suchen – irgendetwas, um das Gefühl der Leere zu vermeiden. Dies kann dazu führen, dass Sie Dinge tun, die Sie später bereuen, wie z. B. eine Affäre haben oder unangemessene Risiken mit Ihren Ersparnissen oder mit Ihrem Leben eingehen. Es kann auch sein, dass Sie versuchen, die Taubheitsgefühle im Inneren zu überwinden, indem Sie Alkohol trinken oder Drogen nehmen.

Irgendwann, hoffentlich nicht zu spät in Ihrem Leben, werden Sie erkennen, dass es zwecklos ist, in der Außenwelt nach dem Sinn zu suchen. Was Sie suchen, befindet sich nicht in der Außenwelt, sondern in Ihrer inneren Welt. Wenn Ihre Kunden sich in dieser Phase befinden, ist es an der Zeit, dass sie ihr Leben reflektieren und neu bewerten: Zeit, zu entscheiden, was sie wirklich wollen.

Dies ist der Moment, um sich folgende Fragen zu stellen: „Was entfacht meine Leidenschaft?“. „Was tue ich wirklich gerne und was bereitet mir tiefe Freude?“. „Bei welchen Tätigkeiten fühle ich mich im Flow?“ Was Sie suchen, ist eine Aktivität, die Ihr Herz erfreut; etwas, an dem Sie vielleicht schon immer interessiert waren und das auf Sie eine natürliche Anziehung ausübt: etwas, das Sie vielleicht übersehen haben.

Nachdem sie erst einmal herausgefunden haben, wo ihre Leidenschaft liegt, ist das häufigste Thema, mit dem sich Menschen in der Phase der Selbstfindung auseinandersetzen müssen, wie sie ihren Lebensstandard auf dem gewohnten Niveau halten können. Zumal, wenn sie ihre erfolgreiche Karriere aufgeben und sich entscheiden, ihrer Berufung zu folgen. Sie können sicher sein, wenn Sie die Berufung Ihrer Seele gefunden haben, sind Sie auf dem richtigen Weg. Wenn Sie wirklich mit Ihrer Seele im Einklang sind, brauchen Sie sich keine Sorgen zu machen. All Ihre Bedürfnisse werden in einer Art und Weise berücksichtigt, die Ihrer Situation angemessenen ist.

Viele Menschen kennen die Bestimmung ihrer Seele nicht und versuchen nie, sie herauszufinden. Sie gehen davon aus, dass die Befriedigung der Bedürfnisse ihres Egos alles ist, was das Leben ausmacht – reicher werden, um mehr Besitz anhäufen zu können; neue und aufregendere sexuelle Begegnungen suchen, um ihr Macho-Image stärken zu können; Experten auf ihren Gebieten werden, um die Anerkennung oder Bewunderung zu erhalten, nach der sie sich sehnen; mehr Macht anhäufen, um Menschen beeinflussen zu können; und von allem das größte und schönste bekommen, um ein Gefühl für ihren eigenen Selbstwert entwickeln zu können. Das Problem bei solchen Bestrebungen ist, dass sie Ihnen keine wirkliche Freude bereiten. Sie können Ihnen zwar kurze Momente des Glücks und ein Gefühl des Stolzes bringen, aber sie bringen keinen wirklichen Sinn in Ihr Leben. Sie nähren Ihre Seele nicht.

Finden Sie Ihre Berufung

Der beste Weg Ihren Lebenszweck herauszufinden ist, Ihr bisheriges Leben zu erforschen. Sie wurden als eine einzigartige Seele mit einer einzigartigen Gabe geboren, etwas, das nur Sie zur anhaltenden Dynamik der Evolution des menschlichen Bewusstseins beitragen können. Und Sie können sicher sein, dass sich Ihre Seelenabdrücke[1] in der physischen Welt von dem Moment an manifestiert haben, an dem Sie zur Welt kamen. Wenn Sie herausfinden wollen, was sie sind, stellen Sie sich diese Fragen: „Welche Interessen hatten Sie als Kind?“, „Worin waren Sie gut?“, „Worin waren Sie nicht so gut?“, „Wovor hatten Sie am meisten Angst?“ In den Antworten auf diese Fragen werden Sie mit ziemlicher Sicherheit Hinweise finden, um Ihren Lebenszweck zu klären. Wenn Sie mit der Untersuchung Ihrer Kindheit fertig sind, wiederholen Sie die Übung für Ihre Zeit als Teenager und dann für Ihre Zeit als Erwachsener.

Es ist wichtig, während dieser Übung zwischen dem Drang Ihres Egos nach Leistung und dem Drang Ihrer Seele nach Sinn zu unterscheiden. Der Unterschied ist relativ einfach: Ihr Ego konzentriert sich auf Ziele. Was Sie erreichen wollen, hat ein konkretes Ergebnis oder es soll sich auszahlen. Ihre Seele konzentriert sich hingegen auf die Freude, etwas zu tun, oder auf die Zufriedenheit, die Sie spüren, wenn Sie in der Welt etwas bewirken. Wenn Sie Ihrer Berufung folgen, werden Sie sich in einem Flow-Zustand befinden. Wenn Sie nach Leistung streben, werden Sie häufig Schwierigkeiten haben, Hindernisse zu überwinden.

Es wird für Sie wesentlich einfacher, Ihrer Leidenschaft zu folgen oder Ihre Berufung zu leben, wenn Sie anfangen, ein werteorientiertes Leben zu führen. Die Akzeptanz Ihrer tief verwurzelten Werte ermöglicht es Ihnen, mit Authentizität und Integrität durchs Leben zu gehen. Die Schlüsselwerte, die Sie bejahen müssen, sind Freiheit, Gleichheit, Fairness, Verantwortlichkeit, Transparenz, Vertrauen, Empathie und Mitgefühl. Wenn Sie zulassen, dass Ihre Entscheidungen von diesen Werten bestimmt werden, werden die Menschen nicht nur zu Ihnen hingezogen, sie werden Ihnen sogar helfen wollen.

Einige Menschen finden ihre Berufung früh im Leben, andere entdecken sie erst viel später. Wenn Sie sich nach der Erforschung Ihres bisherigen Lebens immer noch nicht sicher sind, was Ihre Berufung betrifft, machen Sie sich keine Sorgen. Tun Sie, was zu tun ist und was sich richtig anfühlt. Solange Sie in Übereinstimmung mit Ihrer Seele leben – und nicht zulassen, dass die Motivationen Ihres Egos Vorrang vor den Motivationen Ihrer Seele haben – sind Sie auf dem richtigen Weg.

Eine weitere Übung, die Sie durchführen können, um Ihren Sinn für Mission oder Zweck zu entdecken, nennt man den Prozess „Four Why's" oder die „4-Wozu-Fragen". Dies ist in Anhang 4 ausführlich beschrieben. Diese Übung hilft Ihnen, Ihre interne Mission und Vision zu finden, wie und warum Sie wachsen und sich entwickeln wollen, und Ihre externe Mission und Vision, was Sie tun wollen und welche Auswirkungen Sie in Ihrer Umwelt haben wollen.

Leben Sie Ihre Werte

Der erste Schritt, um Ihre Werte zu leben, ist Ihre Werte zu kennen. Ein guter Ausgangspunkt ist das kostenlose Personal Values Assessment, das in Kapitel 10 unter ***Übungen zur Identifizierung Ihrer sekundären Motivationen*** beschrieben ist. Sie sollten die Übungen, die in den Ergebnissen Ihres Werte-Assessments enthalten sind, abschließen, um herauszufinden, warum Ihre Werte für Sie wichtig sind.

Die Arbeit mit Ihren Werten ist eine lebenslange Aufgabe. Obwohl sich einige Ihrer Top-Ten-Werte ändern werden, wenn Sie die verschiedenen Phasen Ihrer psychischen Entwicklung durchlaufen, bleiben andere Werte Bestandteil Ihrer obersten Prioritäten. Wenn Sie wissen, welche Ihre Werte sind, und diese zur Unterstützung Ihrer Entscheidungsfindung nutzen, können Sie durch alle Herausforderungen navigieren, die das Leben Ihnen stellt.

Während Überzeugungen kontextbezogen sind, gehen Werte über den jeweiligen Kontext hinaus: Sie sind das universelle Leitsystem der Seele. Ich halte es für wichtig, hier zu wiederholen, was in Kapitel 7 über wertebasierte Entscheidungsfindung steht.

> *Jeder auf dem Planeten teilt dieselben tief verwurzelten menschlichen Werte, aber nicht dieselben Überzeugungen. Wenn Menschen also anfangen, Entscheidungen anhand ihrer Werte zu treffen, fühlen sie sich zueinander hingezogen. Wenn sie Entscheidungen auf der Grundlage ihrer Überzeugungen treffen, erleben sie sich als getrennt. Mit anderen Worten, Werte verbinden und Überzeugungen trennen.*
>
> *Wenn Sie zu wertebasierten Entscheidungen übergehen, können Sie die Regeln, die Sie in jungen Jahren gelernt haben, effektiv wegwerfen. Jede Entscheidung, die Sie treffen, stammt von dem her, was Sie als „das Richtige tun" betrachten – Handlungen, die vollständig repräsentieren, wer Sie wirklich sind – Ihr Seelen-Selbst. Während der Selbstfindungsphase der psychischen Entwicklung wechseln Sie zu wertebasierter Entscheidungsfindung.*
>
> *Wertebasierte Entscheidungsfindung ermöglicht es Ihnen, authentisch zu leben, weil Sie Ihre Gefühle nicht mehr verbergen. Das heißt nicht, dass es keinen Platz mehr für bewusst-überzeugungsbasierte Entscheidungsfindung*

auf der Grundlage von Logik oder rationalem Denken gibt: Die gibt es. Sie werden jedoch schnell erkennen, wenn Sie mit Ihrer Selbstfindung fortfahren und mit Ihren tief verwurzelten Werten in Kontakt treten, dass alle kritischen Entscheidungen, die Sie in Ihrem Leben treffen, den Werte-Test bestehen müssen. Wenn eine Entscheidung logisch erscheint, aber gegen Ihre Werte verstößt, werden Sie sich unwohl fühlen. Sie müssen den Entscheidungen, bei denen Sie sich gut fühlen, Vorrang geben vor den Entscheidungen, die sich darauf konzentrieren, Ihrem Ego zu geben, was es zu brauchen glaubt.

Ein werteorientiertes Leben zu führen, ist eine unabdingbare Voraussetzung für ein sinnorientiertes Leben. Warum sage ich das? Wenn man nach den universellen Werten der Seele lebt, wird man sofort als jemand erkannt, dem man vertrauen kann.

Vertrauen

Vertrauen ist der Schlüsselwert in allen persönlichen Interaktionen. Es ist der Klebstoff, der die Menschen zusammenhält und das Gleitmittel, das den inneren Zusammenhalt schafft.[2] Die Komponenten des Vertrauens sind in Bild 14.1 dargestellt.

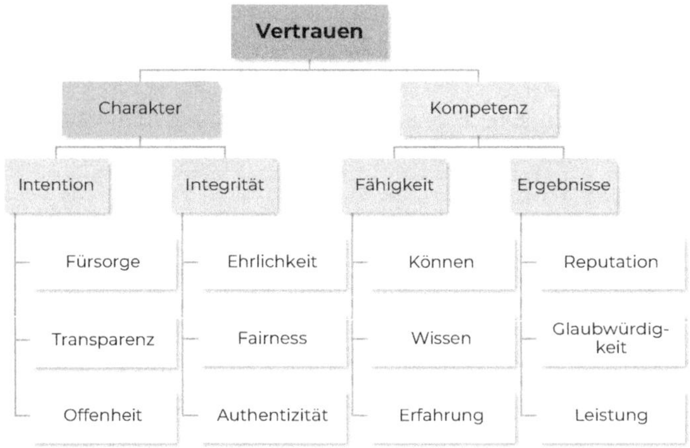

Abbildung 14.1 Die Vertrauensmatrix

Die Hauptkomponenten des Vertrauens sind Charakter und Kompetenz. Charakter ist ein Spiegelbild dessen, wie Sie im Inneren sind. Das umfasst Ihre Intention und das Ausmaß an Integrität, das Sie in Ihren Beziehungen zu anderen zeigen. Beide hängen in erster Linie vom Entwicklungsstand Ihrer emotionalen und sozialen Intelligenz ab. Die Intention zeigt sich durch Fürsorge, Transparenz und Offenheit; Integrität durch Ehrlichkeit, Fairness und Authentizität.

Kompetenz ist ein Spiegelbild dessen, wie Sie sich nach außen verhalten. Dies umfasst Ihre Fähigkeiten und die Ergebnisse, die Sie in Ihrer Rolle erzielen. Kompetenz hängt in erster Linie vom Entwicklungsstand Ihrer mentalen Intelligenz, Ihrer Ausbildung und dem, was Sie während Ihrer beruflichen Laufbahn gelernt haben, ab. Fähigkeiten werden durch Können, Wissen und Erfahrungen nachgewiesen. Ergebnisse werden durch Reputation, Glaubwürdigkeit und Leistung belegt.

Natürlich ist die Konzentration auf Kompetenz (Fähigkeiten und Ergebnisse) wichtig. Es handelt sich dabei jedoch um Fähigkeiten, die erlernt werden können und sich im Laufe der Zeit ansammeln. Ich glaube, dass die Fokussierung auf den Charakter (Intention und Integrität) wichtiger ist, da diese Qualitäten für Bindung und Zusammenarbeit erforderlich und viel schwieriger zu entwickeln sind. Bei Kompetenz geht es darum, Ergebnisse zu erzielen; bei Charakter geht es darum, wie man diese erreicht.

In ***The Speed of Trust*** sagt Stephen Covey, dass Vertrauen Zuversicht bedeutet und das Gegenteil von Vertrauen (Misstrauen) Argwohn bedeutet. Mit anderen Worten, Vertrauen schafft Verbundenheit. Wenn wir jemandem vertrauen, wissen wir, dass ihm unser Interesse am Herzen liegt. Argwohn hingegen führt zu einer Trennung. Wenn wir jemandem misstrauen, werden wir unsere innersten Gedanken nicht preisgeben. Wir halten Dinge zurück. Wir vermeiden es, mit jemandem eine Verbindung einzugehen, dem wir nicht vertrauen.

Vertrauen reduziert kulturelle Entropie; ein Mangel an Vertrauen erhöht die kulturelle Entropie. Covey formuliert es so: „***Vertrauen beeinflusst immer die Ergebnisse, deren Geschwindigkeit und Kosten. Wenn das Vertrauen steigt, steigt auch die Geschwindigkeit und die Kosten sinken. Wenn das Vertrauen sinkt, wird auch die Geschwindigkeit sinken und die Kosten steigen.***" Der Bestsellerautor Francis Fukuyama sagt: „***Weit verbreitetes Misstrauen in einer Gesellschaft... erhebt eine Art Steuer auf alle Formen wirtschaftlicher Tätigkeit, eine Steuer, die Gesellschaften mit hohem Vertrauen nicht zahlen müssen.***"

Deshalb ist Vertrauen wichtig. Sie werden nicht in der Lage sein, erfolgreich von der Selbstfindungsphase Ihrer Entwicklung zur Integrationsphase überzugehen, wenn Sie nicht gelernt haben, wie man vertraut.

Zusammenfassung

Dies sind die Hauptpunkte dieses Kapitels:

1. Die Selbstfindungsphase der psychischen Entwicklung beginnt meist im Alter von 40.
2. In der Selbstfindungsphase der Entwicklung spüren Sie den Wunsch Ihrer Seele, ein werte- und sinnorientiertes Leben zu führen.
3. Für viele Menschen hat die Selbstfindungsphase der Entwicklung ungünstige Anfänge; sie beginnt mit Langeweile oder Unzufriedenheit darüber, dass Ihr Leben wenig Bedeutung zu haben scheint, oder mit Langeweile in Ihrem Job oder Ihrer Karriere.
4. Um diese existentielle Lücke zu füllen, kann Ihr Ego-Geist anfangen, nach Ablenkung oder Spannung zu suchen - irgendetwas, um das Gefühl der Leere zu vermeiden. Dies kann dazu führen, dass Sie Dinge tun, die Sie später bereuen.
5. Wenn Sie versuchen, Ihre Berufung zu finden, ist es wichtig, zwischen dem Drang Ihres Egos nach Leistung und dem Drang Ihrer Seele nach Sinn zu unterscheiden.
6. Viele Menschen kennen Ihren Lebenszweck nicht und versuchen nie, ihn herauszufinden.
7. Der beste Weg Ihren Lebenszweck herauszufinden, ist, Ihr bisheriges Leben zu erforschen.
8. Der erste Schritt, um Ihre Werte zu leben, ist Ihre Werte zu kennen.
9. Vertrauen ist der Schlüsselwert in allen persönlichen Interaktionen. Es ist der Klebstoff, der die Menschen zusammenhält und das Gleitmittel, das den inneren Zusammenhalt schafft.

Im nächsten Kapitel des Buches werde ich die Schlüsselelemente bei der Bewältigung der Integrationsphase der psychischen Entwicklung diskutieren.

Notizen

1. Ihre Seelenabdrücke sind wie Fingerabdrücke. Sie sind ein Zeichen Ihrer Einzigartigkeit, und sie sind immer bei Ihnen. Für weitere Informationen siehe Marc Gafni, ***Soul Prints*** (London: Penguin Books) 2001.
2. Steven M. R. Covey, ***Speed of Trust: The One Thing That Changes Everything*** (New York: Free Press), 2006.

Kapitel 15: Die Integrationsphase der psychischen Entwicklung meistern

Die Integrationsphase der psychischen Entwicklung beginnt in der Regel im Alter von 50 Jahren. Wenn Sie in Ihrem psychologischen Wachstum so weit gekommen sind, werden Sie ein klares Verständnis Ihrer Bestimmung haben, Sie werden versuchen, ein werteorientiertes Leben zu führen, und Sie werden das Bedürfnis spüren, Ihre Gaben und Talente zu nutzen, um einen Unterschied in der Welt zu bewirken.

Das Markenzeichen der integrativen Entwicklungsphase ist der Anreiz, den Sie spüren, mit anderen zusammenzuarbeiten, die Ihren Sinn für Bestimmung teilen und mit ähnlichen Werten arbeiten. Sie werden mit diesen Leuten zusammenarbeiten wollen, damit Sie einen größeren Unterschied in der Welt bewirken können, als Sie es alleine könnten. Sie werden erkennen, wer sie sind, weil Sie mit ihnen in Resonanz gehen werden – Sie werden eine empathische Verbindung spüren.

Die Herausforderung, der Sie sich in der Integrationsphase stellen müssen, ist zu lernen, wie Sie Ihrer Seele vertrauen. Die Stimme Ihrer Seele verstehen Sie durch Inspiration. Inspiration ist immer sehr persönlich und leitend. Sie werden sie als einen beharrlichen Gedanken erkennen, der nicht verschwinden wird. Sie skizzieren die nächsten Schritte, die Sie auf Ihrer Lebensreise unternehmen müssen. Inspiration treibt Sie immer wieder an, bis Sie schließlich zuhören und Ihr folgen.

Um Fortschritte in der Integrationsphase der Entwicklung zu machen, müssen Sie lernen, Ihrer Inspiration zu vertrauen und auf die Stimme Ihrer Seele zu hören. Wenn Sie die Inspiration Ihrer Seele ignorieren, wird das Konsequenzen haben. Sie werden die innere Stabilität Ihres Seelen-Geistes durcheinander bringen, was sich auf Ihr ganzes Energiefeld auswirken wird. Sie werden anfangen, sich frustriert, traurig und dann depressiv zu fühlen.

Ihrer Seele vertrauen

Das Vertrauen in Ihre Seele erfordert immensen Mut, wenn Sie sich noch in den Ich-Phasen Ihrer Entwicklung befinden. Das liegt daran, dass das Ego seine Arbeit ernst nimmt. Ihm wurde die Aufgabe übertragen, Ihren Körper vor Schäden zu schützen, und dabei wurde ihm nie gesagt, dass es diesen Dienst als Agent Ihrer Seele verrichten soll. Es dachte, es würde im eigenen Interesse und dem Ihres Körpers handeln. Es hatte nicht erwartet, dass die Seele auftaucht und fordert, ihm die Zügel zu übergeben.

Was Sie versuchen sollten zu lernen, indem Sie Ihrer Seele vertrauen, ist, dass die bestmöglichen Ergebnisse immer dann entstehen, wenn Sie der Inspiration Ihrer Seele folgen. Auch wenn die Stimme der Inspiration in jedem Stadium Ihrer psychischen Entwicklung durchkommen kann, werden Sie sie nicht als solche erkennen, bis Sie die Phase der Selbstfindung erreicht haben, und Sie werden nicht vollständig auf sie eingestellt sein, bis Sie die Phase der Integration erreicht haben.

Um in der Integrationsphase der Entwicklung voranzukommen, müssen Sie sich von ganzem Herzen der Bestimmung Ihrer Seele widmen und Ihre Konzentration darauf aufrecht halten, ein werteorientiertes Leben zu führen. Ihre Werte werden es Ihnen ermöglichen, Ihren Weg durch die dreidimensionale physische Welt zu finden und damit werden Sie die Verwirklichung der Bestimmung Ihrer Seele leichter erreichen können.

Die Kontrolle über Ihr Leben an Ihre Seele zu übergeben, ist nicht einfach. Wenn Sie nach dem Durchlaufen der vorangegangenen Entwicklungsstufen noch Ängste haben, werden sie nun zu Tage treten.

Der folgende nordamerikanische Hopi-Spruch mit dem Titel ***The Wisdom of the Elders*** fasst die Essenz der Integrationsphase der Entwicklung gut zusammen:

> *Es gibt einen Fluss, der jetzt sehr schnell fließt.*
> *Er ist so groß und schnell, dass manche Angst haben werden.*
> *Sie werden versuchen, sich am Ufer festzuhalten.*

Sie werden das Gefühl haben, dass sie zerrissen werden und sie werden sehr leiden.
Wisse, der Fluss hat sein Ziel.
Wir müssen das Ufer loslassen, uns in die Mitte des Flusses begeben,
Die Augen offen halten und unsere Köpfe über dem Wasser.
Sieh, wer mit dir da drin ist und feiere.
Die Zeit des einsamen Wolfes ist vorbei.
Wir sind diejenigen, auf die wir gewartet haben.

Die Zeit des einsamen Wolfes ist vorbei, weil Sie nun den Punkt in Ihrer Entwicklung erreicht haben, an dem Sie Ihre Unabhängigkeit aufgeben – Sie übergeben die Kontrolle an Ihre Seele. Sie sind bereit, in den Fluss zu springen und zu erkennen, wer mit Ihnen da drin ist und zu feiern, denn Sie werden jetzt mit diesen Menschen, die sich wie Sie der Bestimmung ihrer Seele verpflichtet haben, zusammenarbeiten. Diese sind aus gutem Grund mit Ihnen im Fluss. Sie sind Gleichgesinnte; gemeinsam werden Sie einen Zustand der gegenseitigen Wechselwirkung erreichen, damit Sie Ihre Bemühungen in der Welt etwas zu bewirken, wirksam einsetzen können.

Um auf diese Art und Weise zu handeln, müssen Sie jede Ego-Verknüpfung dahingehend, dass Dinge so sein müssen, wie ihr Ego es sich vorstellt, loswerden. Wenn Ihr Ego denkt, dass es genau weiß, was zu tun ist, seien Sie vorsichtig! Das Ego konzentriert sich normalerweise auf die Befriedigung eines seiner unerfüllten Bedürfnisse. Der bloße Gedanke, die Bedürfnisse Ihres Egos nicht erfüllen zu können, erzeugt Angst und Schrecken.

Wann immer Sie zulassen, dass Angst Ihren Geist befällt, senden Sie Ihrer Seele eine Botschaft, dass Sie ihr nicht vertrauen, das Ergebnis zu erzielen, das für Sie am nützlichsten ist.

Die Nicht-Verknüpfung bezüglich Ergebnissen sendet eine andere Botschaft an Ihre Seele. Da steht: „Seele, ich vertraue darauf, dass du das Ergebnis so organisiert, dass es am besten zu deinen Bedürfnissen passt. Auch wenn ich die Situation als schmerzhaft empfinde, hilf mir, sie als Lernerfahrung zu erkennen."

Ich erinnere mich, etwa ein Jahr nachdem meine Frau und ich uns getrennt und unser Haus verkauft hatten, dass ich in eine tiefe Depression geriet. Ich erkannte, dass es eine heilende Erfahrung war. Ich habe keinen medizinischen Rat eingeholt. Jeden Tag in den ersten Wochen sagte ich zu meiner Seele: „Versuchs doch mal. Lass mich all den Schmerz spüren. Ich wusste, je mehr Schmerz ich empfand, desto heilsamer würde es für mich sein." Ich vertraute auf das Ergebnis und ich vertraute meiner Seele. Es dauerte etwa neun Monate, bis ich diese Depression überstanden hatte.

In die eigene Seele zu vertrauen ist ein großer Schritt, denn es kann bedeuten, alle Vorsicht in den Wind zu schlagen, und es kann bedeuten, ohne Fallschirm ins Leben hinauszugehen. Um dies zu tun, müssen Sie darauf vertrauen können, dass Sie überleben können, und dass, welche Schwierigkeiten es auch sind, die Sie haben, Sie diese überwinden werden.

Wenn Sie die unerfüllten Bedürfnisse Ihres Egos (Ihre angstbasierten sekundären Motivationen) nicht gebändigt haben, werden Sie es schwierig finden, mit Ihrer Integration fortzufahren. Für ein erfolgreiches Durchschreiten der Integrationsphase der Entwicklung, müssen Sie nicht nur erfahren sein in persönlicher Meisterschaft, sondern auch in Empathie.

Empathie

Der Grund, warum Sie empathiefähig sein sollten, ist, dass die Integrationsphase der Entwicklung von Ihnen erfordert, mit anderen Menschen zusammenzuarbeiten, damit Sie in der Welt einen größeren Unterschied machen können, als Sie es alleine könnten. Verbindungen herzustellen ist für die Integrationsphase der Entwicklung von größter Bedeutung.

Empathie besteht aus zwei Komponenten. Erstens, die Fähigkeit, sich in andere Personen hineinzuversetzen: ihre Gefühle und Wünsche zu erfahren und zu verstehen sowie ihnen das eigene Verständnis ihrer Situation zu vermitteln. Zweitens, die Fähigkeit, in die Seele der anderen Person zu sehen: zu verstehen, was ihr wichtig ist und was sie antreibt. Wenn Sie das tun, spricht es die andere Person automatisch an, weil sie das Gefühl hat, gesehen und verstanden zu werden.

Wenn Sie ein Mann sind und im Empathie-Modus agieren, müssen Sie Ihre Tendenz bekämpfen, die Probleme der anderen Person lösen zu wollen. Alles, was Sie tun müssen, ist zuzuhören und Ihr Verständnis der Schwierigkeiten, denen sich die andere Person gegenüber sieht, zu vermitteln. Versuchen Sie nicht, die Probleme der Anderen zu lösen, es sei denn, Sie werden dazu aufgefordert.

Die Fähigkeit, ein hohes Maß an Einfühlungsvermögen zu zeigen, erfordert, dass Sie eine Verbindung zu anderen Menschen, von Seele zu Seele, herstellen, unabhängig von deren ethnischer Herkunft. Wenn dies geschieht, erleben Sie eine starke Affinität und eine tiefe energetische Resonanz mit dieser Person. Der Grad der Resonanz, die Sie spüren, nimmt signifikant zu, wenn die Person, mit der Sie in Beziehung stehen, von der gleichen Bewusstseinsebene aus arbeitet wie Sie. Sie liegen buchstäblich auf der gleichen Wellenlänge. Die Empathie-Verbindung ergibt sich aus Ihrer Fähigkeit, sich mit einer anderen Person auf der energetischen Ebene zu verbinden.

Wahre Empathie geht über die Blutbande hinaus. In *The Empathic Civilization* erklärt Jeremy Rifkin:

> *Zivilisation ist die Auflösung von Strukturen auf Basis der Blutbande und die Resozialisierung unterschiedlicher Individuen auf Basis verbindender Strukturen. Empathische Erweiterung ist der psychologische Mechanismus, der diese Umwandlung und diesen Übergang ermöglicht.*[1]
>
> *(„Civilization is the detribalisation of blood ties and the resocialization of distinct individuals based on associational ties. Empathic extensions is the psychological mechanism that makes this conversion and transition possible.")*

Zusammenfassung

Das sind die Hauptpunkte dieses Kapitels:

1. Die Integrationsphase der psychischen Entwicklung beginnt in der Regel im Alter von 50 Jahren.
2. Das Markenzeichen der integrativen Entwicklungsphase ist der Anreiz, den Sie spüren, mit anderen zusammenzuarbeiten, die Ihren Sinn für Bestimmung teilen und mit ähnlichen Werten arbeiten.
3. Die größte Herausforderung, der Sie sich in der Integrationsphase der Entwicklung stellen müssen, ist zu lernen, wie Sie Ihrer Seele vertrauen können.
4. Für ein erfolgreiches Durchschreiten der Integrationsphase der Entwicklung, müssen Sie nicht nur erfahren sein in persönlicher Meisterschaft, sondern auch in Empathie.
5. Es gibt zwei Komponenten der Empathie: Erstens, die Fähigkeit, sich in andere Personen hineinzuversetzen: ihre Gefühle und Wünsche zu erfahren und zu verstehen sowie ihnen das eigene Verständnis ihrer Situation zu vermitteln. Zweitens, die Fähigkeit, in die Seele der anderen Person zu sehen: zu verstehen, was ihr wichtig ist und was sie antreibt.

Im nächsten Kapitel des Buches werde ich die Schlüsselelemente bei der Bewältigung der Phase des Dienens in der psychischen Entwicklung diskutieren.

Hinweis

1 Jeremy Rifkin, *The Empathic Civilization* (Cambridge: Polity), 2009, S. 24.

Kapitel 16: Die Phase des Dienens der psychischen Entwicklung meistern

Die Dienen-Zeit der psychischen Entwicklung beginnt in der Regel im Alter von 60 Jahren. Wenn sie dieses Stadium der Entwicklung erreichen, gehen sie dorthin, wohin sie sich berufen fühlen zu gehen, und das zu tun, was sie tun sollten. Sie hören immer auf die Eingebungen Ihrer Seele. Weit davon entfernt, eine Belastung zu sein: Es ist eine Freude. Sie können ein Leben des selbstlosen Dienstes im Namen Ihrer Seele führen. Sie leben in einem semi-permanenten Zustand der inneren Stabilität und des äußeren Gleichgewichts, weil Sie sich in einem Zustand von Flow befinden. Wenn Sie das Glück haben, im Ruhestand zu sein oder ein Einkommen zu haben, das Ihren Bedürfnissen entspricht, tun Sie alles, was Sie begeistert, und Sie vermeiden oder delegieren den Rest.

Sie beobachten Ihr Leben, anstatt es zu leben. Sie erkennen, was auch immer Sie erreichen oder erschaffen könnten, es ist das, was durch Sie kommt. Manchmal sind Sie in Ehrfurcht vor dem, was Ihre Seele tut und erschafft. Andere Menschen denken, dass Sie es sind; aber es sind nicht Sie, und Sie wissen, dass es nicht Sie sind. Es ist Ihre Seele, die durch Sie wirkt.

Ihre Aufgabe ist es, dafür zu sorgen, dass Ihr Körper gesund und Ihr Geist ruhig bleibt – dass Ihr Ego, das jetzt auf Ihre Seele ausgerichtet ist, in der richtigen Beziehung zu Ihrem Körper und Ihre Seele bleibt. Natürlich werden Sie nie frei von Ego-Aufregungen sein, aber Sie wissen nun mit Ihnen umzugehen, wenn sie entstehen. Sie betrachten jede Verärgerung, die Sie fühlen, als eine Gelegenheit, Ihre persönlichen Meisterfähigkeiten zu vertiefen.

In diesem Stadium der Entwicklung sind Sie wirklich Diener Ihrer Seele geworden. Während Sie durch diese Phase der Entwicklung fortschreiten, erkennen Sie zunehmend, dass Sie ein Doppelleben führen. Sie sind Ihre Seele ***und*** Sie sind der Diener Ihrer Seele. Je mehr Sie in der Lage sind, aus Ihrem eigenen Weg herauszukommen – je weniger Bedürfnisse oder Wünsche Sie haben – desto mehr können Sie das Leben Ihrer Seele leben.

Zu diesem Zeitpunkt der Entwicklung wird die Synchronität auf Sie niederprasseln. Sie können sich in jedem Moment des Tages auf Ihre Intuition verlassen. Sie werden wissen, was mit anderen Menschen passiert, sobald Sie Ihre Aufmerksamkeit auf sie lenken. Sie werden auch einen Blick in die Zukunft werfen. Manchmal wissen Sie, was passieren wird, aber Sie wissen nicht immer, wann es passieren wird.

Die Mission und Vision, die Sie in der selbstverwirklichenden Phase Ihrer Entwicklung für sich selbst festgelegt haben, wird beiseite geschoben, weil Sie zum Werkzeug Ihrer Seele geworden sind. Sie haben jetzt Ihr eigenes persönliches Leitsystem. Sie brauchen Ihre Mission und Vision nicht mehr, um Ihrem Leben eine Richtung zu geben. Alles, was Sie zu tun haben, ist Ihrer Intuition zu folgen und einfach aufzutauchen. Es gibt keine Ziele und keine Ziele, die angestrebt werden können. Sie tun es einfach und lassen sich von der Stimme Ihrer Seele leiten. Dies ist die bequemste und stressfreieste Existenz, die Sie sich vorstellen können, denn es gibt nichts, was Sie brauchen und nichts, was Sie tun müssen. Sie wissen, dass das, was entsteht, vollkommen sein wird, weil Sie ohne Urteil arbeiten.

Das Markenzeichen dieser Entwicklungsphase ist Ihr Wunsch, ein Leben im selbstlosen Dienst zum Wohle der Menschheit und des Planeten zu führen. Um ein solches Leben zu führen, muss man sich von Empathie zu Mitgefühl bewegen.

Mitgefühl

Mitgefühl ist eine kraftvolle Form von Empathie, die einen aktiven Wunsch weckt, das Leiden eines anderen zu lindern. Ein mitfühlender Mensch spürt den Schmerz eines anderen und möchte diesen Schmerz lindern, als wäre es der eigene. Dies ist die wichtigste persönliche Eigenschaft oder Seelenqualität, die eine Führungskraft verkörpern kann. Es erfordert eine noch größere energetische Fusion auf der Seelenebene als die für Empathie erforderliche. Wenn Sie mit Mitgefühl arbeiten, spüren Sie das Leiden eines anderen im Inneren. Sie sind sofort mit jedem verbunden, mit dem Sie interagieren.

In „The Compassionate Mind" sagt Dr. Paul Gilbert:

> *Wenn wir fantasieren und über Mitgefühl nachdenken, hat das interessante Auswirkungen auf unser Gehirn und unseren Körper. .... Tatsächlich stimuliert die Konzentration auf die Freundlichkeit, sowohl für uns selbst als auch für andere Menschen, Bereiche des Gehirns und des Körpers auf eine Weise, die der Gesundheit und dem Wohlbefinden sehr förderlich ist. Forscher haben herausgefunden, dass die Freundlichkeit, Unterstützung, Ermutigung und das Mitgefühl anderer von dem Tag an, an dem wir geboren wurden, einen großen Einfluss darauf hat, wie sich unser Gehirn, unser Körper und unser allgemeines Wohlbefinden entwickeln. Liebe und Freundlichkeit, besonders im frühen Leben, beeinflussen sogar, wie einige unserer Gene exprimiert werden!* [1]

Ich habe festgestellt, dass die Qualitäten der Demut und Weisheit fast immer mit Mitgefühl verbunden sind. Demut ist eine Qualität der Einheit, die entsteht, wenn sich das Ego vollständig mit der Seele ausgerichtet hat: Das Ego verliert jegliches Bedürfnis nach Selbstförderung. Weisheit ist die Qualität des Wissens, die über die normale Intuition hinausgeht. Weisheit ist Intuition, die durch persönliche Erfahrung verstärkt wird. Es gibt uns ein tiefes Verständnis für Menschen, Dinge, Ereignisse oder Situationen und befähigt uns, eine Antwort zu wählen, die mit minimalem Zeit- und Energieaufwand konsequent optimale Ergebnisse liefert. Es gibt uns ein Verständnis dafür, was wahr oder richtig ist (ethisch) und erlaubt uns zu sehen, was in einer Situation entstehen soll.

Dieses Dreigestirn der Werte (Mitgefühl, Demut und Weisheit) sind Eigenschaften einer Seele, die tief mit anderen Seelen verbunden und mit ihnen ausgerichtet sind. Menschen, die auf dieser Ebene des persönlichen Bewusstseins leben, leben ein Leben des selbstlosen Dienens, der sie erfüllt und ihnen ein tiefes Gefühl der Freude gibt.

Eins werden mit der Seele

Es gibt einen deutlichen Unterschied zwischen dem Dienen Ihrer Seele und dem Einssein mit Ihrer Seele. Wenn Ihr Ego Ihrer Seele dient, gibt es seine Freiheit auf. Wenn Ihr Ego eins mit Ihrer Seele wird, gibt es seine Existenz auf – ein Teil von Ihnen, der Ihnen gut gedient hat, muss sterben. So fühlt es sich an, wenn man es mit den Augen des Egos betrachtet. Durch die Augen der Seele betrachtet, sieht es anders aus – während Ihr Ego noch Ihrer Seele dient, ist das Energiefeld Ihres Ego und Ihrer Seele ausgerichtet, bleibt aber getrennt. Wenn Ihr Ego eins mit Ihrer Seele wird, verschmilzt das Energiefeld Ihres Egos mit dem Energiefeld Ihrer Seele. Dieses Verschmelzen geschieht, weil die Schwingungsfrequenz des Egos mit der Schwingungsfrequenz der Seele übereinstimmt. Es wird das Gleiche, weil das Ego jetzt außerhalb der Angst lebt.

Für die meisten von uns ist der Wechsel vom Vertrauen in die Seele zum Diener der Seele bereits eine große Herausforderung. Den nächsten Schritt zu gehen – die Fähigkeit, eine angstfreie Existenz zu führen, Bedürfnisse automatisch zu befriedigen, bevor Sie diese erkennen, und das, was Ihr Herz begehrt, durch Gedanken zu manifestieren – ist jenseits unserer wildesten Vorstellungen.

Jeder, der sich mit seiner Seele verbunden oder angefreundet hat, ihr vertraut hat oder Diener seiner Seele geworden ist, hat die Erfahrung gemacht, all diese Dinge in bestimmten Momenten, Stunden oder sogar Tagen seines Lebens zu tun. Wann immer und auf welche Weise auch immer Sie Ihrer Seele verbunden oder befreundet waren, ihr vertraut und gedient haben, in diesen Momenten waren Sie mit Ihrer Seele eins.

Der Grund, warum Sie dies schwer zu glauben finden, ist, weil Sie Ihre Seele versachlicht haben. Sie denken, Sie haben eine Seele und die Seele ist von Ihnen getrennt. Die Wahrheit ist das Gegenteil: Ihre Seele hat Sie. Ihre Seele (SIE) versucht, das Leben in einer dreidimensionalen physischen Realität in der gleichen Weise zu meistern, wie sie in einer vierdimensionalen energetischen Realität lebt – mit Liebe und einem tiefen Gefühl der Verbindung zu allem.

Wenn Sie denken, dass Sie Ihre Seele erreichen wollen, dann erstreckt sich der Aspekt Ihrer Seele, der in einer dreidimensionalen Welt lebt, auf den Aspekt Ihrer Seele, der in einer vierdimensionalen Welt lebt. Es gab nie eine Trennung. Es war eine Illusion. Es gab nie ein eigenes Selbst. Sie waren immer Ihr Seelenleben in zwei Dimensionen der Realität – ein Teil davon im vierdimensionalen Bewusstsein und ein Teil im dreidimensionalen Bewusstsein.

Einstein war mit diesem Konzept vertraut. So sagte er einmal:

> ***Der Nicht-Mathematiker wird von einem mysteriösen Zittern ergriffen, wenn er von vierdimensionalen Dingen hört, von einem Gefühl, das dem Okkulten nicht unähnlich ist. Aber es gibt keine banalere Aussage als dass die Welt, in der wir leben, ein vierdimensionales Kontinuum ist.***[2]

Wir leben in einer multidimensionalen Welt, aber wegen der Einschränkungen unserer Sinne nehmen wir nur drei dieser Dimensionen wahr. So können wir feststellen, dass Dreidimensionalität und physische Form keine Eigenschaft der Welt, sondern eine Eigenschaft unserer Sinne ist.

Folglich ist die energetische, quantenhafte Realität der vierten Dimension für uns schwer zu erfahren und zu verstehen. Eine Welt, in der Raum und Zeit in einem einzigen Kontinuum verwoben sind, fordert unsere Sinne und unseren Glauben heraus. Auch wenn Einstein uns gezeigt hat, dass Energie und Masse austauschbar sind (E=mc2), ist eine Welt, die vollständig aus Energiefeldern besteht, für uns kaum vorstellbar.

Eine der Möglichkeiten, wie wir beginnen können, ein Verständnis der vierten Dimension des Bewusstseins zu erlangen, ist der Vergleich des Bewusstseins, das in einer zweidimensionalen Welt existiert, mit dem Bewusstsein, das in einer dreidimensionalen Welt existiert. Dann, durch die Extrapolation des Unterschieds zwischen zwei und dreidimensionaler Wahrnehmung, können wir ein Gefühl dafür bekommen, wie vierdimensionale Wahrnehmung im Vergleich zu dreidimensionaler Wahrnehmung steht. Lassen Sie mich erklären, wie man das macht.

Die Fünf-Finger-Übung

Nehmen Sie ein Blatt Papier und legen Sie es auf eine ebene Fläche. Stellen Sie sich vor, dass eine sehr kleine Person auf der Oberfläche dieses Papiers im sogenannten „Flatland" lebt. Für diesen Menschen hat die Welt Länge und Breite, aber keine Größe. Mit anderen Worten, diese Person operiert in einer Welt des zweidimensionalen Gewahrseins (sie kann die Höhe nicht wahrnehmen). Es folgt ein Mensch mit dreidimensionaler Wahrnehmung (diese Person kann auch Höhe wahrnehmen) und stellt die Fingerkuppen einer Hand auf das Papier – die Oberfläche von Flatland.

Stellen Sie sich jetzt vor, dass die Person, die in Flatland lebt, einen Morgenspaziergang macht. Als sie gestern an diesem Ort vorbeikam, bemerkte sie nichts Ungewöhnliches. Plötzlich sind über Nacht fünf verschiedene Kreise entstanden (die Projektion der fünf Finger in das zweidimensionale Bewusstsein). Das zweidimensionale Wesen wird durch das Erscheinen der fünf Kreise mystifiziert. Sie ruft ihre Freundin, eine zweidimensionale Wissenschaftlerin, und bittet sie, die Natur der fünf Kreise zu erklären. Die Wissenschaftlerin erforscht die fünf Kreise mit ihrer zweidimensionalen Logik.

Ihre Experimente zeigen, dass sich die Kreise innerhalb bestimmter Grenzen unabhängig voneinander bewegen können, aber wenn sie eine Kraft auf einen Kreis ausübt, wird es schließlich so aussehen, als ob sie die anderen Kreise mit sich ziehen (obwohl die Finger der Hand getrennt sind, sind sie verbunden, aber in einer Bewusstseinsdimension (Höhe), die der zweidimensionale Wissenschaftler nicht wahrnehmen kann). Die zweidimensionale Wissenschaftlerin wiederholt ihre Experimente. Sie baut Gleichungen auf, um das Verhältnis der Kreise zueinander zu überprüfen, und schon bald glaubt sie, dass sie alles weiß, was es über die fünf einzelnen Kreise zu wissen gibt. Sie veröffentlicht ein Papier über die fünf verschiedenen Kreise und beruft ein Treffen der Akademie der zweidimensionalen Wissenschaftler ein, um ihnen ihre Entdeckung zu zeigen. Die zweidimensionalen Wissenschaftler wiederholen die Experimente und erzielen sehr ähnliche Ergebnisse. Jeder in der zweidimensionalen Welt glaubt, dass er alles weiß, was man über die fünf verschiedenen Kreise wissen muss.

Aus der Perspektive des dreidimensionalen Bewusstseins wissen wir, dass es sich nicht um fünf getrennte Kreise handelt. Es sind fünf miteinander verbundene Finger, die Teil eines lebenden Organismus sind. Die zweidimensionalen Wesen sind sich dieses größeren Bildes überhaupt nicht bewusst. Sie glaubten, dass die fünf Kreise physisch getrennt waren, aber irgendwie verbunden, wahrscheinlich durch eine Art energetisches Kraftfeld. Sie haben kein Gefühl für die Verbindung, die in einer höheren Dimension des Bewusstseins existiert.

Das ist genau die Situation, in der wir uns in Bezug auf die vierte Dimension des Bewusstseins befinden. Wir haben unzählige Erfahrungen, die unverbunden erscheinen, aber in Wirklichkeit miteinander verbunden sind und ihre Ursache in der vierten oder sogar höheren Dimension des Bewusstseins haben. Einige versuchen wir mit unserer dreidimensionalen Logik zu erklären – das ist die Domäne der Wissenschaft – andere sind einfach unerklärlich – die wir als paranormale, synchronistische, magische, religiöse oder wundersame Erfahrungen einstufen. Wir verwenden diese Klassifizierungen, um unsere Unwissenheit zu vertuschen, weil wir kein vollständiges Verständnis der Verbindungen haben, die auf der höheren Dimension des Bewusstseins existieren, wo diese Erfahrungen entstanden sind.

Wenn wir unser Bewusstsein ausschließlich auf die dritte Dimension fokussieren, konzentrieren wir uns auf eine Welt der Symbole und Effekte, deren Ursprung in höheren Dimensionen des Bewusstseins liegen kann. Der Durchschnittsmensch, der sich auf seine dreidimensionalen Sinne verlässt, ist sich der größeren Konnektivität oder Einheit, die in den höheren Dimensionen des Bewusstseins existiert, einfach nicht bewusst.

Lassen Sie uns eine andere Analogie verwenden. Nimm einen Kamm heraus und bedecke die obere Hälfte. Was Sie sehen, sind die unverbundenen Zähne des Kammes. Du siehst eine Trennung. Wenn Sie die obere Hälfte des Kammes freigeben, sehen Sie, dass die Zähne auf einer höheren Ebene miteinander verbunden sind. Du siehst Verbundenheit; du siehst Einheit. Tatsächlich würden die Zähne des Kammes ohne die übergeordnete Verbindung auseinanderfallen und könnten keinen nützlichen Zweck erfüllen.

So sind wir als Menschen nun einmal. Was wir in unserem dreidimensionalen Bewusstsein wahrnehmen, sind getrennte Menschen (Zähne des Kammes). Wenn wir unser Bewusstsein auf eine höhere Bewusstseinsebene heben, können wir die Verbindung sehen. So wie es schwierig ist, die Bedeutung und den Zweck der einzelnen Zähne zu verstehen, bis wir uns bewusst sind, dass sie zu einem Kamm gehören, so ist es auch für uns schwierig zu verstehen, wer wir sind und was unser Zweck ist, bis wir uns bewusst werden, dass wir alle Seelen sind, die durch Energiefelder in der vierten und höheren Dimension des Bewusstseins verbunden sind.

Es gibt noch einen weiteren Punkt, den wir bei der Fünf-Finger-Übung berücksichtigen sollten. So wie die zweidimensionalen Wesen, die die Phänomene der „fünf Kreise" erleben, nicht ahnten, dass die Kreise vom Geist eines dreidimensionalen Wesens kontrolliert wurden, so sind wir uns in unserer dreidimensionalen Welt der Kontrolle nicht bewusst, die unsere Seelen in unserem Leben aus der vierten Dimension des Bewusstseins ausüben. Wenn wir diese höhere Realität unserer Existenz verstehen, werden wir sehen, dass sich bestimmte Ereignisse in unserem Leben manifestieren, weil unsere Seelen sie für uns als Gelegenheiten zur Erfüllung der Ziele unserer Seele ausgewählt haben.

Was wie zufällige Ereignisse oder zufällige Begegnungen aussieht, kann auf gezielte Verbindungen zwischen Seelen auf einer höheren Dimension des Bewusstseins zurückzuführen sein, von denen wir einfach nichts wissen. Diese werden in der Regel als synchronistische Ereignisse bezeichnet. Nach meiner Erfahrung werden Sie, wenn Sie tief genug graben, immer feststellen, dass zufällige Ereignisse und Begegnungen fast immer eine Bedeutung haben, die in gewisser Weise die Ziele der Seele fördert. Es ist, als ob die synchronistischen Erfahrungen Kommunikation von unseren Seelen sind, die entworfen wurden, nicht nur unsere Aufmerksamkeit erregen, sondern auch eine wichtige Botschaft zu vermitteln.

Basierend auf diesem Verständnis der dritten und vierten Dimension der Realität können Sie sehen, dass wir keine klare Vorstellung davon haben, was wirklich in unserer physischen Welt vor sich geht, wenn wir dreidimensionale Logik verwenden. So wie die zweidimensionale Wissenschaftlerin glaubte, dass sie alles über die fünf verschiedenen Kreise weiß, so glauben unsere dreidimensionalen Wissenschaftler, dass sie die dreidimensionalen Phänomene, die in unserer Welt auftreten, vollständig verstehen. Was wir mit unseren physischen Sinnen beobachten können, ist nur ein Teil unserer Realität. Was wir sehen, ist die Projektion der höheren Dimensionen des Bewusstseins in unsere dreidimensionale Welt, und wir verwechseln sie mit der ganzen Erfahrung. Wissenschaft und Medizin sind in der Illusion gefangen, dreidimensionale physikalische Ereignisse zu erklären, die ihren Ursprung in der multidimensionalen energetischen Realität unserer Seelen und dem universellen Energiefeld haben.

Die Wissenschaft würde uns glauben lassen, dass nichts jenseits der Grenzen unseres dreidimensionalen Bewusstseins existiert, während vieles von dem, was wir zu verstehen versuchen, in anderen Bewusstseinsebenen verwurzelt ist, von denen wir nur wenig wissen. Wenn man das versteht, beginnt man zu erkennen, dass unsere Interpretation von Ereignissen bestenfalls fragmentarisch ist, schlimmstenfalls ein Produkt intensiver Rationalisierung aus einer unvollständigen Wissensbasis. Wir sind wie die zweidimensionalen Wissenschaftler, die versuchen, etwas zu erklären, das nicht vollständig erklärt werden kann, wenn wir unser Bewusstsein nicht auf eine höhere Dimension des Bewusstseins heben.

Sie fragen vielleicht: „Warum sind wir uns nicht der vierten und höheren Dimension des Bewusstseins in unserem täglichen Leben bewusst?" Die Antwort ist, dass wir gelernt haben, diese Perspektive durch dreidimensionale Konditionierung zu blockieren. Wir wurden alle mit Seelenbewusstsein geboren, aber wir verloren dieses Bewusstsein, als wir in unsere dreidimensionale physische Realität und das Bedürfnis, unseren Körper am Leben zu erhalten, involviert wurden. Wir haben unsere Egos entwickelt, um unser Überleben zu unterstützen und uns vor physischen Bedrohungen zu schützen. Als wir uns mehr und mehr in die dreidimensionale Welt von Form und Masse vertieft hatten, schlossen wir uns allmählich vom energetischen Bereich der vierten Dimension des Bewusstseins ab.

Nicht jeder schließt sich komplett ab. Einige Menschen sind in der Lage, an bestimmten Aspekten ihres vierdimensionalen Bewusstseins festzuhalten.

Andere haben entdeckt, dass sie sich durch die bewusste Kultivierung der Fähigkeiten der Seele wieder mit der vierten Dimension des Bewusstseins verbinden können. Wir nennen diese Fähigkeiten psychische Kräfte. Dazu gehören Telepathie, Vorahnung, Hellsehen und Hellhören. Allen diesen Erfahrungen ist gemeinsam, dass sie alle die Nutzung von Informationen beinhalten, die in der vierten und höheren Dimension des Bewusstseins enthalten sind.

Hunderttausende von Menschen auf der ganzen Welt haben diese Fähigkeiten entwickelt. In der Vormoderne wurden solche Menschen Hexen und Zauberer genannt. In unserer modernen Zeit nennen wir sie Hellseher oder Schamanen. Für diejenigen, die stark mit ihrer dreidimensionalen Realität verbunden sind, gelten diese Fähigkeiten als anormal und beängstigend. Für die anderen – diejenigen, die aufgeschlossen sind oder versuchen, die Fähigkeiten ihrer Seele wiederherzustellen – sind sie Bestätigungen unserer größeren multidimensionalen Realität.

Zusammenfassung

Hier sind die Hauptpunkte dieses Kapitels:

1. Die dienende Phase der psychischen Entwicklung beginnt in der Regel im Alter von 60 Jahren.
2. Das Markenzeichen der dienenden Entwicklungsstufe ist Ihr Wunsch, ein Leben im selbstlosen Dienst zum Wohle der Menschheit und des Planeten zu führen. Um ein solches Leben zu führen, muss man über die Empathie hinaus zum Mitgefühl übergehen.
3. Mitgefühl ist eine kraftvolle Form von Empathie, die einen aktiven Wunsch weckt, das Leiden eines anderen zu lindern.
4. Es gibt einen deutlichen Unterschied zwischen dem Dienen deiner Seele und dem Einssein mit deiner Seele. Wenn dein Ego deiner Seele dient, gibt es seine Freiheit auf. Wenn dein Ego eins mit deiner Seele wird, gibt es seine Existenz auf.
5. Wir leben in einer multidimensionalen Welt, aber wegen der Einschränkungen unserer Sinne nehmen wir nur drei dieser Dimensionen wahr. So können wir feststellen, dass Dreidimensionalität und physische Form keine Eigenschaft der Welt, sondern eine Eigenschaft unserer Sinne ist.
6. Es gibt keine banalere Aussage als dass die Welt, in der wir leben, ein vierdimensionales Kontinuum ist.
7. Wenn man das versteht, beginnt man zu erkennen, dass unsere Interpretation der Ereignisse in unserer dreidimensionalen physischen Welt bestenfalls fragmentarisch ist und schlimmstenfalls ein Produkt intensiver Rationalisierung aus einer unvollständigen Wissensbasis.
8. Wir sind nicht die, für die wir uns halten, und wir leben nicht das Leben, von dem wir glauben, dass wir es leben, wir leben das Leben, das unsere Seele für uns bestimmt hat.

Notizen

1. Paul Gilbert, The Compassionate Mind (London: Constable), 2009, S. 4-5.
2. R.W. Clarke, ***Einstein the Life and Times*** (New York: World Publishing), 1971, S. 159.

Anhang 1: Identifikation der primären Motivation Ihrer Kunden

Die folgenden Übungen können verwendet werden, um den Stand der psychischen Entwicklung Ihres Kunden zu beurteilen, indem Sie seine primäre Motivation und seine wichtigsten Werte identifizieren.

Übung zur primären Motivation

Bitten Sie Ihren Kunden, die Liste der Motivationen zu lesen und zu bestimmen, welche seiner Meinung nach am ehesten mit dem Punkt übereinstimmen, an dem er momentan im Leben steht. Bitten Sie ihn, einen Kreis um diese Motivation zu ziehen. Anhand des Interpretationsschemas können Sie feststellen, um welchen Entwicklungsstand es sich handelt. Überprüfen Sie diesen anhand von Abbildung 9.1 mit dem Alter. Sie sollten ungefähr übereinstimmen.

Übung: Meine primäre Motivation
Zeichnen Sie einen Kreis um die Motivation ein,
die momentan die größte Resonanz in Ihnen hervorruft,
insbesondere im Hinblick auf Ihr Arbeitsleben.

Motivation 1: Mich motiviert in erster Linie mein Bedürfnis, finanzielle Sicherheit zu erreichen, für mich und meine Familie zu sorgen und mich und sie vor Schaden zu bewahren.

Motivation 2: Ich bin in erster Linie motiviert durch mein Bedürfnis, einen Platz in der Welt zu finden, wo ich hingehöre und wo ich mich für das, was ich bin, respektiert fühle.

Motivation 3: Ich bin in erster Linie motiviert durch mein Bedürfnis, mich für meine Fähigkeiten und Talente gesehen und anerkannt zu fühlen und die Möglichkeit zu haben, mich selbst in dem zu übertreffen, was ich am besten kann.

Motivation 4: Ich bin in erster Linie motiviert durch mein Bedürfnis nach Freiheit und Unabhängigkeit, nach Herausforderungen, die mich auf die Probe stellen, sowie nach Abenteuern, an denen ich wachse.

Motivation 5: Ich bin in erster Linie motiviert durch mein Bedürfnis, eine Arbeit bzw. einen Beruf zu finden, der mit einem tieferen Sinn verbunden ist oder mit Dingen, die mir am Herzen liegen.

Motivation 6: Ich bin in erster Linie motiviert durch mein Bedürfnis, mit meinem täglichen Tun etwas Positives zu bewegen und mit anderen Menschen zusammenzuarbeiten, die ähnliche Ziele verfolgen.

Motivation 7: Ich bin in erster Linie motiviert durch mein Bedürfnis, die Menschen um mich herum bei der Suche nach Sinnhaftigkeit zu unterstützen und ihnen zu helfen, in ihrem Leben Erfüllung zu finden.

Übung zu meinen Werten/Verhaltensweisen

Eine weitere Möglichkeit, die primäre Motivation Ihrer Kunden zu eruieren, besteht darin, seine wichtigsten Werte bestimmen zu lassen. Bitten Sie Ihre Kunden, aus der Liste von ca. 100 Werten zehn auszuwählen, die ihr tägliches Handeln am besten widerspiegeln. Bitten Sie sie, die fünf zu umkreisen, die die stärkste positive Resonanz hervorrufen. Die Motivation mit den meisten eingekreisten Werten ist wahrscheinlich die primäre Motivation.

Übung zu meinen Werten/Verhaltensweisen
Kreisen Sie die zehn Werte/Verhaltensweisen ein,
die die stärkste positive Resonanz hervorrufen,
insbesondere im Hinblick auf Ihr Arbeitsleben.

Motivation 1: Überleben, Sicherheit, Kontrolle, Vermögen, Finanzielle Stabilität, Arbeitsplatzsicherheit.

Motivation 2: Zugehörigkeit, Freundschaft, Respekt, Loyalität, Fürsorge, Harmonie.

Motivation 3: Exzellenz, Status, Stolz, Leistung, Anerkennung, Kontinuierliche Verbesserung.

Motivation 4: Autonomie, Herausforderungen, Anpassungsfähigkeit, Ergebnisverantwortung, Kontinuierliches Lernen.

Motivation 5: Bedeutung, Sinn, Integrität, Fairness, Einsatzbereitschaft/ Engagement, Kreativität, Vertrauen.

Motivation 6: Etwas bewirken, Coaching, Mentoring, Zusammenarbeit, Nachhaltigkeit.

Motivation 7: Mitgefühl, Demut, An zukünftige Generationen denken, Umweltschutz, Soziale Gerechtigkeit, Dienst an anderen.

Wenn Sie die ersten beiden Übungen gemacht haben und Ihr Kunde darauf besteht, dass ihm verschiedene Motivationen wichtig sind, überprüfen Sie, ob diese nebeneinander liegen. Ist dies der Fall ist, könnte der Kunde gerade von einer Phase der psychischen Entwicklung zur nächsten wechseln. Diese Vermutung wird untermauert, wenn die Mehrheit der gewählten Werte ebenfalls auf die gleichen zwei Entwicklungsebenen ausgerichtet ist. Wenn die Entwicklungsebene mit den meisten umkreisten Werten die niedrigste der beiden Stufen ist, befindet der Kunde sich auf der unteren Ebene und beginnt darüber nachzudenken, zur oberen Ebene überzugehen. Wenn die meisten umkreisten Werten sich auf der höheren Entwicklungsebene befinden, befindet sich der Kunde im Übergang von der unteren zur höheren Ebene.

Wenn die mit zwei Motivationen verbundenen Entwicklungsebenen nicht nebeneinander liegen (z.B. Motivation 3 und 6), sollten Sie Ihren Kunden bitten, sich zuerst auf die Bedürfnisse der unteren Ebene zu konzentrieren, da sie auf dieser Stufe eine solide Grundlage entwickeln sollten, bevor sie die Bedürfnisse der höheren Ebenen erfüllen können.

Interpretationshilfe

In der Regel befindet sich jeder Mensch im Alter von 20 und mehr Jahren im Entwicklungsstadium der Differenzierung oder darüber. Wenn Sie einen über zwanzig Jahre alten Kunden haben, der Motivation 1 oder 2 als primär kennzeichnet, deutet dies darauf hin, dass er entweder unter schwierigen Umständen lebt oder eine starke sekundäre Motivation auf einer oder beiden dieser Ebenen hat, was ihn daran hindert, sich auf seine primäre Motivation zu konzentrieren. Das Gleiche gilt für Werte/Verhaltensweisen. Wenn der Kunde mehr als die Hälfte der Kreise um Werte/Verhaltensweisen zieht, die Motivation 1 oder 2 entsprechen, zeigt dies an, dass er unter schwierigen Umständen lebt oder starke sekundäre Motivationen auf diesen Ebenen hat. Wenn der Kunde nur zwei oder drei Werte/Verhaltensweisen bei Motivation 1 oder 2 umkreist, könnte dies einfach ein gesunder Ausdruck dessen sein, wer er ist.

Motivation 1	Konzentrieren Sie sich auf die Bewusstseinsebene der Lebensfähigkeit.
Motivation 2	Konzentrieren Sie sich auf die Bewusstseinsebene der Beziehungen.
Motivation 3	Konzentrieren Sie sich auf die Differenzierung oder die Bewusstseinsebene des Selbstwerts.
Motivation 4	Konzentrieren Sie sich auf die Individuation oder die Bewusstseinsebene der Transformation
Motivation 5	Konzentrieren Sie sich auf die psychische Entwicklungsphase der Selbstfindung oder die Bewusstseinsebene des inneren Zusammenhalts.
Motivation 6	Konzentrieren Sie sich auf die psychische Entwicklungsphase der Integration oder die Bewusstseinsebene "Etwas bewirken".
Motivation 7	Konzentrieren Sie sich auf die psychische Entwicklungsphase oder die Bewusstseinsebene des Dienens.

Weitere Übungen

Sollten die Übungen zu primären Motivationen und Werten keine eindeutigen Ergebnisse erbringen, können Sie Ihre Kunden bitten, weitere Übungen durchzuführen. Diese sind auch abgesehen von den bisherigen Ergebnissen aufschlussreich und können Ihrem Kunden zu mehr Selbstverständnis verhelfen.

Übung: Meine Tage im Flow

Bitten Sie Ihren Kunden, die folgenden Fragen zu beantworten, indem Sie die Antworten notieren oder Zeichnungen anfertigen, um ihre Antworten auf Fragen (a) bis (d) zu veranschaulichen. Diese Übung sollten Ihre Kunden selbstständig in einem ruhigen Raum durchführen. Dauer: 30-45 Minuten.

(a) Was passiert, wenn Sie einen wirklich guten Tag an der Arbeit und zu Hause haben? Beschreiben Sie, wo Sie sind und was Sie tun.
(b) Was genau macht diesen Tag zu einem guten Tag für Sie? Beschreiben Sic, was Sie fühlen.
(c) Mit wem sind Sie zusammen?
(d) Was müsste sich in Ihrem Leben ändern, um mehr dieser Tage im

Flow zu erleben?

(e) Welche Bedürfnisse glauben Sie, sich zu erfüllen, wenn Sie einen Tag im ***Flow*** verbringen? Kreisen Sie in der folgenden Tabelle 5-8 Wörter ein, die diesen Bedürfnissen entsprechen. Die Motivation mit den am meisten umkreisten Wörtern entspricht Ihrer primären Motivation.

Übung: Meine Tage im *Flow* Kreisen Sie fünf der folgenden Wörter ein, die die Bedürfnisse widerspiegeln, die Sie an einem Tag im ***Flow*** erfüllen, insbesondere in Bezug auf Ihr Arbeitsleben.
Motivation 1: Überleben, Sicherheit, Kontrolle, Vermögen, finanzielle Stabilität, Arbeitsplatzsicherheit.
Motivation 2: Zugehörigkeit, Freundschaft, Respekt, Loyalität, Fürsorge, Harmonie.
Motivation 3: Exzellenz, Status, Stolz, Leistung, Anerkennung, kontinuierliche Verbesserung.
Motivation 4: Autonomie, Herausforderungen, Anpassungsfähigkeit, Verantwortlichkeit, kontinuierliches Lernen.
Motivation 5: Bedeutung, Sinn, Integrität, Fairness, Engagement, Kreativität, Vertrauen.
Motivation 6: Einen Unterschied machen, Coaching, Mentoring, Zusammenarbeit, Nachhaltigkeit.
Motivation 7: Mitgefühl, Demut, zukünftige Generationen, Ökologie, soziale Gerechtigkeit, Dienen.

Übung: Meine Ebenen des Glücks

Bitten Sie Ihren Kunden, die Liste der Beschreibungen von Glück/Freude in der nachfolgenden Tabelle zu lesen und jene zu kennzeichnen, die in seinem aktuellen Leben am meisten zutreffen. Sie dürfen zwei Motivationen umkreisen, solange sie diese priorisieren.

Übung: Mein Glücksgefühl

Kreisen Sie ein, was Sie am meisten glücklich macht, insbesondere im Hinblick auf Ihr Arbeitsleben.

Motivation 1: Sich sicher und geborgen fühlen und die eigenen Bedürfnisse nach Komfort erfüllen können.
Motivation 2: Sich von Familie und Freunden akzeptiert, geschätzt und umsorgt zu fühlen.
Motivation 3: Sich von denen, die Sie respektieren, anerkannt und anerkannt fühlen.
Motivation 4: Abenteuer, Autonomie und Freiheit erleben und Herausforderungen angehen.
Motivation 5: Einen Sinn im Leben zu finden.
Motivation 6: In der Welt etwas bewegen können.
Motivation 7: Ein Leben im selbstlosen Dienst zum Wohle anderer und der Menschheit im Allgemeinen führen.

Es ist wichtig zu erkennen, dass alles was Sie im Alltag tun, dazu dient, ein Bedürfnis zu erfüllen. Es kann ein unmittelbares Bedürfnis, ein kurzfristiges oder ein langfristiges sein. Wenn Sie in der Lage sind, ein Bedürfnis zu befriedigen, fühlen Sie sich glücklich. Glück entsteht, wenn man innere Stabilität und äußeres Gleichgewicht auf den Ich-Ebenen des Bewusstseins erreicht; wenn man in der Lage ist, seine Mangelbedürfnisse zu befriedigen.

In *The Art of Happiness: Ein Handbuch zum Leben,*[1] erklärt der Dalai Lama:

> *Wenn man den eigenen Geisteszustand als Hauptursache für das Erreichen von Glück erkennt, leugnet das natürlich nicht, dass unsere körperlichen Grundbedürfnisse nach Nahrung, Kleidung und Unterkunft gedeckt werden müssen. Aber sobald diese Grundbedürfnisse erfüllt sind, ist die Botschaft klar: Wir brauchen nicht noch mehr Geld, wir brauchen nicht noch mehr Erfolg oder Ruhm, wir brauchen nicht den perfekten Körper oder die perfekte Braut - jetzt, in diesem Moment, haben wir einen Geisteszustand, die ganze Grundausstattung, die wir brauchen, um vollkommenes Glück zu erleben.* [2]

Auf die Frage, wie man die Eigenschaften einer psychologisch gesunden oder gut eingestellten Person definiert, antwortete er wie folgt:

> ***Nun, ich würde eine mitfühlende, gutherzige Person als gesund betrachten. Wenn Du mit einem Gefühl des Mitgefühls, der liebenden Freundlichkeit durchs Leben gehst, dann öffnet etwas automatisch Deine innere Tür. Durch diese [Tür] kannst Du leichter mit anderen Menschen kommunizieren. Und dieses Gefühl der Wärme schafft eine Art Offenheit. Du wirst feststellen, dass alle Menschen so sind wie Du, und dass Du Dich leichter mit ihnen identifizieren kannst.*** [3]

Ob wir nun über Glück, Zufriedenheit oder Freude sprechen, es geht immer um ein inneres Gefühl. Es gibt jedoch einen wichtigen Unterschied zwischen Glück und Freude. Glück wird normalerweise aus der physischen Außenwelt gewonnen, indem wir das bekommen, von dem wir denken, dass wir es brauchen, um unsere Ängste zu lindern, die wir möglicherweise haben, weil wir bislang nicht in der Lage waren, unsere Defizitbedürfnisse zu erfüllen. Aus diesem Grund ist das Glück in der Regel von kurzer Dauer. ***Glück ist fast immer mit der Emotion der Erleichterung verbunden***.

Wir fühlen uns glücklich, wenn ein geliebter Mensch sicher und gesund nach Hause zurückkehrt. Wir fühlen uns glücklich, wenn wir eine wichtige Prüfung bestehen. Wir fühlen uns glücklich, wenn wir das bekommen, was wir brauchen, um uns gut zu fühlen. Wenn diese Dinge passieren, spüren wir ein Gefühl der Erleichterung, dass alles in Ordnung ist. Das Glück entsteht dadurch, dass man die Ängste loslässt, an denen man sich festgehalten hat, um die Bedürfnisse nicht zu erfüllen. Das Energiefeld löst plötzlich die niederfrequenten Schwingungen aus, die mit den eigenen Ängsten verbunden sind, und diese energetische Freisetzung wird als Glück empfunden. Glück verschwindet schnell, sobald sich die Erleichterung, die man fühlt, auflöst; das Energiefeld kehrt zu seiner normalen Schwingungsfrequenz zurück.

Wann immer man regelmäßig zwischen Glück und Traurigkeit schwankt, kann man sicher sein, dass man an einigen unbewussten, angstbasierten Überzeugungen festhält. Diese gilt es loszulassen. Erst wenn wir in der Lage sind, uns von angstbasierten Überzeugungen zu befreien, spüren wir ein

Gefühl der Gelassenheit; wir sind weder glücklich noch traurig. Wir fallen in unsere normale Lebensweise zurück.

Freude hingegen ist ein tiefes Glücksgefühl, das aus unserem Inneren entsteht, wenn wir eine innere Ausrichtung erfahren - z.B. die Ausrichtung des Egos auf die Seele oder ein starkes Gefühl der Verbindung mit einer anderen Person. In beiden Situationen ist die Quelle unserer Freude ein hohes Maß an energetischer Resonanz.

Die Stärke des Gefühls von Glück oder Freude, das wir verspüren, hängt davon ab, in welchem Stadium der psychischen Entwicklung wir uns befinden. Je mehr wir wachsen und uns entwickeln, desto größer wird unser Potential sein, Erfüllung zu erfahren. Erfüllung entsteht, wenn wir in der Lage sind, unsere Grundbedürfnisse ***und*** unsere Wachstumsbedürfnisse zu erfüllen - wenn sich das Ego auf die Seele ausgerichtet hat und unsere Seele ihr Schicksal auslebt, indem sie ein werte- und sinnorientiertes Leben führt.

Die sieben Ebenen des Glücks können wir wie folgt zusammenfassen:

Ebene 1: Überleben

Wenn man aus der Überlebensebene des Bewusstseins heraus handelt, wird man sich glücklich fühlen, wenn man in der Lage ist, körperliche Bedürfnisse nach Nahrung, Wasser, Geschlechtsverkehr, Schmerzfreiheit sowie Bedürfnisse des Egos zu erfüllen, sich durch genügend Geld oder Schutz sicher und geborgen zu fühlen.

Ebene 2: Beziehungen

Wenn man aus der Bewusstseinsebene der Beziehungen heraus handelt, ist man glücklich, wenn man in der Lage ist, die eigenen Bedürfnisse und Wünsche nach Liebe und Eigentum zu befriedigen. Wenn man auf starke Freundschaften, Kameradschaft bei der Arbeit oder liebevolle Familienbeziehungen zählen kann.

Ebene 3: Selbstwertgefühl

Wenn man aus dieser Bewusstseinsebene heraus agiert, ist man glücklich, wenn man in der Lage ist, die eigenen Bedürfnisse und Sehnsüchte nach Selbstwertgefühl zu erfüllen - wenn man sich von Vorgesetzten oder Kollegen anerkannt fühlt.

Ebene 4: Transformation

Wenn man aus der Transformationsebene heraus agiert, ist man glücklich, wenn man in der Lage ist, die eigenen Bedürfnisse nach Freiheit, Autonomie oder Abenteuern zu befriedigen, und arbeitsbezogene Erfahrungen zu machen, die Ihren Geist herausfordern und es Ihnen ermöglichen, kontinuierlich zu wachsen und zu lernen.

Ebene 5: Interner Zusammenhalt

Wenn man aus dieser Bewusstseinsebene heraus handelt, empfindet man Freude, wenn man das eigene Bedürfnis nach Sinn befriedigen kann und einen Weg findet, die eigene Kreativität und Leidenschaft für eine Welt einzusetzen.

Level 6: Einen Unterschied machen

Wenn man aus dieser Bewusstseinsebene heraus handelt, empfindet man Freude, wenn man das Bedürfnis der Seele erfüllen kann, im eigenen Tun einen Sinn zu sehen, einen positiven Beitrag zur Welt zu leisten und in empathischen Verbindungen mit anderen zu kooperieren.

Ebene 7: Dienen

Wenn man aus der Bewusstseinsebene des Dienens heraus handelt, empfindet man Freude, wenn man das Bedürfnis der Seele erfüllt, ein Leben im Dienst für andere und die Menschheit im Allgemeinen zu führen.

Übung: Die Ebenen meiner Identität

Bitten Sie Ihren Kunden, die Identitätsbeschreibungen in der nachfolgenden Tabelle zu lesen und 1 oder 2 davon zu kennzeichnen, mit der er am meisten übereinstimmt. Es ist wichtig zu erkennen, womit man sich identifiziert. Wenn Sie sich zum Beispiel mit Ihrer Familie identifizieren, kümmern Sie sich um das Wohlergehen Ihrer Familie und Ihre Entscheidungen richten sich daran aus. Wenn Sie sich mit Ihrer Organisation identifizieren, kümmern Sie sich um das Wohl Ihrer Organisation. Wenn Sie sich mit Ihrer Nation identifizieren, kümmern Sie sich um das Wohlergehen der Nation und Ihre Entscheidungen richten sich danach aus; wenn Sie sich mit der Menschheit identifizieren, kümmern Sie sich um das Wohlergehen der Menschheit und richten Ihre Entscheidungen danach aus, was für sie am Besten ist.

Übung: Die Ebenen meiner Identität Kreisen Sie die Beschreibung ein, die am ehesten mit Ihrem Selbstbild übereinstimmt.
Motivation 1: Ich sehe mich als Individuum, das versucht, seine physiologischen Bedürfnisse zu erfüllen und einen gewissen Komfort zu haben.
Motivation 2: Ich sehe mich als Mitglied einer Familie oder einer Gemeinschaft mit einem gemeinsamen kulturellen oder ethnischen Erbe.
Motivation 3: Ich sehe mich als Mitglied oder Unterstützer eines Teams oder einer Gruppe, die meinen Arbeitsinteressen, meinem Glauben, politischen oder anderen Interessen entspricht.
Motivation 4: Ich sehe mich als Mitglied eines Teams oder einer Gruppe, die gleiche Ziele und Werte hat und ihre einzigartigen Fähigkeiten und Talente wertschätzt und fördert.
Motivation 5: Ich sehe mich als Mitglied einer Gruppe, die die gleichen Werte, die gleiche Mission oder Vision teilt, die Sinn im eigenen Leben und Tun erleben möchte.
Motivation 6: Ich sehe mich als Mitglied einer Organisation oder Gemeinschaft mit gemeinsamen Werten, einer gemeinsamen Mission und einer gemeinsamen übergreifenden Vision.
Motivation 7: Ich sehe mich als Mitglied der menschlichen Rasse, das den Bedürfnissen Anderer dient und Nachhaltigkeit in vollem Umfang berücksichtigt.

Die sieben Identitäts-Ebenen lassen sich wie folgt zusammenfassen:

Ebene 1: Überleben

Wenn man aus der Bewusstseinsebene des Überlebens heraus operiert, ist man besorgt über die Erfüllung der körperlichen Bedürfnisse (Nahrung, Wärme, Unterkunft, Sex) und der Sicherheits- und Komfortbedürfnisse. Man konzentriert sich auf das Überleben und das körperliche Verlangen. Das ist die Ebene des reinen Eigeninteresses. [4] Man kümmert sich wenig um die Bedürfnisse anderer. Man hat ein tief empfundenes Bedürfnis zu überleben, sicher zu sein und Vergnügen zu finden, wo immer man kann. Man ist ganz auf sich selbst konzentriert.

Ebene 2: Beziehungen

Wenn man aus der Bewusstseinsebene der Beziehungen heraus operiert, hat man nicht nur ***die eigenen*** Sicherheitsbedürfnisse im Fokus, sondern auch die der eigenen Bezugspersonen: der Lebenspartner, die Familie, die Verwandten, der Stamm, die Mitarbeiter. Im Allgemeinen sind dies Leute, die einem auf gewisse Weise ähneln, sich ähnlich kleiden und die eigene Sprache sprechen. Mit anderen Worten, es sind Menschen, die die eigene ethnische Identität teilen. Man ist um das Wohlergehen derjenigen besorgt, mit denen man ein gemeinsames Erbe (Ethnizität) teilt oder eine emotionale Bindung hat und loyal zueinander steht. Die eigene Sicherheit und vielleicht sogar das eigene Überleben hängt von der Fähigkeit ab, sich den Sitten der Gruppe anzupassen, besonders wenn man in einer armen multiethnischen Gesellschaft lebt.

Das Identitätsgefühl ist umso stärker, wenn die eigene Gruppe von anderen Gruppen, z.B. einer anderen Ethnie oder Kultur bedroht wird. Man wird dann zusammenrücken, um die Gruppe zu schützen. Es ist ein tief empfundenen Bedürfnis, sich in der Gruppe sicher zu fühlen. Man kümmert sich umeinander, in guten wie in schwierigen Zeiten.

Die Verbindungen, die wir auf dieser Bewusstseinsebene wählen, halten uns an unsere Wurzeln gebunden. Ich zum Beispiel liebe Fußball und unterstütze das Team der Stadt, in der ich aufgewachsen bin. Zwar lebe ich seit fünfzig Jahren nicht mehr dort und habe auch sonst keine Verbindungen mehr zu dieser Stadt, wie etwa Familie oder Freunde, die dort leben. Doch auf einer tieferen Ebene hilft mir "meine" Fußballmannschaft, meine „Stammes"-Identität zu bewahren.

Ebene 3: Selbstwertgefühl

Wenn wir aus dieser Bewusstseinsebene heraus handeln, sorgen wir uns um uns selbst und die Gruppe, mit der wir gemeinsame Interessen teilen. Es können auch mehrere Gruppen sein, und sie können im Laufe der Zeit variieren. Beispiele: Anhänger desselben Glaubens, Fans derselben Sportmannschaft, Menschen, die an derselben Universität oder Hochschule studiert haben, oder Ihr Team am Arbeitsplatz.

Sie können dieselbe ethnischer Identität haben wie die Menschen in diesen Gruppen, oder auch nicht. Entscheidend ist der gemeinsame Wille zum Sieg. Wenn wir aus dieser Bewusstseinsebene heraus agieren, sind die Verbindungen, die wir wählen, oftmals unbewusst. Sie vermitteln uns ein Gefühl des Stolzes. Wir werden eine Sportmannschaft unterstützen, die als eine der besten gilt - und nicht als das Team der wenig bekannten Stadt, in der wir aufgewachsen sind.

Bindungen zu Gruppen auf der Ebene des Selbstwertgefühls sind in der Regel nicht so stark wie Bindungen auf der Beziehungsebene, es sei denn, man ist zum Beispiel Teil einer religiösen Gruppe, die auch gemeinsame ethnische Wurzeln hat. Dann sind die Bindungen doppelt gefestigt. So sind beispielsweise Juden in Israel und Katholiken in Nordirland auf beiden Bewusstseinsebenen miteinander verbunden. Die Bindungen werden in diesen Gruppen weiter gestärkt, weil sie entlang kultureller Bruchlinien leben, Seite an Seite mit einer Gruppe, die eine andere Religion und eine andere nationale Zugehörigkeit hat.

Ebene 4: Transformation

Wenn Sie aus der Bewusstseinsebene der Transformation heraus handeln, sind Sie auf sich selbst und auf jene Individuen fokussiert, mit denen Sie gemeinsame Werte teilen und mit denen Sie interagieren, um gemeinsame Ziele zu erreichen, sei es ein Arbeitsteam, eine Protestgruppe, Menschen mit ähnlichen politischen Haltungen. Jede Gruppe mit einem bestimmten Ziel.

Die Gruppenmitglieder, mit denen Sie auf dieser Bewusstseinsebene in Verbindung stehen, haben nicht unbedingt dieselben ethnischen Wurzeln oder denselben Glauben wie Sie. Die Bindungen, die Sie mit diesen Menschen eingehen, dienen einem anderen Zweck als jene der Beziehungs- und Selbstwert-Ebene. Auf dieser Bewusstseinsebene suchen Sie keine Sicherheit oder Erfolg, sondern Leistung, Abenteuer oder Rebellion. Diese nähren das Gefühl von Autonomie und Freiheit. Sie wollen erfolgreich sein, aber zu Ihren eigenen Bedingungen - nicht zu den Bedingungen der Eltern oder der Kultur, in der Sie aufgewachsen sind. Sie möchten erfassen, was Sie wirklich sind und was in Ihnen steckt.

Ebene 5: Innerer Zusammenhalt

Wenn wir aus dieser Bewusstseinsebene heraus handeln, stehen wir selbst und all jene Menschen im Fokus, mit denen Sie eine Reihe von Werten, eine gemeinsame Mission und eine gemeinsame Zukunftsvision teilen. Sei es in einem Team, einer Organisation, einer Gemeinschaft oder Nation. Entscheidend ist das Arbeiten auf der Grundlage eines gemeinsamen Wertesystems.

Sie erkennen an, dass Ihr zukünftiger Erfolg im Erfolg der Gruppe, Gemeinschaft, Organisation oder Nation, mit der Sie sich identifizieren, wurzelt. Sich mit anderen zusammenzuschließen, die die gleichen Werte und Ziele haben, erfordert ein hohes Maß an Vertrauen und ein starkes Gemeinschaftsgefühl. Menschen auf dieser Bewusstseinsebene ist es ein starkes Bedürfnis, ihrer Leidenschaft zu folgen, das zu tun, was sie gerne tun. Sie fühlen sich gestärkt durch die Verbindung mit anderen, die gemeinsame Werte haben, und eine geteilte Mission und Leidenschaft. Sie beginnen, sich an ihrer Seele auszurichten.

Ebene 6: Einen Unterschied machen

Menschen, die aus dieser Bewusstseinsebene heraus operieren, denken an sich selbst, ihr Team, ihre Gruppe, Organisation, Gemeinschaft oder Nation, aber auch an Gruppen, die außerhalb ihrer eigenen stehen und ähnliche Werte leben und eine ähnliche Zukunftsvision anstreben.

Sie erkennen die Bedeutung der Zusammenarbeit mit anderen Individuen und Gruppen, sie bilden strategische Allianzen oder Partnerschaften, um positiven Einfluss im Sinne Ihres gemeinsamen Ziels oder Ihrer gemeinsamen Vision auszuüben, Vorteile zu erzielen und darüber hinaus die kollektive Widerstandsfähigkeit zu steigern. Dies erfordert ein hohes Maß an gegenseitigem Einfühlungsvermögen. Auf dieser Bewusstseinsebene ist es Menschen ein Bedürfnis, einen Unterschied in der Welt zu machen. Sie reagieren auf die Absicht ihrer Seele.

Ebene 7: Dienen

Wenn Sie aus dieser Bewusstseinsebene heraus handeln, sorgen Sie für sich selbst, Ihre Gruppe, anderen Gruppen, mit denen Ihre eigene Gruppe partnerschaftlich kooperiert, sowie die ganze Menschheit: Menschen aller Rassen, Religionen und Glaubensrichtungen.

Auf dieser Ebene erstreckt sich Ihre Identität auch auf die Natur und alle Lebensformen, die die Erde bewohnen. Sie erkennen an, dass Ihr Wohlbefinden und das Wohlbefinden aller von einem gesunden globalen Ökosystem abhängt. Die erfordert ein hohes Maß an Mitgefühl.

Sie haben einen Punkt im Leben erreicht, an dem Sie erkennen, dass alles miteinander verbunden ist und dass Sie durch den Dienst am anderen sich selbst dienen. Sie antworten auf das tiefe Gefühl der Verbundenheit, das allen Seelen innewohnt.

Zusammenfassung

Während der ersten drei Stufen der psychischen Entwicklung versuchen wir, eine jeweils eigene Identität zu erschaffen, um innerhalb unseres kulturellen Rahmens auszudrücken, wer wir sind. In den nächsten beiden Phasen der psychischen Entwicklung versuchen wir, unsere Identität zu etablieren, die es uns über die elterliche Programmierung und kulturelle Konditionierung ermöglicht, unser authentisches Selbst auszudrücken. Während der letzten beiden Stufen der psychischen Entwicklung versuchen wir, Identitäten zu schaffen, die zum vollen Ausdruck unseres seelischen Selbst führen.

Notizen

1. Dalai Lama, ***Die Kunst des Glücklichseins: A Handbook for Living*** (London: Hodder & Stoughton), 1998.
2. Ebd., S. 25.
3. Ebd., S. 27.
4. Unabhängig davon, welches Niveau der psychischen Entwicklung Sie erreicht haben, werden Sie immer aus einem Eigeninteresse heraus agieren, doch das Selbst, das das Interesse hat, wird ein erweitertes Identitätsgefühl haben.

Anhang 2: Identifikation der sekundären Motivationen Ihrer Kunden

Die folgenden Übungen helfen Ihren Kunden, ihre bewussten wie unbewussten sekundären Motivationen zu erkennen.

Übung: Tage, an denen ich nicht im Flow bin

Unterbreiten Sie Ihrem Kunden nachfolgenden Fragenkatalog und bitten Sie ihn, die Antworten aufzuschreiben und ggf. anhand von Skizzen oder Zeichnungen zu veranschaulichen. Ihr Kunde sollte die Übung allein in einem ruhigen Ort durchführen. Dauer: 30-45 Minuten.

a) Was passiert, wenn Sie einen schlechten Tag bei der Arbeit und zu Hause haben? Beschreiben Sie, wo Sie sich befinden und was Sie tun.
b) Was macht diesen Tag zu einem schlechten Tag? Beschreiben Sie, was Sie fühlen.
c) Mit wem sind Sie zusammen?
d) Was müsste sich in Ihrem Leben ändern, um weniger dieser Tage zu erleben?
e) Welche Ihrer Bedürfnisse glauben Sie werden an diesen Tagen nicht erfüllt? Unterstreichen Sie in der folgenden Tabelle fünf Wörter, die diesen nicht erfüllten Bedürfnissen entsprechen.

Übung: Tage, an denen ich nicht im Flow bin Kreisen Sie fünf der nachfolgend genannten Wörter ein, die Ihre nicht erfüllten Bedürfnisse beschreiben, wenn Sie einen „Tag, an dem Sie nicht im Flow sind" haben, insbesondere in Bezug auf Ihr Arbeitsleben.
Motivation 1: Überleben, Sicherheit, Kontrolle, Vermögen, finanzielle Stabilität, Arbeitsplatzsicherheit.
Motivation 2: Zugehörigkeit, Freundschaft, Respekt, Loyalität, Fürsorge, Harmonie.
Motivation 3: Exzellenz, Status, Stolz, Leistung, Anerkennung, kontinuierliche Verbesserung.
Motivation 4: Autonomie, Herausforderungen, Anpassungsfähigkeit, Ergebnisverantwortung, kontinuierliches Lernen.
Motivation 5: Bedeutung, Sinn, Integrität, Fairness, Einsatzbereitschaft/ Engagement, Kreativität, Vertrauen.
Motivation 6: Einen Unterschied machen, Coaching, Mentoring, Kooperation, Nachhaltigkeit.
Motivation 7: Mitgefühl, Demut, zukünftige Generationen, Ökologie, soziale Gerechtigkeit, Dienen.

Übung: Meine Sorgen

Unterbreiten Sie Ihrem Kunden nachfolgenden Fragenkatalog und bitten Sie ihn, die Antworten aufzuschreiben und ggf. anhand von Skizzen oder Zeichnungen zu veranschaulichen. Ihr Kunde sollte die Übung allein in einem ruhigen Ort durchführen. Dauer: 30-45 Minuten.

a) Was sind Umstände oder Situationen, die Ihnen Sorge machen?
b) Was passiert hier?
c) Beschreiben Sie Ihre Gefühle?
d) Welche Gedanken haben Sie, wenn Sie besorgt sind?
e) Identifizieren Sie die Ängste, die hinter diesen Gedanken stecken.
f) Welche Ihrer Bedürfnisse werden nicht erfüllt, wenn Sie besorgt sind? Unterstreichen Sie in der folgenden Tabelle fünf Wörter, die diesen nicht erfüllten Bedürfnissen entsprechen.

Übung: Meine Sorgen Kreisen Sie fünf der nachfolgend genannten Wörter ein, die Ihre nicht erfüllten Bedürfnisse beschreiben, wenn Sie besorgt sind, insbesondere in Bezug auf Ihr Arbeitsleben.
Motivation 1: Überleben, Sicherheit, Kontrolle, Vermögen, finanzielle Stabilität, Arbeitsplatzsicherheit.
Motivation 2: Zugehörigkeit, Freundschaft, Respekt, Loyalität, Fürsorge, Harmonie.
Motivation 3: Exzellenz, Status, Stolz, Leistung, Anerkennung, kontinuierliche Verbesserung.
Motivation 4: Autonomie, Herausforderungen, Anpassungsfähigkeit, Ergebnisverantwortung, kontinuierliches Lernen.
Motivation 5: Bedeutung, Sinn, Integrität, Fairness, Einsatzbereitschaft / Engagement, Kreativität, Vertrauen.
Motivation 6: Einen Unterschied machen, Coaching, Mentoring, Kooperation, Nachhaltigkeit.
Motivation 7: Mitgefühl, Demut, zukünftige Generationen, Ökologie, soziale Gerechtigkeit, Dienen.

Übung: Meine Stressfaktoren

Unterbreiten Sie Ihrem Kunden nachfolgenden Fragenkatalog und bitten Sie ihn, die Antworten aufzuschreiben und ggf. anhand von Skizzen oder Zeichnungen zu veranschaulichen. Ihr Kunde sollte die Übung allein in einem ruhigen Ort durchführen. Dauer: 30-45 Minuten.

a) Was sind die Bedingungen, unter denen Sie Stress verspüren?
b) Was passiert hier?
c) Beschreiben Sie Ihre Gefühle?
d) Welche Gedanken haben Sie im Kopf, wenn Sie sich gestresst fühlen?
e) Welche Befürchtungen stecken hinter diesen Gedanken, wenn Sie gestresst sind?
f) Welche Ihrer Bedürfnisse werden nicht erfüllt, wenn Sie sich gestresst fühlen? Unterstreichen Sie in der folgenden Tabelle fünf Wörter, die diesen nicht erfüllten Bedürfnissen entsprechen.

Übung: Meine Stressfaktoren Kreisen Sie fünf der folgenden Wörter ein, die Ihre unerfüllten Bedürfnisse widerspiegeln, wenn Sie sich gestresst fühlen, insbesondere in Bezug auf Ihr Arbeitsleben.
Motivation 1: Überleben, Sicherheit, Kontrolle, Vermögen, finanzielle Stabilität, Arbeitsplatzsicherheit.
Motivation 2: Zugehörigkeit, Freundschaft, Respekt, Loyalität, Fürsorge, Harmonie.
Motivation 3: Exzellenz, Status, Stolz, Leistung, Anerkennung, kontinuierliche Verbesserung.
Motivation 4: Autonomie, Herausforderungen, Anpassungsfähigkeit, Ergebnisverantwortung, kontinuierliches Lernen.
Motivation 5: Bedeutung, Sinn, Integrität, Fairness, Einsatzbereitschaft/ Engagement, Kreativität, Vertrauen.
Motivation 6: Einen Unterschied machen, Coaching, Mentoring, Kooperation, Nachhaltigkeit.
Motivation 7: Mitgefühl, Demut, zukünftige Generationen, Ökologie, soziale Gerechtigkeit, Dienen.

Übung: Mein Ärger

Unterbreiten Sie Ihrem Kunden nachfolgenden Fragenkatalog und bitten Sie ihn, die Antworten aufzuschreiben und ggf. anhand von Skizzen oder Zeichnungen zu veranschaulichen. Ihr Kunde sollte die Übung allein in einem ruhigen Ort durchführen. Dauer: 30-45 Minuten.

a) Beschreiben Sie mit Ihren eigenen Worten Situationen, die Sie ärgern.
b) Was passiert hier? Mit wem sind Sie zusammen?
c) Beschreiben Sie Ihre Gefühle
d) Welche Gedanken haben Sie, wenn Sie verärgert sind?
e) Identifizieren Sie die Ängste hinter Ihren Gedanken, wenn Sie verärgert sind.
f) Welche Ihrer Bedürfnisse werden nicht erfüllt, wenn Sie sich ärgern? Unterstreichen Sie in der folgenden Tabelle fünf Wörter, die diesen nicht erfüllten Bedürfnissen entsprechen.

Übung: Mein Ärger Kreisen Sie fünf der folgenden Wörter ein, die Ihre unerfüllten Bedürfnisse widerspiegeln, wenn Sie sich ärgern, insbesondere in Bezug auf Ihr Arbeitsleben.
Motivation 1: Überleben, Sicherheit, Kontrolle, Vermögen, finanzielle Stabilität, Arbeitsplatzsicherheit.
Motivation 2: Zugehörigkeit, Freundschaft, Respekt, Loyalität, Fürsorge, Harmonie.
Motivation 3: Exzellenz, Status, Stolz, Leistung, Anerkennung, kontinuierliche Verbesserung.
Motivation 4: Autonomie, Herausforderungen, Anpassungsfähigkeit, Ergebnisverantwortung, kontinuierliches Lernen.
Motivation 5: Bedeutung, Sinn, Integrität, Fairness, Einsatzbereitschaft/ Engagement, Kreativität, Vertrauen.
Motivation 6: Einen Unterschied machen, Coaching, Mentoring, Kooperation, Nachhaltigkeit.
Motivation 7: Mitgefühl, Demut, zukünftige Generationen, Ökologie, soziale Gerechtigkeit, Dienen.

Übung: Meine inneren Konflikte

Unterbreiten Sie Ihrem Kunden nachfolgenden Fragenkatalog und bitten Sie ihn, die Antworten aufzuschreiben und ggf. anhand von Skizzen oder Zeichnungen zu veranschaulichen. Ihr Kunde sollte die Übung allein in einem ruhigen Ort durchführen. Dauer: 30-45 Minuten.

a) Beschreiben Sie mit Ihren eigenen Worten Situationen, in denen Sie einen inneren Konflikt verspüren.
b) Was passiert hier? Mit wem sind Sie zusammen?
c) Beschreiben Sie Ihre Gefühle
d) Welche Gedanken haben Sie, wenn Sie einen inneren Konflikt verspüren?
e) Identifizieren Sie die Ängste, die hinter diesen Gedanken stecken.
f) Welche Ihrer Bedürfnisse werden nicht erfüllt, wenn Sie in einem inneren Konflikt stecken? Unterstreichen Sie in der folgenden Tabelle fünf Wörter, die diesen nicht erfüllten Bedürfnissen entsprechen.

Übung: Meine inneren Konflikte Kreisen Sie fünf der folgenden Wörter ein, die Ihre unerfüllten Bedürfnisse widerspiegeln, wenn Sie einen inneren Konflikt verspüren, insbesondere in Bezug auf Ihr Arbeitsleben.
Motivation 1: Überleben, Sicherheit, Kontrolle, Vermögen, finanzielle Stabilität, Arbeitsplatzsicherheit.
Motivation 2: Zugehörigkeit, Freundschaft, Respekt, Loyalität, Fürsorge, Harmonie.
Motivation 3: Exzellenz, Status, Stolz, Leistung, Anerkennung, kontinuierliche Verbesserung.
Motivation 4: Autonomie, Herausforderungen, Anpassungsfähigkeit, Ergebnisverantwortung, kontinuierliches Lernen.
Motivation 5: Bedeutung, Sinn, Integrität, Fairness, Einsatzbereitschaft/Engagement, Kreativität, Vertrauen.
Motivation 6: Einen Unterschied machen, Coaching, Mentoring, Kooperation, Nachhaltigkeit.
Motivation 7: Mitgefühl, Demut, zukünftige Generationen, Ökologie, soziale Gerechtigkeit, Dienen.

Bestandsaufnahme meiner Ängste und Bedürfnisse

Bitten Sie Ihren Kunden, die Schlüsselwörter aus den letzten vier Übungen in folgende Tabelle einzutragen. Sie sollten in jeder der drei Spalten die Gefühle, Gedanken, Ängste und Bedürfnisse notieren, die Sie mit ihren Ängsten, Stressoren, Aufregungen und Konflikten verbinden. Sie als Coach können diese Bestandsaufnahme gemeinsam mit dem Kunden erledigen.

	Meine Sorgen	**Meine Stressfaktoren**	**Mein Ärger**	**Meine inneren Konflikte**
Gefühle				
Gedanken				
Ängste				
Bedürfnisse				

Bitten Sie Ihren Kunden, anhand der obigen Tabelle seine häufigsten Gefühle, Gedanken, Ängste und Bedürfnisse zu kennzeichnen. Dann bitten Sie ihn, das in Anhang 3 beschriebene frühe maladaptive Schema zu lesen und anzugeben, welche am ehesten mit ihren häufigsten Ängsten übereinstimmen. Dann bitten Sie ihn, die folgenden Sätze zu vervollständigen:

- Wenn ich nicht im Einklang mit meinen Werten bin, sind meine häufigsten Gefühle.....
- Wenn ich nicht im Einklang mit meinen Werten bin, sind meine häufigsten Gedanken....
- Wenn ich nicht im Einklang mit meinen Werten bin, sind meine häufigsten Ängste....
- Wenn ich nicht im Einklang mit meinen Werten bin, sind meine häufigsten Bedürfnisse....

Wenn Ihr Kunde diese letzte Übung beendet hat, sollte er einen guten Überblick über seine sekundären Motivationen gewonnen haben - seine unerfüllten Bedürfnisse.

Anhang 3: Frühe maladaptive Schemata

Überlebens- und Sicherheitsbedürfnisse

Verlassenheit/Instabilität

Definition: Die wahrgenommene Instabilität oder Unzuverlässigkeit der Menschen, an die wir gebunden sind und die uns unterstützen.

Es beinhaltet das Gefühl, dass für uns wichtige Menschen nicht in der Lage sein werden, weiterhin emotionale Unterstützung, Bindung, Stärke oder praktischen Schutz zu bieten, weil sie emotional instabil, unzuverlässig oder unberechenbar (z.B. Wutausbrüche) sind; weil sie unmittelbar sterben werden; oder weil sie uns zugunsten von jemand Besserem verlassen werden.

Misstrauen/Missbrauch

Definition: Die Erwartungen, dass andere uns verletzen, missbrauchen, demütigen, betrügen, lügen, manipulieren oder ausnutzen.

In der Regel geht es um die Wahrnehmung, dass uns vorsätzlich oder durch extreme Fahrlässigkeit Schaden zugefügt wird. Dies kann bedeuten, dass man sich immer im Vergleich zu anderen betrogen oder benachteiligt fühlt.

Emotionale Entbehrungen

Definition: Die Erwartung, dass der Wunsch nach einem normalen Maß an emotionaler Unterstützung durch andere nicht ausreichend erfüllt wird.

Die drei wichtigsten Formen der Entbehrung sind:

- Mangelnde Fürsorge: Fehlende Aufmerksamkeit, Zuneigung, Wärme oder Gesellschaft.
- Mangelnde Empathie: Fehlen von Verständnis, Zuhören, sich öffnen oder gemeinsames Teilen von Gefühlen durch andere.
- Mangelnder Schutz: Fehlende Kraft, Richtung oder Führung durch andere.

Anfälligkeit für Schädigung oder Krankheiten

Definition: Übertriebene Angst, dass jederzeit eine drohende Katastrophe eintreten könnte und dass man sie nicht verhindern kann.

Die Ängste konzentrieren sich auf einen oder mehrere der folgenden Punkte:
- Gesundheitliche Katastrophen: z.B. Herzinfarkt, AIDS.
- Emotionale Katastrophen: z.B. durchzudrehen.
- Externe Katastrophen: z.B. Absturz von Aufzügen, Opfer von Kriminellen werden, Flugzeugabsturz, Erdbeben.

Bedürfnis nach Zugehörigkeit

Unzulänglichkeit/Schamgefühl
Definition: Das Gefühl, dass man in wichtigen Dingen fehlerhaft, schlecht, unerwünscht oder minderwertig sei, oder dass man es nicht wert ist, geliebt zu werden.

Dieses Bedürfnis kann eine Überempfindlichkeit gegenüber Kritik, Ablehnung und Schuldzuweisung mit sich bringen. Die Tendenz zu Vergleichen und Unsicherheit gegenüber anderen oder ein Gefühl der Scham über wahrgenommene eigene Fehler. Diese Fehler können privater Natur sein (z.B. Egoismus, Wutausbrüche, inakzeptable sexuelle Wünsche) oder öffentlich in Erscheinung treten, z.B. unerwünschte körperliche Erscheinung, soziale Ungeschicklichkeit.

Soziale Isolierung/Entfremdung
Definition: Das Gefühl, dass man vom Rest der Welt isoliert ist, anders ist als andere und keiner Gruppe oder Gemeinschaft angehört.

Abhängigkeit/Inkompetenz
Definition: Der Glaube, dass man nicht in der Lage ist, seine alltäglichen Aufgaben kompetent und ohne große Hilfe anderer zu bewältigen (z.B. sich um sich selbst zu kümmern, Alltagsprobleme zu lösen, ein gutes Urteilsvermögen zu haben, neue Aufgaben anzugehen, gute Entscheidungen zu treffen). Tritt oft als Hilflosigkeit in Erscheinung.

Verstrickungen/Unterentwickeltes Selbst
Definition: Übermäßige emotionale Nähe zu einem oder mehreren wichtigen Menschen (oft Eltern) auf Kosten der eigenen Individualität oder einer normalen sozialen Entwicklung.

Oft geht es um den Glauben, dass mindestens ein Individuum ohne die ständige Unterstützung des anderen nicht überleben oder glücklich sein kann. Kann auch Gefühle beinhalten, von der anderen oder einer unzureichenden eigenen Identität erdrückt zu werden. Wird oft erlebt als ein Gefühl der Leere und Orientierungslosigkeit; im Extremfall wird die eigene Existenz in Frage gestellt.

Emotionale Gehemmtheit

Definition: Eine übermäßige Hemmung von Spontaneität, Gefühlen oder Kommunikation - in der Regel, um Missbilligungen durch andere oder Schamgefühle zu vermeiden, ebenso wie den Kontrollverlust über eigene Impulse.

Drückt sich meist aus durch:

- Hemmung von Wut und Aggression.
- Hemmung positiver Impulse (z.B. Freude, Zuneigung, sexuelle Erregung, Spiel).
- Schwierigkeiten, die eigene Verletzlichkeit zu zeigen oder frei über die eigenen Gefühle, Bedürfnisse usw. zu sprechen.
- Übermäßige Betonung der Rationalität bei gleichzeitiger Missachtung von Emotionen.

Unterwerfung

Definition: Die übermäßige Tendenz, anderen die Kontrolle zu überlassen, um Wut, Vergeltung oder Isolation zu vermeiden.

Die beiden wichtigsten Formen der Unterwerfung sind:

- Unterdrückung von eigenen Bedürfnissen: Präferenzen, Entscheidungen und Wünschen.
- Unterdrückung von Emotionen: Emotionen, insbesondere Wut, werden nicht ausgedrückt.

In der Regel geht es um die Wahrnehmung, dass die eigenen Wünsche, Meinungen und Gefühle für andere nicht gültig oder wichtig sind. Präsentiert sich häufig als übermäßige Anpassung, kombiniert mit Überempfindlichkeit und dem Gefühl, gefangen zu sein. In der Regel führt dies zu einem Aufbau von Wut, die sich in maladaptiven Symptomen manifestiert (z.B. passivaggressives Verhalten, unkontrollierte Wutausbrüche, psychosomatische Symptome, Entzug von Zuneigung, „Ausspielen", Drogenmissbrauch).

Selbstaufopferung

Definition: Übermäßige Konzentration auf die freiwillige Befriedigung der Bedürfnisse anderer in Alltagssituationen, auf Kosten eigener Bedürfnisse.

Die häufigsten Gründe für dieses Verhalten sind: Man will verhindern, anderen Schmerzen zuzufügen; oder man fürchtet Schuldgefühle, wenn man sich egoistisch zu verhalten glaubt. Oder man will die Verbindung zu anderen aufrechterhalten, die als bedürftig empfunden werden. Selbstaufopferung entsteht oft aus einer akuten Sensibilität für den Schmerz anderer. Sie führt manchmal zu dem Gefühl, dass die eigenen Bedürfnisse nicht ausreichend befriedigt werden und möglicherweise zu Ressentiments gegenüber jenen, um die man sich kümmert.

Selbstwertgefühl und Anerkennungsbedürfnisse

Versagen/Nicht erreichte Ziele

Definition: Der Glaube, dass man in Leistungsbereichen (Schule, Karriere, Sport etc.) gescheitert ist oder im Vergleich zu anderen Menschen grundsätzlich unzureichend sei.

Man glaubt, man sei dumm, unfähig, untalentiert, ignorant, niedriger im Status, oder weniger erfolgreich als andere.

Anspruchshaltung/Grandiosität

Definition: Der Glaube, man sei anderen Menschen überlegen, habe Anspruch auf besondere Rechte und Privilegien oder sei nicht an die Regeln der Gegenseitigkeit gebunden, die die normale soziale Interaktion bestimmen.

Dazu gehört oft das Beharren darauf, dass man tun oder haben dürfen sollte, was man will, und zwar unabhängig davon, was realistisch ist, was andere für vernünftig halten oder welche Kosten anderen daraus erwachsen. Dazu gehört auch ein übertriebener Fokus auf Überlegenheit, um Macht oder Kontrolle zu erlangen. Manchmal mündet dies in übermäßigen Wettbewerb gegenüber anderen: Sicherung der eigenen Macht, Aufzwingen des eigenen

Standpunkts oder Kontrolle des Verhaltens anderer gemäß den eigenen Wünschen, d.h. ohne Empathie oder Sorge um die Bedürfnisse oder Gefühle anderer.

Unzureichende Selbstkontrolle/Selbstdisziplin

Definition: Durchgängige Schwierigkeit oder Weigerung, sich in Selbstkontrolle und Frustrationstoleranz zu üben, um die eigenen Ziele zu erreichen oder den übermäßigen Ausdruck seiner Emotionen und Impulse zu begrenzen.

In seiner milderen Form setzt die Person stark auf die Vermeidung von Negativem: von Schmerz, Konflikt, Konfrontation, Verantwortung oder Überanstrengung - auch auf Kosten der persönlichen Erfüllung, des Engagements oder der Integrität.

Streben nach Zustimmung und Anerkennung

Definition: Übermäßige Suche nach Zustimmung, Anerkennung oder Aufmerksamkeit von anderen Menschen; man passt sich stets an; ein starkes, wahres Selbstgefühl kann sich nur schwer entwickeln.

Das Gefühl der Wertschätzung hängt in erster Linie von den Reaktionen anderer ab und nicht von den eigenen natürlichen Neigungen. Status, Aussehen, soziale Akzeptanz, Geld oder Leistung werden überbetont und dienen als Mittel zur Gewinnung von Anerkennung, Bewunderung oder Aufmerksamkeit (dabei geht es weniger um Gewinnen von Macht oder Kontrolle). Häufig werden Entscheidungen im Leben gefällt, die nicht authentisch oder unbefriedigend sind; auch zeigt die Person eine Überempfindlichkeit gegen Ablehnung.

Negativität/Pessimismus

Definition: Ein alles durchdringender, lebenslanger Fokus auf die negativen Aspekte des Lebens (Schmerz, Tod, Verlust, Enttäuschung, Konflikt, Schuld, Ressentiments, ungelöste Probleme, mögliche Fehler, Verrat, Dinge, die schief gehen könnten, usw.), während die positiven Aspekte minimiert oder vernachlässigt werden.

Dazu gehört in der Regel die einseitige Erwartung, dass die Dinge irgendwann ernsthaft schief gehen werden, oder dass Aspekte des eigenen Lebens, die gut zu laufen scheinen, nicht von Bestand sein werden. Dies bedingt oft eine übermäßige Angst vor Fehlern, was wiederum zu finanziellen Schwierigkeiten, Verlust, Demütigung oder allgemein negativen Ergebnissen führen kann. Da potentiell negative Ergebnisse übertrieben wahrgenommen werden, sind diese Personen häufig von chronische Sorgen, Wachsamkeit, Beschwerden oder Unentschlossenheit geprägt.

Überhöhte Standards/Übertrieben kritische Haltung

Definition: Der Grundgedanke, dass man sich bemühen muss, hohe verinnerlichte Verhaltens- und Leistungsstandards zu erfüllen, vor allem um Kritik zu vermeiden.

Dies führt typischerweise zu Druckgefühlen oder Problemen, und zu übermäßiger Kritik gegenüber sich selbst und anderen. Häufig führt dies zu einer Beeinträchtigung von: Vergnügen, Entspannung, Gesundheit, Selbstwertgefühl, Erfolgserlebnissen oder guten Beziehungen. Unnachgiebige Standards treten typischerweise auf als:

- Perfektionismus, übertriebene Aufmerksamkeit für Details. Die gute eigene Leistung wird im Vergleich zur Norm unterschätzt.
- Starre Regeln werden für viele Lebensbereiche aufgestellt, einschließlich unrealistisch hoher moralischer, ethischer, kultureller oder religiöser Standards.
- Die Person ist stark auf Zeit und Effizienz ausgerichtet, um noch mehr erreichen zu können.

Bestrafen

Definition: Der Glaube, dass Menschen für Fehler hart bestraft werden sollten.

Die Tendenz, wütend, intolerant, strafend und ungeduldig mit anderen und sich selbst zu sein, wenn den eigenen Erwartungen oder Standards nicht entsprochen wird. Diese Menschen haben es schwer, sich selbst und anderen zu verzeihen. Mit mildernden Umständen, menschlicher Unvollkommenheit, Empathie und Gefühlen setzt man sich nur ungern auseinander.

Anhang 4: Die „4-Persönlichen-Wozu-Fragen"

Die „4-Persönlichen-Wozu-Fragen" ist eine Methode zur Entwicklung von Missions- und Visions-Statements für Einzelpersonen und Organisationen. Der Prozess unterscheidet sich von anderen Methoden dadurch, dass er zwischen der internen und externen Sicht unterscheidet und sich an Ihren Bedürfnissen und den Bedürfnissen der Gesellschaft orientiert.

Die hier vorgestellte „4-Persönlichen-Wozu-Fragen" sind für den Einsatz mit Einzelpersonen konzipiert. Eine Beschreibung der „4-Team-Wozu-Fragen" für Organisationen finden Sie in Anhang 8 der ***Values-Driven Organisation, welches unter dem Titel "Werteorientierte Unternehmensführung auf Deutsch erhältlich ist (Anhang 8, S. 239).***[1]

Das Ziel des Prozesses ist es, vier Aussagen zu erstellen, die ihre interne Mission und Vision sowie ihre externe Mission und Vision darstellen (siehe Tabelle A4.1). Die interne Mission steht im Kasten 1, die interne Vision steht im Kasten 2, die externe Mission steht im Kasten 3 und die externe Vision steht im Kasten 4.

Tabelle A4.1 Die 4-Persönlichen-Wozu-Fragen

	Interne Motivation	**Externe Motivation**
Vision	**(2) Ihre (innere) Persönliche Vision** Persönliche Erfüllung	**(4) Ihre (nach außen sichtbare) Externe Vision** Auswirkungen auf die Gesellschaft
Mission	**(1) Ihre (innere) Persönliche Mission** Persönliche Entwicklung	**(3) Ihre (nach außen sichtbare) Externe Mission** Auswirkungen auf andere

Die Aussage, die in Kasten 1 steht, beschreibt die wichtigsten Ideen, die Sie in Ihrer eigenen Entwicklung leiten werden. Die Aussage in Kasten 2 beschreibt, wie Sie sich Ihre Zukunft vorstellen, wenn Sie den in Kasten 1 beschriebenen Weg gehen. Die Aussage in Kasten 3 beschreibt Ihre wichtigsten Vorstellungen darüber, was Sie in Ihrer Außenwelt tun wollen. Die Aussage in Kasten 4 beschreibt, wie die Auswirkungen auf die Gesellschaft sein werden, wenn Sie die in Kasten 3 enthaltenen Ideen verfolgen.

Mission

Eine interne Mission fokussiert ihre Energien auf ihre Entwicklung, und eine externe Mission sagt den Menschen, was sie in der Außenwelt tun wollen.

Vision

Eine interne Vision gibt eine Richtung für ihre Entwicklung vor, und eine externe Vision eine Richtung für Ihre Mission: Sie sagt den Menschen, welchen Einfluss Sie auf die Gesellschaft haben wollen.

Tabelle A4.2 zeigt ein Beispiel für die vier Aussagen, die ich vor einigen Jahren für mich selbst erstellt habe.

Tabelle A4.2 Meine Mission und Vision

	Interne Motivation	**Externe Motivation**
Vision	**(2) Innere Persönliche Vision** Um alles zu werden, was ich werden kann.	**(4) Nach außen sichtbare Externe Vision** Schaffung einer werte-orientierten Gesellschaft
Mission	**(1) Innere Persönliche Mission** Meine Kreativität zu fördern und zu fördern, indem ich mit meiner Seele eins werde.	**(3) Nach außen sichtbare Externe Mission** Entwicklung von Modellen und Instrumenten zur Unterstützung der persönlichen und kulturellen Entwicklung

Der Prozess beginnt in der Regel mit der Erstellung der internen Mission. Zwei wichtige Fragen müssen gestellt werden, um zu dieser ersten Erklärung zu gelangen: „Was ist ihre Hauptmotivation?“ und „Was müssen Sie tun, um zu wachsen und sich zu entwickeln?“

Die Antwort auf die erste Frage sagt Ihnen, worum es Ihnen bei dem Stadium der Entwicklung geht, das Sie erreicht haben, und die zweite Frage gibt Ihnen eine Richtung für Ihr Wachstum und Ihre Entwicklung.

Ich möchte meine Kreativität fördern, indem ich mit meiner Seele eins werde.

Der nächste Schritt ist die Erstellung einer Erklärung der internen Vision. Sie formulieren diese Aussage, indem Sie vor Ihrer internen Mission „Wozu?" fragen. Die Antwort repräsentiert die Vision - eine tiefere Ebene der Motivation. Wenn sie fragen: „Wozu wollen sie ihre Kreativität nähren und fördern, indem sie mit ihrer Seele eins werden?", habe ich die Antwort gefunden: „Um alles zu werden, was ich werden kann." Das ist die Zukunft, die ich für mich selbst gestalten möchte. Wenn wir jetzt vor der internen Vision „Wie" fragen, sollten wir in der Lage sein, zur internen Mission zurückzukehren. „Wie soll ich alles werden, was ich werden kann?" Die Antwort lautet: „Indem ich meine Kreativität pflege und fördere."

Wenn diese Aussagen mit Ihnen übereinstimmen und resonieren, dann haben Sie die interne Mission und Vision erfüllt.

Nun kommen wir zur externen Mission. Dies ist eine Anweisung, die den Service beschreibt, den Sie anbieten möchten. Wenn Sie vor der internen Mission noch einmal „Wozu?" fragen, indem Sie in Bezug auf den Service denken, den Sie erbringen wollen. „Wozu wollen sie ihre Kreativität pflegen und fördern?" Die Antwort, die wir finden, lautet: „Modelle und Werkzeuge entwickeln, die die persönliche und kulturelle Entwicklung unterstützen". Nochmals, wenn wir jetzt vor der externen Mission „Wie?" fragen: „Wie wollen Sie Modelle und Werkzeuge entwickeln, die die persönliche und kulturelle Evolution unterstützen"? Die Antwort lautet: „Indem ich meine Kreativität pflege und fördere."

Schließlich geht es um die externe Vision. Dies ist eine Aussage, die die Auswirkungen beschreibt, die Sie auf die Gesellschaft haben wollen. Wenn Sie vor der externen Mission „Wozu?" fragen, in Bezug auf die Auswirkungen, die Sie auf die Gesellschaft haben wollen, „Wozu wollen Sie Modelle und Werkzeuge entwickeln, die die persönliche und kulturelle Evolution unterstützen", erhalten wir die Antwort „Um eine wertegetriebene Gesellschaft zu schaffen". Nochmals, wenn wir jetzt vor der externen Vision nach dem „Wie" fragen, sollten wir in der Lage sein, zu der Aussage der externen Mission zurückzukehren: „Wie wollen Sie eine wertegetriebene Gesellschaft schaffen? Die Antwort lautet: „Durch die Entwicklung von

Modellen und Instrumenten, die die persönliche und kulturelle Entwicklung unterstützen".

Wenn diese Aussagen mit Ihnen übereinstimmen und resonieren, dann haben Sie die externe Mission und Vision erfüllt.

Sie können nun noch einmal überprüfen, ob die Aussagen übereinstimmen, indem Sie über die externe Vision nachdenken und „Wozu?" vor der internen Vision fragen. Sie sollten in der Lage sein, eine Antwort in der externen Vision zu finden. Wenn Sie die Frage stellen: „Wozu willst du so werden, wie du werden kannst?", dann bekommst du die Antwort „um eine werteorientierte Gesellschaft zu schaffen". Diese Aussagen stimmen überein, und wir können nun sicher sein, dass die Missions- und Visionserklärungen integer sind.

Man könnte auch „Wie?" vor der Außensicht fragen. „Wie willst du eine werteorientierte Gesellschaft schaffen?" Die Antwort lautet: „Indem wir alles werden, was wir werden können."

Hinweis

1 Richard Barrett, ***The Values-Driven Organisation*** (London: Routledge), 2013, S. 202-206.

Anhang 5: Abgrenzung zur Psychotherapie

Es ist durchaus möglich, den meisten Menschen zu helfen, mit ihren unerfüllten Bedürfnissen zurecht zu kommen, indem die in diesem Buch beschriebenen Techniken verwendet werden. In einigen Fällen allerdings, in denen das Trauma im Zusammenhang mit unerfüllten Bedürfnissen ihren Klienten in wesentlichem Maße destabilisiert hat, sollten Sie ihn oder sie an einen Psychotherapeuten verweisen. Es ist sehr wichtig, zu wissen, wo diese Grenzen liegen.

In ***Coaching with the Brain in Mind*** geben David Rock und Linda J. Page einen Hinweis zu diesem Thema. [1] Hier ist eine kurze Zusammenfassung dazu.

Jederzeit, vor oder während des Coachings, wenn folgende Symptome auftreten, sollten Coaches ihre Klienten an Psychotherapeuten verweisen.

Beharrlich: Wenn Probleme beharrlich auftreten, lange Zeit vorliegen oder die Versuche diese zu ändern schlagen fehl. „Wie lange geht das schon so?"

Nicht stimmig: Wenn das, was gesagt wird, nicht zur nonverbalen Kommunikation passt, wenn also ein Klient schmunzelt und lacht, während er oder sie eine sehr traurige Situation beschreibt. „Ich höre, dass das eine sehr traurige Situation ist, aber ich sehe keine Traurigkeit in ihrem Verhalten. Übersehe ich da etwas?"

Extensiv: Wenn etwas ihre Fähigkeit in vielen Bereichen ihres Lebens zu agieren, beeinträchtigt, „Wo sonst noch zeigt sich das in deinem Leben?"

Stark: Wenn etwas einen außergewöhnlichen Eindruck erweckt, insbesondere wenn der Coach oder der Klient anfängt, sich Sorgen zu machen, dass jemand verletzt werden könnte. „Denken Sie, dass jemand verletzt werden könnte? Steht das Wohlbefinden von jemandem auf dem Spiel?"

Hinweis

1 David Rock und Linda J. Page, ***Coaching with the Brain in Mind: Foundation for Practice*** (Hoboken, New Jersey: John Wiley & Sons), 2009, S. 316-320.